全国普通高等中医药院校药学类专业第三轮规划教材

U0297516

理化基本知识及实验

（供药学、中药学、制药工程、生物技术、临床医学、预防医学、
医学检验技术及其他医学相关专业用）

主　编　杨　婕　朱　鑫
副主编　张爱平　张晓青　唐　克　邹淑君　史　锐　胡晶红
编　者　（以姓氏笔画为序）

于玲玲（江西中医药大学）　　　　马鸿雁（成都中医药大学）
史　锐（辽宁中医药大学）　　　　付青霞（江西中医药大学）
朱　鑫（河南中医药大学）　　　　齐学洁（天津中医药大学）
关　君（北京中医药大学）　　　　李亚楠（贵州中医药大学）
李经纬（承德应用技术职业学院）　李贺敏（南京中医药大学）
李德慧（长春中医药大学）　　　　杨　涛（广西中医药大学）
杨　婕（江西中医药大学）　　　　邹淑君（黑龙江中医药大学）
张凤玲（浙江中医药大学）　　　　张晓青（湖南中医药大学）
张爱平（山西医科大学）　　　　　林　珊（哈尔滨医科大学）
林　舒（福建中医药大学）　　　　孟庆华（陕西中医药大学）
胡晶红（山东中医药大学）　　　　夏咸松（云南中医药大学）
唐　克（浙江中医药大学）　　　　曹　莉（湖北中医药大学）
曹秀莲（河北中医药大学）　　　　崔　波（上海中医药大学）
寇晓娣（天津中医药大学）　　　　曾　岱（河南中医药大学）
戴红霞（甘肃中医药大学）

中国健康传媒集团
中国医药科技出版社

内 容 提 要

本教材为"全国普通高等中医药院校药学类专业第三轮规划教材"之一。本教材以巩固学生基本知识、进行实验基本技能训练为目的，系统概述了药学专业多门基础课程（无机化学、有机化学、分析化学和物理化学等）所涉及的理化基本知识及实验，并根据药学专业特点设置了多个实验项目；旨在培养学生严谨求实的科学态度，并为药学专业课程的学习奠定基础。本教材为书网融合教材，即纸质教材有机融合电子教材、教学配套资源（PPT、微课、视频、图片等）、题库系统、数字化教学服务（在线教学、在线作业、在线考试）。

本教材主要供全国普通高等中医药院校药学、中药学、制药工程、生物技术、临床医学、预防医学、医学检验技术及其他医学相关专业教学使用。

图书在版编目（CIP）数据

理化基本知识及实验/杨婕，朱鑫主编．—北京：中国医药科技出版社，2023.6

全国普通高等中医药院校药学类专业第三轮规划教材

ISBN 978 - 7 - 5214 - 3971 - 7

Ⅰ.①理…　Ⅱ.①杨…②朱…　Ⅲ.①卫生检验 - 中医学院 - 教材　Ⅳ.①R115

中国国家版本馆 CIP 数据核字（2023）第 114491 号

美术编辑　陈君杞
版式设计　友全图文

出版　**中国健康传媒集团** | 中国医药科技出版社

地址　北京市海淀区文慧园北路甲 22 号

邮编　100082

电话　发行：010 - 62227427　邮购：010 - 62236938

网址　www.cmstp.com

规格　889mm×1194mm $\frac{1}{16}$

印张　12 $\frac{3}{4}$

字数　368 千字

版次　2023 年 6 月第 1 版

印次　2023 年 6 月第 1 次印刷

印刷　三河市万龙印装有限公司

经销　全国各地新华书店

书号　ISBN 978 - 7 - 5214 - 3971 - 7

定价　**39.00 元**

获取新书信息、投稿、为图书纠错，请扫码联系我们。

出版说明

"全国普通高等中医药院校药学类专业第二轮规划教材"于2018年8月由中国医药科技出版社出版并面向全国发行，自出版以来得到了各院校的广泛好评。为了更好地贯彻落实《中共中央　国务院关于促进中医药传承创新发展的意见》和全国中医药大会、新时代全国高等学校本科教育工作会议精神，落实国务院办公厅印发的《关于加快中医药特色发展的若干政策措施》《国务院办公厅关于加快医学教育创新发展的指导意见》《教育部　国家卫生健康委　国家中医药管理局关于深化医教协同进一步推动中医药教育改革与高质量发展的实施意见》等文件精神，培养传承中医药文化，具备行业优势的复合型、创新型高等中医药院校药学类专业人才，在教育部、国家药品监督管理局的领导下，中国医药科技出版社组织修订编写"全国普通高等中医药院校药学类专业第三轮规划教材"。

本轮教材吸取了目前高等中医药教育发展成果，体现了药学类学科的新进展、新方法、新标准；结合党的二十大会议精神、融入课程思政元素，旨在适应学科发展和药品监管等新要求，进一步提升教材质量，更好地满足教学需求。通过走访主要院校，对2018年出版的第二轮教材广泛征求意见，针对性地制订了第三轮规划教材的修订方案。

第三轮规划教材具有以下主要特点。

1.立德树人，融入课程思政

把立德树人的根本任务贯穿、落实到教材建设全过程的各方面、各环节。教材内容编写突出医药专业学生内涵培养，从救死扶伤的道术、心中有爱的仁术、知识扎实的学术、本领过硬的技术、方法科学的艺术等角度出发与中医药知识、技能传授有机融合。在体现中医药理论、技能的过程中，时刻牢记医德高尚、医术精湛的人民健康守护者的新时代培养目标。

2.精准定位，对接社会需求

立足于高层次药学人才的培养目标定位教材。教材的深度和广度紧扣教学大纲的要求和岗位对人才的需求，结合医学教育发展"大国计、大民生、大学科、大专业"的新定位，在保留中医药特色的基础上，进一步优化学科知识结构体系，注意各学科有机衔接、避免不必要的交叉重复问题。力求教材内容在保证学生满足岗位胜任力的基础上，能够续接研究生教育，使之更加适应中医药人才培养目标和社会需求。

3.内容优化，适应行业发展

教材内容适应行业发展要求，体现医药行业对药学人才在实践能力、沟通交流能力、服务意识和敬业精神等方面的要求；与相关部门制定的职业技能鉴定规范和国家执业药师资格考试有效衔接；体现研究生入学考试的有关新精神、新动向和新要求；注重吸纳行业发展的新知识、新技术、新方法，体现学科发展前沿，并适当拓展知识面，为学生后续发展奠定必要的基础。

4.创新模式，提升学生能力

在不影响教材主体内容的基础上保留第二轮教材中的"学习目标""知识链接""目标检测"模块，去掉"知识拓展"模块。进一步优化各模块内容，培养学生理论联系实践的实际操作能力、创新思维能力和综合分析能力；增强教材的可读性和实用性，培养学生学习的自觉性和主动性。

5.丰富资源，优化增值服务内容

搭建与教材配套的中国医药科技出版社在线学习平台"医药大学堂"（数字教材、教学课件、图片、视频、动画及练习题等），实现教学信息发布、师生答疑交流、学生在线测试、教学资源拓展等功能，促进学生自主学习。

本套教材的修订编写得到了教育部、国家药品监督管理局相关领导、专家的大力支持和指导，得到了全国各中医药院校、部分医院科研机构和部分医药企业领导、专家和教师的积极支持和参与，谨此表示衷心的感谢！希望以教材建设为核心，为高等医药院校搭建长期的教学交流平台，对医药人才培养和教育教学改革产生积极的推动作用。同时，精品教材的建设工作漫长而艰巨，希望各院校师生在使用过程中，及时提出宝贵意见和建议，以便不断修订完善，更好地为药学教育事业发展和保障人民用药安全有效服务！

数字化教材编委会

主　编　杨　婕　朱　鑫
副主编　齐学洁　李德慧　马鸿雁　关　君
编　者　(以姓氏笔画为序)

于玲玲（江西中医药大学）　　　　马鸿雁（成都中医药大学）

史　锐（辽宁中医药大学）　　　　付青霞（江西中医药大学）

朱　鑫（河南中医药大学）　　　　齐学洁（天津中医药大学）

关　君（北京中医药大学）　　　　李亚楠（贵州中医药大学）

李经纬（承德应用技术职业学院）　李贺敏（南京中医药大学）

李德慧（长春中医药大学）　　　　杨　涛（广西中医药大学）

杨　婕（江西中医药大学）　　　　邹淑君（黑龙江中医药大学）

张凤玲（浙江中医药大学）　　　　张晓青（湖南中医药大学）

张爱平（山西医科大学）　　　　　林　珊（哈尔滨医科大学）

林　舒（福建中医药大学）　　　　孟庆华（陕西中医药大学）

胡晶红（山东中医药大学）　　　　夏咸松（云南中医药大学）

唐　克（浙江中医药大学）　　　　曹　莉（湖北中医药大学）

曹秀莲（河北中医药大学）　　　　崔　波（上海中医药大学）

寇晓娣（天津中医药大学）　　　　曾　岱（河南中医药大学）

戴红霞（甘肃中医药大学）

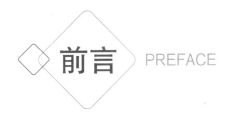

前言 PREFACE

　　本教材根据《国家中长期教育改革和发展规划纲要（2010—2020）》所述"重点扩大应用型、复合型、技能型人才培养规模"的高等教育教学改革方向，结合近年来理化学科和实训技能的变化、发展情况以及实验中发现的新问题，对上版教材进行了更新、补充和完善，同时注重实践能力、创新意识、人文关怀以及综合素质的培养，符合党的二十大报告对推进"健康中国"建设、维护人民生命安全和身体健康的目标要求。因对理化基本知识的内容做了进一步的扩充，且更加注重基础知识与基本技能的融合，本教材更名为《理化基本知识及实验》。

　　本教材以帮助药学类专业学生掌握理化基本知识、基础操作及实验技能为宗旨，强调基本知识和基本技能在药学人才培养中的重要性，突出理化基本知识和技能训练对药学类高素质人才培养的必要性。

　　在药学类专业教学改革中，为增强学生的综合创新能力，达到理论与实践的有机结合，将无机化学、有机化学、分析化学等多门基础课程的理化基本知识与实验内容进行优化整合，既突出了理化基本知识的系统性，又对各项实验基本操作、实验仪器介绍与操作及注意事项进行了详细阐述。本教材以基本知识和实验基本技能训练为载体，同时促进创新意识的萌发和创新能力的培养，有利于提高药学类专业教学质量，全面落实创新人才培养目标，促进学生全面发展。

　　本教材分为上、下篇，上篇对理化基本知识及基本操作技能进行了系统介绍，下篇设置了29个实验项目。编写中力求做到将理化基本知识和操作技能训练与药学类专业特点相结合，使学生深刻体会理化基本知识、实验操作基本技能的重要性，加深对本专业的了解，提高学生对理化基本知识和实验基本操作技能学习的自觉性和积极性，激发学生的学习和探索热情。教材内容循序渐进，深入浅出，有利于学生综合实验操作能力的提高，为专业课程的学习奠定基础。

　　使用本教材时，可以根据各章节的学习目的并结合专业特点来选择实验项目进行实验基本技能训练。

　　本教材可作为全国普通高等中医药院校药学、中药学、制药工程、生物技术、临床医学、预防医学、医学检验技术及其他医学相关专业的基础理化知识及实验课教材，也可作为相关人员的参考用书。

　　本教材的编写得到了各参编单位的大力支持，且参阅引用了大量文献资料以及教材、专著，限于篇幅无法一一列举，在此一并致以衷心的感谢。

　　由于编者水平所限，教材中难免存在疏漏和不足之处，敬请读者批评指正。

编　者

2023 年 3 月

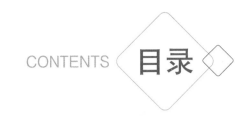

CONTENTS 目录

❖ 下篇　理化基础实验项目 ❖

上篇 理化基本知识及基本技能

第一章 实验室基本知识与基本要求

PPT

学习目标

知识目标

1. 掌握 实验室基本守则；实验室安全与事故处理基本方法。

2. 熟悉 实验记录的基本要求和格式；实验数据读取处理与取舍的基本原则和方法。

3. 了解 常用试剂、药品的分类、分级及管理；实验室用水的基本要求。

能力目标 通过本章的学习，具备理化基本实验操作的基本能力；培养实事求是的科学态度、探索精神和创新意识。

理化基本技能训练是药学及相关专业的入门实验课程，理化实验基本知识、基本方法和基本技能是药学类专业学生必备的基本素养。加强理化基本知识技能学习与训练，对于满足社会对能力型人才的需求有重要意义。

第一节 实验室基本规则与要求

为培养良好的实验习惯和保证实验顺利无误地进行，学生进入实验室必须遵守下列规则。

1. 遵守实验室纪律，不迟到，不早退。严禁吸烟、饮食、随地吐痰、乱扔脏物、大声喧哗等不文明行为。

2. 学生在实验前须认真预习实验内容，明确实验目的、原理、方法、步骤。掌握仪器操作规程，正确地进行实验操作。

3. 熟悉灭火器材、急救药品的放置位置和使用方法及实验室的逃生通道。

4. 实验前检查、清理好所需的仪器用具。如有缺损，应立即向老师报告，不得自己任意取用。

5. 使用电源时，严禁带电接线或拆线，务必经过老师检查线路后才能接通电源。

6. 爱护仪器，严格按仪器说明书或操作规程操作。仪器用具发生故障、损坏或丢失等特别情况，应立即向老师报告。严禁擅自拆卸、搬弄仪器。有损坏仪器的，应做出书面检查，等候处理。

7. 取用试剂、药品时应仔细观察标签，防止试剂、药品的交叉污染，并且使用后应立即盖上瓶盖；取出的试剂、药品不可再倒回原瓶。共用药品用后应及时放回原处。

8. 要节约水、电、实验材料和药品。对有毒有害物品必须在老师的指导下进行处理，不准乱扔、乱放。

9. 实验中要注意安全，如仪器设备出现异常气味、打火、冒烟、发热、响声、振动等现象，应立即切断电源，关闭仪器，并向老师报告。

10. 严格按实验操作规程进行实验，仔细操作、认真思考。要备有专用记录本，实验记录要求真实、准确、整齐、清楚，不得抄袭和涂改数据。

11. 实验中应保持桌面、地面、水槽、仪器整洁。废液、污水、污物、残渣、废纸等应分别放在指定地方，不得随意倒入水槽。

12. 实验室所用仪器和药品不得带出实验室。

13. 实验完毕，要及时清洁工作台，把清洁后的仪器、工具放回原处，清洗双手，关闭水、电、气、门、窗等。

14. 实验完毕后及时整理实验记录，不得随意修改原始数据，联系理论知识，认真分析问题，按要求写出实验报告。

◈ 第二节　实验室安全和防范

在理化实验中，经常使用腐蚀性的、易燃的、易爆炸的或有毒的化学试剂，也会使用一些玻璃仪器和某些精密分析仪器及煤气、水、电等，因此，实验过程中潜藏着爆炸、着火、中毒、灼伤、割伤、触电等事故发生的危险。为确保实验的正常进行和实验者的人身安全，必须严格遵守实验室的安全规则。

一、安全用电

理化实验室使用电器较多，特别要注意安全用电。违章用电会损坏仪器设备，造成火灾、人身伤亡等严重事故。一旦遇到电线起火，应立即切断电源，用沙土或二氧化碳、四氯化碳灭火器灭火，禁止用水或泡沫灭火器等导电液体灭火。如遇触电事故，应立即切断电源，必要时进行人工呼吸，对伤势较重者，应立即送医院。

二、着火防范

着火是实验室最容易发生的事故。引起火灾的原因有很多，如忘记关电源导致设备通电时间过长，温度过高而引起着火；操作不慎或使用不当，使火源接触易燃物质而引起着火；供电线路老化、超负荷运行导致线路发热着火；乱扔烟头，接触易燃物质引起着火；加热或处理低沸点有机溶剂时操作不当而引起着火等。

（一）火灾的预防

为预防火灾的发生，应切实遵守以下各点。

1. 使用易燃有机溶剂时，必须远离明火，大量使用时，不能有明火、电火花或静电放电。

2. 在空气中易氧化自燃的物质如磷、金属钠、钾、电石等，应隔绝空气保存，使用时应小心谨慎。

3. 废溶剂严禁倒入污物缸，量少时可用水冲入下水道，量大时应倒入回收瓶内再集中处理。燃着的或阴燃的火柴梗不得乱丢，应放在表面皿中，实验结束后一并投入废物缸。

4. 不得在烘箱内存放、干燥、烘焙有机物。

5. 使用氧气钢瓶时，不得让氧气大量溢入室内。在含氧量约 25% 的大气中，物质燃烧所需的温度要比在空气中低得多，且燃烧剧烈，不易扑灭。

（二）消防灭火

一旦失火，首先采取措施防止火势蔓延，应立即熄灭附近所有火源，切断电源，移开易燃易爆物品。并视火势大小和引起火灾的原因，采取不同的扑灭方法。

1. 对在容器中发生的局部小火，可用表面皿等盖灭。

2. 有机溶剂在桌面或地上蔓延燃烧时，不得用水冲，可撒上细沙或用灭火毯扑灭。对钠、钾、电石等引起的着火，通常用干燥的细沙覆盖。

3. 易燃可燃液体和气体及油脂类等化学药品着火，使用大剂量泡沫灭火器和干粉灭火器灭火。

4. 电器设备着火，用二氧化碳灭火器或四氯化碳灭火器灭火。

>> **知识链接** o--

灭火器种类和用途

常见的灭火器种类有干粉型灭火器、二氧化碳灭火器、泡沫型灭火器、水基型灭火器等，它们的用途如下。

1. 干粉型灭火器　罐体内储存的灭火剂是干粉，使用时，需要以氮气作为动力，可以用于扑灭油漆、石油产品、有机溶剂等引发的火灾，还可以用于扑灭电气、液体、气体、固体等引发的火灾。

2. 二氧化碳灭火器　罐体内储存的灭火剂是二氧化碳气体，当火被扑灭以后，不会在现场留下痕迹，因此被广泛用于扑灭档案室、计算机室等场合的火灾，还可以用于扑灭和营救贵重仪器及设备，也可用于扑灭 600V 以下的电气设备所引发的初始火灾。

3. 泡沫型灭火器　罐体内储存的灭火剂是硫酸铝和碳酸氢钠混合而成的化学泡沫，可广泛用于扑灭液体火灾，不可用于扑灭带电设备和易燃烧的液体所引发的火灾。

4. 水基型灭火器　罐体内储存的灭火剂是氮气和水成膜泡沫，可以起到双重灭火的作用，灭火有效期一般均很长，可以用于扑灭固体或者是液体初始时所引发的火灾。

三、爆炸防范

爆炸的破坏力极大，引起爆炸的原因有很多。如可燃气体与空气混合，当两者比例达到爆炸极限时，受到热源诱发，则会引起爆炸；随意混合化学药品，氧化剂和还原剂的混合物在受热摩擦时则会发生爆炸；在密闭体系中进行蒸馏、回流等加热操作也会引起爆炸。

凡有爆炸危险的实验，在实验中必须有具体的安全指导，应严格执行。此外，平时实验应该遵守以下各点。

1. 在使用和制备易燃、易爆气体（如氢气、乙炔等）时，必须在通风橱内进行，并不得在其附近点火。

2. 严禁将强氧化剂和强还原剂混合。

3. 在做高压或减压实验时，应使用防护屏或戴防护面罩。

4. 久置的乙醚使用前应除去其中产生的过氧化物。

5. 进行易引起爆炸的实验，应有防爆措施。

四、中毒防范

化学药品的危险性除了易燃易爆外，还包括它们的腐蚀性、刺激性及对人体的毒性，特别是致癌性。使用不慎会造成中毒事故。特别需要注意的是实验室中常用的有机化合物，绝大多数对人体均有不同程度的毒害。所以实验过程中应做好以下防范措施。

1. 操作有毒气体和试剂应在通风橱内进行。

2. 有些药品如苯、有机溶剂、汞等能透过皮肤进入人体，应避免与皮肤接触。

3. 禁止用手直接取用任何化学药品，使用有毒药品时除用药匙、量器外，必须佩戴橡皮手套，实验后马上清洗仪器用具，立即用肥皂洗手。

4. 严禁在酸性介质中使用氰化物。

5. 禁止口吸吸管移取浓酸、浓碱，禁止品尝药品试剂，不得用鼻子直接嗅气体，而应用手向鼻孔扇入少量气体。

6. 禁止在实验室内喝水和饮食，离开实验室前要洗净双手。

7. 吸入溴蒸气、氯气后，可吸入少量乙醇和乙醚的混合蒸气解毒。

8. 实验中若感觉咽喉灼痛，出现嘴唇脱色或发绀，胃部痉挛或恶心呕吐、心悸头晕等症状时，则可能是中毒所致。一旦发现中毒应立即送医院治疗，不得延误。

五、灼伤防范

皮肤直接接触强腐蚀性物质、强氧化剂、强还原剂，如浓酸、浓碱、氢氟酸、钠、溴等会腐蚀皮肤，引起局部外伤。如发生轻微灼伤则可采用下列方法处置，严重时应立即就医。

1. 若眼睛灼伤或掉进异物，则立即用大量水缓慢彻底冲洗。实验室内应备有专用洗眼水龙头。洗眼时要保持眼皮张开，可由他人帮助翻开眼睑，持续冲洗 15min。忌用稀酸中和溅入眼内的碱性物质，反之亦然。对因溅入碱金属、溴、磷、浓酸、浓碱或其他刺激性物质的眼睛灼伤者，急救后必须迅速送往医院检查治疗。

2. 若被酸灼伤，则先用大量水冲洗，以免深度受伤，再用稀碳酸氢钠溶液或稀氨水浸洗，最后用水洗。

3. 若被碱灼伤，则先用大量水冲洗，再用 1% 硼酸或 2% 乙酸溶液浸洗，最后用水洗。

4. 若被溴腐伤，则先用乙醇或 10% 亚硫酸钠溶液洗涤伤口，再用水冲洗干净，并涂敷甘油。

第三节 实验记录基本要求

实验记录是指在实验过程中，应用实验、观察、调查或资料分析等方法，根据实际情况直接记录或统计形成的各种数据、文字、图标、声像等原始资料，是对实验的真实描述和记载。

一、实验记录的要求

1. 必须由实验者自己记录，不能由他人代写。

2. 及时记录：必须在实验时随时记录，不能回忆性记录。如果有回忆性记录，必须注明。

3. 实验记录用纸

（1）实验记录必须使用统一专用的带有页码编号的实验记录本或科技档案专用纸。

（2）计算机、自动记录仪器打印的图表和数据资料等应按顺序粘贴在记录本或记录纸的相应位置，并在相应处注明实验日期和时间；不宜粘贴的，可另行整理装订成册并加以编号，同时在记录本相应处注明，以便查对。

（3）实验记录本或记录纸应保持完整，不得缺页。

4. 实验记录的书写

（1）实验记录本（纸）竖用横写，不得使用铅笔记录。实验记录应用字规范，字迹工整。

（2）常用的外文缩写（包括实验试剂的外文缩写）应符合规范。首次出现时必须用中文加以注释。实验记录中属译文的应注明其外文名称。

（3）实验记录应使用规范的专业术语，计量单位应采用国际标准计量单位，有效数字的取舍应符合实验要求。

（5）实验记录不得随意删除、修改或增减数据。如需修改，则在修改处画一斜线，不可完全涂黑，保证修改前记录能够辨认，并由修改人签字，注明修改时间及原因。

（6）实验图片、照片应粘贴在实验记录的相应位置，底片装在统一制作的底片袋内，编号后另行保存。用热敏纸打印的实验记录，须保留其复印件。

（7）实验记录应妥善保存，避免水浸、墨污、卷边，保持整洁、不丢失。

（8）实验记录的签署、检查和存档：①每次实验结束后，应由实验负责人和记录人在记录后签名；②课题负责人要定期检查实验记录，并签署检查意见；③每项研究工作结束后，应按归档要求将研究实验记录整理归档。

二、实验记录的内容

通常应包括实验名称、实验设计或方案、实验时间、实验材料、实验环境、实验方法、实验过程、实验结果、结果分析、实验人员等内容。

1. 实验名称　每项实验开始前应首先注明课题名称和实验名称，需保密的课题可用代号。

2. 实验设计或方案　是实验研究的实施依据。各项实验记录的首页应有一份详细的实验设计或方案，并由设计者和（或）审批者签名。

3. 实验时间　每次实验须按年、月、日顺序记录实验时间。

4. 实验材料　受试样品和对照品的来源、批号及效期；实验动物的种属、品系、微生物控制级别、来源及合格证编号；实验用菌种（含工程菌）、瘤株、传代细胞系及其来源；其他实验材料的来源和编号或批号；实验仪器设备名称、型号和生产厂家；主要试剂的名称、生产厂家、规格、批号及效期；自制试剂的配制方法、配制时间和保存条件等。实验材料如有变化，应在相应的实验记录中加以说明。

5. 实验环境　根据实验的具体要求，对环境条件敏感的实验，应记录当天的天气情况和实验的微小气候（如光照、通风、洁净度、温度及湿度等）。

6. 实验方法　常规实验方法应在首次实验记录时注明方法来源，并简述主要步骤。改进、创新的实验方法应详细记录实验步骤和操作细节。

7. 实验过程　应详细记录研究过程中的操作，观察到的现象，异常现象的处理及其产生原因，影响因素的分析等。

8. 实验结果　准确记录计量观察指标的实验数据和定性观察指标的实验变化。

9. 结果分析　每次（项）实验结果应做必要的数据处理和分析。

10. 实验人员　应记录所有参加实验研究的人。

⊗ 第四节　实验数据的读取与处理

通过实验测得原始数据后，需要进行计算，将最终的实验结果归纳成经验公式或以图表的形式表示，以便与理论结果进行比较分析。因此，由实验获得的数据必须经过正确的处理和分析，只有正确的结论才能经得起检验。

一、数据的读取

通常读取数据时，在最小准确量度单位后再估读一位。例如，滴定分析中，滴定管最小刻度为

0.1ml，读取时需读到小数点后第二位。若始读数为 0.0ml，应记作 0.00ml；若终读数在 24.3ml 与 24.4ml 之间，则需估读一位，例如读数为 24.32ml。

二、数据的处理与取舍

（一）实验数据的误差分析

1. 真实值 是指某物理量客观存在的确定值，它通常是未知的。由于误差的客观存在，真实值一般是无法测得的。测量次数无穷多时，根据正负误差出现的概率相等的误差分布定律，在不存在系统误差的情况下，它们的平均值极为接近真实值。故在实验科学中，真实值的定义为无穷多次观测值的均匀值。但实际测定的次数总是有限的，由有限次数求出的均匀值只能近似地接近真实值，可称此均匀值为最佳值。

2. 误差的分类 根据误差的性质和产生的原因，可将误差分为系统误差、偶然误差。

（1）**系统误差** 是由某些固定不变的因素引起的，这些因素影响的结果永远朝一个方向偏移，其大小及符号在同一组实验测量中完全相同。实验条件一经确定，系统误差则为一个客观恒定值，多次测量的均匀值也不能减弱它的影响。误差随实验条件的改变，按一定规律变化。产生系统误差的原因一般为：测量仪器方面的因素，如仪器设计上的缺点，刻度不准，仪表未进行校正或标准表本身存在偏差，安装不正确等；环境因素，如外界温度、湿度、压力等引起的误差；测量方法因素，如近似的测量方法或近似的计算公式等引起的误差；测量职员的习惯和偏向或动态测量时的滞后现象等，如读数偏高或偏低所引起的误差。针对以上具体情况，分别通过改进仪器、实验装置以及进一步提高测试人员的测试技能予以解决。

（2）**偶然误差** 又称随机误差或不定误差，是由某些不确定的偶然因素造成的，如环境温度、湿度、电源电压、大气压的微小波动、仪器性能的微小变动等。在多次同样测定的结果中，其误差值的大小和正负均不固定，表面观察无任何规律性。但当测量次数增多时，则能发现它符合一定的统计规律：①小误差出现的概率高，大误差出现的概率较低；②绝对值相近而符号相反的正、负误差出现机会均等。根据偶然误差的规律可找到克服它的方法，即在同一条件下，增加平行测定次数，使正、负误差相互抵消或部分抵消，测量的平均值则接近真实值。

3. 测定结果的准确度和精密度

（1）**准确度** 分析结果的准确度是指测定值与真实值之间相接近的程度，它以真实值为标准，反映测量值的可靠性。准确度的高低用误差值的大小衡量。误差是指测定值与真实值之间的差值，误差一般有两种表示方式。

①绝对误差（δ）：等于测得的结果（X_i）与真实值（μ）之差。其大小取决于所使用的器皿、仪器的精度及人的观察能力。绝对误差不能反映误差在整个测量结果中所占的比例。

$$\delta = X_i - \mu$$

②相对误差：是指绝对误差在真实值中所占的比例，可以反映误差对整个测量结果的影响。

$$相对误差 = \frac{\delta}{\mu} \times 100\%$$

（2）**精密度** 是指一组测量值之间相互接近的程度，反映测量结果的重复性。精密度的高低用偏差衡量，它有以下几种表示方式。

①偏差（d）：等于个别测定的结果（X_i）与 n 次重复测定结果的平均值 $\overline{X}$ 之差，即

$$d = X_i - \overline{X}$$

②相对偏差：测定的偏差值（d）在 n 次测定平均值 $\overline{X}$ 中所占的比例，即

$$相对偏差 = \frac{X_i - \overline{X}}{\overline{X}} \times 100\%$$

③平均偏差：各次测量偏差绝对值的平均值，即

$$\overline{d} = \frac{\sum\limits_{i=1}^{n} |X_i - \overline{X}|}{n}$$

④标准偏差：一种用统计概念表示测定精密度的方法。当重复测量次数 $n < 20$ 时，用 s 表示标准偏差，即

$$s = \sqrt{\frac{\sum\limits_{i=1}^{n} (X_i - \overline{X})^2}{n-1}}$$

当重复测定的次数 $n \to \infty$ 时，标准偏差用 δ 表示，即

$$\delta = \sqrt{\frac{\sum\limits_{i=1}^{n} (X_i - \mu)^2}{n}}$$

用标准偏差表示精密度比平均偏差更为合理，因为它对测量中产生的误差更灵敏，能如实地反映每次测量产生偏差的影响。

准确度和精密度在概念上有严格的区别，但相互之间有密切的联系。测量结果的准确度高就一定需要精密度高，精密度是保证准确度的先决条件，但精密度高准确度不一定高，因为这时可能存在系统误差。

4. 消除或减免误差、提高分析结果准确度的方法　要得到准确的分析结果，就必须减少测定中的系统误差和随机误差。下面是消除或减免误差的一般方法。

（1）系统误差的减免

①对照分析：消除系统误差的方法之一是以"标准试样"或极纯的物质（已知被测组分的准确含量）为参照，采用与测定试样同样方法和同样的条件，进行平行试验，通过分析测定结果达到减免或消除系统误差的目的。

②仪器校正：实验前对所使用的测量仪器以及天平、砝码、移液管、容量瓶等计量容量器皿进行预先校正，并求出校正值，以减免仪器所带入的误差。

③空白试验：在不加入试样的情况下，按照试样分析所选用的测定方法，采用同样的条件和同样的试剂进行分析，以检查试剂和器皿所引入的系统误差。

（2）偶然误差的减免　依照偶然误差的统计规律，在消除系统误差的前提下，平行测定次数越多，平均值越接近真实值。因此，可通过增加平行测定次数，使偶然误差尽可能减小。根据测定次数与算术平均值的偶然误差之间的关系，一般当测定次数达 10 次左右时，即使再增加测定次数，其精密度并没有显著的提高。因而在实际应用中，通常只需要仔细测定 3 ~ 4 次，即可使偶然误差减小到很小。

（二）有效数字及其运算规则

1. 有效数字概述

（1）定义　有效数字是指在分析过程中实际能测量到的数字，它包含全部确定的数字和最后一位可疑数字。有效数字的确定是根据测量中仪器的精度而确定的。例如，用万分之一的分析天平称量样品，精度为 0.1mg，以"g"作单位，则试样质量只能记录到小数后第四位，如 0.2357g；滴定管精度为

0.01ml，则滴定剂消耗体积应记录到小数后第二位，如 25.08ml。可见，有效数字的书写表达取决于实验使用仪器的精度，在记录与计算数据时，有效数字位数必须确定，不能任意扩大与缩小。

（2）有效数字位数的确定

①在有效数字中，最后一位是可疑数字。

②"0"在数字前面不作有效数字，如 0.0563 只有 3 位有效数字；在数字中间或末端的"0"，均看作有效数字，如 0.05063 与 0.05630 的有效数字均为 4 位。

③对很小或很大的数字，为准确表示其有效数字，常采用指数形式。例如，0.05630 写成 5.630×10^{-2}，1234 写成 1.234×10^{3}。

④采用对数表示时，仅由小数部分的位数决定，首数（整数部分）只起定位作用，不是有效数字，如 pH = 8.46，则 $[H^{+}] = 3.5 \times 10^{-9}$ mol/L，只有 2 位有效数字。

2. 有效数字的运算规则 在分析测定过程中，常需要经过多步测定环节，读取多次实验数据，经过一定的运算步骤才能获得最终的分析结果。在整个测定过程中，每次得到数据的准确度不一定完全相同。因而需要按照一定的计算规则，合理地取舍各数据的有效数字的位数，以得到合理的结果。有效数字的运算规则如下。

（1）在记录的数据和计算结果中，应当只有一位可疑数字。

（2）弃去多余的或不正确的数字，可采用"四舍六入五留双"原则。按原则规定，当被修约数据尾数小于等于 4 时舍去，尾数大于等于 6 时进位，当尾数等于 5 时，若 5 前面一位是奇数则进位，若前一位是偶数则舍去。若 5 后的数字不为 0，说明被修约数大于 5，则应进位。

（3）在加减法运算中，其和或差有效数字的保留，以各数中小数点后位数最少的数字为准，即以绝对误差最大的数为准来确定有效数字的位数。例如，将 0.0245、31.27 和 1.06767 三个数相加，它们的绝对误差分别为 ±0.0001、±0.01 和 ±0.00001。其中，绝对误差最大的为 31.27。因此在运算中，根据上述原则，先将其他数字取舍至小数点后两位，然后再相加，即 0.02 + 31.27 + 1.07。

（4）在乘除运算中，其积或商有效数字的保留，以参与运算各数中有效数字位数最少的数，即相对误差最大的数为准。例如，$14.52 \times 0.0122 \times 1.8345$，上述三个数据中，0.0122 的有效数字位数最少，故以其为准，计算结果只能保留三位有效数字，即 $14.52 \times 0.0122 \times 1.8345 = 0.325$。

（5）对于高含量组分（≥10%）的测定，一般要求分析结果以 4 位有效数字给出；对中等含量的组分（1%～10%），一般要求以 3 位有效数字给出；对于微量组分（<1%），一般只以 2 位有效数字给出。在化学平衡计算中，一般保留 2 或 3 位有效数字。

（6）当计算分析测定精密度和准确度时，一般只保留 1 位有效数字，最多取 2 位。

（7）在计算中常会遇见一些分数。例如，从 250ml 容量瓶中移取 25ml 溶液，即取 1/10，这里的"10"是自然数，可视为足够有效，不影响计算结果的有效数字位数。

（8）若数据的首位有效数字大于等于 8，则有效数字的位数可多算一位。例如，9.16，虽然只有 3 位有效数字，但由于首位大于 8，可看成有 4 位有效数字参与运算。

（三）实验数据处理方法

实验数据中各变量的关系可表示为列表式、图示式和函数式。列表式将实验数据制成表格，它显示各变量之间的对应关系，反映出变量之间的变化规律，是标绘曲线的基础；图示式是将实验数据绘制成曲线，它直观地反映出变量之间的关系，在报告与论文中几乎都能看到，而且为整理成数学模型（方程式）提供了必要的函数形式；函数式是借助数学方法将实验数据按一定函数形式整理成方程，即数学模型。

⊗ 第五节　实验试剂基本知识

化学实验试剂是工农业生产、文教卫生、科学研究以及国防建设等多方面进行化验分析的重要药剂。化学试剂是指具有一定纯度标准的各种单质和化合物。要进行任何实验都离不了试剂，试剂不仅有各种状态，而且不同试剂的性能差异很大。有的常温非常稳定，有的通常很活泼，有的受高温不变质，有的却易燃易爆，有的香气浓烈，有的则有剧毒。只有对化学试剂的有关知识深入了解，才能安全、顺利地进行各项实验。既可保证达到预期实验目的，又可消除对环境的污染。

一、试剂的分类

化学试剂是一大类产品的总称，其品种繁多，应用范围广泛，其分类方法有按性质、来源、用途、商品种类等多种方法。按其应用领域进行分类，可分为通用试剂、化学分析试剂、仪器分析试剂、临床诊断试剂、电子工业用试剂、光化学试剂、农业及食品分析试剂等。

1. 通用试剂　常指各不同类型的实验室都可能用到的试剂。

2. 化学分析试剂　利用常见化学反应做定性或定量分析的试剂，如容量分析中的基准试剂。

3. 仪器分析试剂　运用各种光谱、色谱、质谱、核磁、电镜、液闪及各种自动分析等仪器进行分析工作的场所专用的试剂。

4. 临床诊断试剂　生物化学、分子生物学、病理、组化、血清、免疫、酶标、培养基等生物学和医学实验所用的各种试剂。

5. 电子工业用试剂　半导体、集成电路、微电子技术所涉及的高纯元素，光刻、腐蚀、清洗、液体扩散、液晶等实验所用的高纯试剂。

6. 光化学试剂　影像、光敏、显色等感光用试剂，遥感、全息摄影等超微粒化学感光试剂。

7. 农业及食品分析试剂　农药分析、食品分析用试剂。

二、试剂的分级

我国的试剂规格一般按纯度划分，《中国国家标准·化学试剂》中将化学试剂按纯度分为五个等级：高纯、基准、优级纯、分析纯与化学纯。

1. 高纯试剂　为了专门的使用目的而用特殊方法生产的纯度最高的试剂。它的杂质含量要比优级试剂低多个数量级，特别适用于一些痕量分析。在名称上有高纯、特纯、超纯、光谱纯等不同叫法。

2. 基准试剂　专门作为基准物质用，可直接配制标准溶液。

3. 优级纯试剂　亦称保证试剂，为一级品，纯度高，杂质极少，主要用于精密分析和科学研究，常以 CR 表示，使用绿色瓶签。

4. 分析纯试剂　亦称分析试剂，为二级品，纯度略低于优级纯，杂质含量略高于优级纯，适用于重要分析和一般性研究工作，常以 AR 表示，使用红色瓶签。

5. 化学纯试剂　为三级品，纯度较分析纯差，适用于工厂、学校一般性的分析工作，常以 CP 表示，使用蓝色瓶签。

三、试剂的选用

在实验过程中应根据具体实验的目的和要求，选择相应规格等级的分析纯或化学纯试剂。其次还应注意厂家和批次的选择。选用时可参考下列原则。

1. 标定滴定液用基准试剂。

2. 制备滴定液可采用分析纯或化学纯试剂，但不经标定直接按称重计算浓度者，则应采用基准试剂。

3. 制备杂质限度检查用的标准溶液，采用优级纯或分析纯试剂。

4. 制备试液、缓冲液等可采用分析纯或化学纯试剂。

四、试剂的管理

（一）存放的原则

1. 试剂存放要做到分开存放、取用方便、注意安全，保证质量。

2. 强氧化剂和易燃品必须严格分开，以免发生剧烈氧化而释放出热量，引起燃烧。挥发性酸或碱不能跟其他试剂混放，以免变质。

3. 危险药品要跟其他药品分开存放，贮存在专柜中。

4. 无机化学试剂和有机化学试剂要分开存放，根据它们的组成和性质分类存放。

5. 化学实验室应贮备一定量的化学试剂，大量的备用原装试剂存放在贮藏室内。

（二）存放的顺序

存放在橱里或试剂架上的试剂要按一定的规律分类，一般按液体、固体分类。每一类又按有机、无机、危险品、低温贮存品等再次归类，按序排列，分别码放整齐，有次序地放在固定的位置上，造册登记，为查找和取用提供方便。

1. 无机试剂　按单质、氧化物、酸、碱和盐分类。单质，如金属可依照金属活动性顺序排列。盐类先根据它的阴离子所属元素族（如碳族、氮族、氧族、卤族等）分类，然后依照金属活动性顺序（盐的阳离子）排列存放。

2. 有机试剂　根据它的分子结构特点和性质，按如下顺序存放（除危险品外）：烃类（链烃及芳香烃）、烃的衍生物（卤代烃、醇、酚、醚、醛、酮、羧酸及其盐类、脂）、糖类、含氮有机物、高分子化合物。

（三）易变质试剂的保存

1. 密封保存　易潮解吸湿、易失水风化、易挥发、易吸收二氧化碳、易氧化、易吸水变质的试剂，需密塞或蜡封保存。试剂取用后一般都用塞子盖紧，特别是挥发性的物质（如硝酸、盐酸、氨水）以及很多低沸点有机物（如乙醚、丙酮、甲醛、乙醛、三氯甲烷、苯等）必须严密盖紧。有些吸湿性极强或遇水蒸气发生强烈水解的试剂，如五氧化二磷、无水氯化钙等，不仅要严密盖紧，还要蜡封。在空气里能自燃的白磷保存在水中。活泼的金属钾、钠要保存在煤油中。

2. 用棕色瓶盛放置于阴凉处　见光易变色、分解、氧化的试剂应避光保存。如浓硝酸、硝酸银、氯化汞、碘化钾、过氧化氢以及溴水、氯水要存放在棕色瓶里，并放在阴凉处，防止分解变质。

3. 低温干燥保存　高活性试剂应低温干燥保存。

（四）危险品的存放

对危险品要按其特点分类存放。按易燃易爆、腐蚀、毒害、放射性物质等分门别类，分开存放。例如对易燃品要求放在远离火种和热源、阴凉通风的地方；腐蚀性试剂应选在人、物不常接触的位置，为了防止它们对木器、地面或其他物质的破坏，可在它们下面或周围加放一些耐腐蚀的物质；毒害品应放在能严密加锁的柜中。

对危险品只要有可能就要尽量减少在实验室的存量，在专门的库房保管要比在实验室保存更安全。

五、试剂的使用原则

1. 不了解试剂性质者不得使用。

2. 使用前应辨明试剂名称、浓度、纯度级别、生产厂家、牌号、批号，是否过使用期限。无瓶签或瓶签字迹不清、过期试剂不得使用。

3. 使用前观察试剂形状、颜色、透明度、有无沉淀等异常情况。变质试剂不得使用。

4. 按使用量取用，用剩余的试剂不得倒回原试剂瓶。

5. 注意保护瓶签，避免试剂污染瓶签。

6. 瓶口勿敞开太久，以免灰尘及脏物落入。

7. 需冷冻贮存的试剂使用时勿反复冻融，以避免加速试剂变质。应按日用量分装冷冻，按量取用。

8. 低沸点试剂用毕立即放回，防止温度升高致试剂变质。

9. 试剂用毕应立即归还原处。

❯ 第六节　实验用水基本知识

实验用水是分析质量控制的一个因素，影响空白值及分析方法的检出限，尤其是微量分析对水质有更高的要求。实验者对用水级别、规格应当了解，以便正确选用，并对特殊要求的水质进行特殊处理。

一、实验室常用水的种类

（一）蒸馏水

实验室最常用的一种纯水，虽设备便宜，但极其耗能和费水，且速度慢，应用会逐渐减少。蒸馏水能去除自来水内大部分的污染物，但挥发性的杂质无法去除，如二氧化碳、氨、二氧化硅以及一些有机物。新鲜的蒸馏水是无菌的，但储存后细菌易繁殖；此外，储存的容器也很讲究，若是非惰性的物质，离子和容器的塑形物质会析出而造成二次污染。

（二）去离子水

应用离子交换树脂去除水中的阴离子和阳离子，但水中仍然存在可溶性的有机物，可以污染离子交换柱从而降低其功效，去离子水存放后也容易引起细菌的繁殖。

制备去离子水

（三）反渗水

其生成原理是水分子在压力的作用下，通过反渗透膜成为纯水，水中的杂质被反渗透膜截留排出。反渗水克服了蒸馏水和去离子水的许多缺点，利用反渗透技术可以有效地去除水中的溶解盐、胶体、细菌、病毒、细菌内毒素和大部分有机物等杂质，但不同厂家生产的反渗透膜对反渗水的质量影响很大。

（四）超纯水

其标准是水电阻率为 $18.2\text{M}\Omega\cdot\text{cm}$。但超纯水在总有机碳（TOC）、细菌、内毒素等指标方面并不相同，要根据实验的要求来确定，如细胞培养则对细菌和内毒素有要求，而高效液相色谱（HPLC）则要求 TOC 低。

二、实验室用水的级别

中华人民共和国国家标准 GB/T6682－2008《分析实验室用水规格和试验方法》中规定了分析实验室用水规格、等级、制备方法、技术指标及检验方法。

（一）一级水

基本不含有溶解或胶态离子杂质及有机物。用于有严格要求的分析实验，包括对颗粒有要求的实验，如 HPLC 分析用水。可用二级水经过石英设备蒸馏或离子交换混合床处理后，再经 $0.2\mu m$ 微孔滤膜过滤来制取。

（二）二级水

可含有微量的无机、有机或胶态杂质。用于无机痕量分析等实验，如原子吸收光谱分析用水。可采用多次蒸馏或离子交换等方法制备。

（三）三级水

适用于一般化学分析实验。可采用蒸馏、反渗透或去离子等方法制备。各级水的相应规格及要求见表 1 - 1。

表 1 - 1　分析实验室用水规格

指标	一级	二级	三级
pH 值范围（25℃）	—	—	5.0 ~ 7.5
电导率（25℃）（mS/m）	≤0.01	≤0.10	≤0.50
可氧化物含量（以 O 计）（mg/L）	—	≤0.08	≤0.4
吸光度（254nm，1cm 光程）	≤0.001	≤0.01	—
蒸发残渣（105℃ ±2℃）含量（mg/L）	—	≤1.0	≤2.0
可溶性硅（以 SiO_2 计）含量（mg/L）	≤0.01	≤0.02	—

注："—"表示不做规定。

三、制药用水

水是药物生产中用量大、使用广的一种辅料，用于生产过程及药物制剂的制备。药典中所收载的制药用水，因其使用范围的不同而分为饮用水、纯化水、注射用水及灭菌注射用水。一般应根据各生产工序或使用目的与要求选用适宜的制药用水。

（一）饮用水

为天然水经净化处理所得的水，其质量必须符合现行中华人民共和国国家标准 GB 5749 - 2022《生活饮用水卫生标准》。饮用水可作为药材净制时的漂洗用水、制药用具的粗洗用水。除另有规定外，也可作为饮片的提取溶剂。

（二）纯化水

为饮用水经蒸馏法、离子交换法、反渗透法或其他适宜的方法制备的制药用水。不含任何附加剂，其质量应符合纯化水项下的规定。

纯化水可作为：配制普通药物制剂用的溶剂或试验用水；中药注射剂、滴眼剂等灭菌制剂所用饮片的提取溶剂；口服、外用制剂配制用溶剂或稀释剂；非灭菌制剂用器具的精洗用水；非灭菌制剂所用饮片的提取溶剂。纯化水不得用于注射剂的配制与稀释。

（三）注射用水

为纯化水经蒸馏所得的水，应符合细菌内毒素试验要求。注射用水必须在防止细菌内毒素产生的条件下生产、贮藏与分装。其质量应符合注射用水项下的规定。注射用水可作为配制注射剂、滴眼剂等的溶剂或稀释剂及容器的精洗用水。

（四）灭菌注射用水

为注射用水按照注射剂生产工艺制备所得。不含任何添加剂。主要用于注射用灭菌粉末的溶剂或注射剂的稀释剂。其质量应符合灭菌注射用水项下的规定。灭菌注射用水灌装规格应适应临床需要，避免大规格、多次使用造成的污染。

>>> **知识链接** ○---

化学用水

纯水是化学实验中最常用的纯净溶剂和洗涤剂。

根据化学实验的任务及要求的不同，对化学实验用水的纯度要求也不同。我国化学实验用水分为三级，其质量指标是电导率。一级、二级、三级水的电导率分别为≤0.01mS/m、≤0.10mS/m、≤0.50mS/m。一般的化学实验常用三级水（蒸馏水或去离子水）；仪器分析实验多使用二级水（多次蒸馏水或离子交换水）；超纯物质的分析化学实验则应使用一级水。

需要注意的是，纯水在贮存以及与空气接触的过程中，都会发生电导率的改变。水越纯，其影响越显著。一级水必须临用前制备，不宜长久存放。

本教材中的"水"均指符合上述各自要求的水。

---○

目标测试

答案解析

一、填空题

1. 化学实验过程中潜藏着_____、_____、_____、_____、_____、_____等事故发生的危险。

2. 一旦遇到电线起火，应立即_____，用_____或_____、_____灭火，禁止用_____或_____灭火器等导电液体灭火。

3. 操作有毒气体和试剂应在_____内进行。

4. 实验记录的内容通常应包括_____、_____、_____、_____、_____、_____、_____和_____等内容。

5. 根据误差的性质和产生的原因，可将误差分为_____、_____、_____三类。

6. 我国的试剂规格一般按纯度划分，《中国国家标准·化学试剂》中将化学试剂按纯度分为五个等级：_____、_____、_____、_____与_____。

二、简答题

1. 为什么必须严格遵守实验室的安全规则？

2. 实验记录包括哪些内容？

3. 系统误差的减免方法有哪些？

4. 化学试剂存放的原则有哪些？

书网融合……

本章小结　　　　　题库

第二章　常用玻璃仪器操作基本技能训练

PPT

◉ 学习目标

知识目标

1. 掌握　药学研究中常用玻璃仪器的用法、用途、常见规格以及使用注意事项；常用玻璃仪器的清洗、干燥和保养方法。

2. 熟悉　铬酸洗液的配制方法和使用注意事项；常用玻璃仪器装配原则和方法。

3. 了解　常用的洗涤试剂及应用范围。

能力目标　通过本章的学习，具备能根据实验需要合理选择、正确使用各类玻璃仪器以及装配玻璃装置的能力。

≫ 第一节　常用玻璃仪器的分类和使用

玻璃仪器是中药研究实验中使用较多的仪器。常用的玻璃仪器包括定量取用液体试剂的量器、作为反应物存放和反应器皿的容器、用于固液分离的滤器，以及用于搅拌、冷凝、萃取、加料、连接等的其他玻璃仪器。

一、常用玻璃仪器的分类和介绍

根据玻璃仪器的用途和结构特征，可以分为以下几类。

（一）烧器类

实验室玻璃烧器通常是指盛装化学试剂、直接或间接进行试样加热的玻璃仪器，如烧杯、烧瓶、试管、锥形瓶、碘量瓶、蒸发器等。

碘量瓶

1. 烧杯　实验室常用烧杯有 50ml、150ml、250ml、500ml、1000ml、3000ml 等多种规格。多用于配制溶液、加速物质溶解、促进溶剂蒸发等，也可用作反应物量较多时的反应容器。加热时应置于石棉网上，使其受热均匀，一般不可烧干。

2. 烧瓶　常用的有圆底烧瓶和平底烧瓶两种，常用有 150ml、250ml、500ml、1000ml 等多种规格。用于加热及蒸馏液体。一般避免直火加热，隔石棉网或各种加热浴加热，所盛装的液体不能超过其体积的 2/3。

（1）圆底烧瓶　能耐热和承受溶液沸腾后所发生的冲击震动。常用于有机化合物的合成，也用作减压蒸馏的接收器。

（2）梨形烧瓶　其用途和性能与圆底烧瓶相似。在合成少量有机化合物时，在烧瓶内可保持较高的液面，蒸馏时残留在烧瓶内的液体少。

（3）三口烧瓶　常用于需要进行搅拌的实验，中间瓶口装搅拌器，一侧装回流冷凝管，另一侧装滴液漏斗等。

3. 锥形瓶　用于加热处理试样和容量分析滴定，以及用有机溶剂进行重结晶或合成实验中固体产物的生成；通常也作为常压蒸馏实验的接收器，但不能用作减压蒸馏实验的接收器。磨口锥形瓶加热时要打开塞，非标准磨口要保持原配塞。常用规格有 100ml、150ml、250ml 等。

4. 试管　有普通试管、离心试管和具塞试管。普通试管用于一般化学鉴别反应；离心试管可在离心过程中借离心作用分离溶液和沉淀；具塞试管可用于剧烈的化学反应，比如 Molish 反应，加塞后可防止热的液体溅出伤人。玻璃试管可直接在火焰上加热，但不能骤冷；离心试管只能水浴加热。

（二）量器类

量器类是指可以测量液体容积的玻璃仪器。量杯、量筒是一种外部带有容积刻度的玻璃仪器，量筒的精度比锥形的量杯好，但它们均不能用于精确量取液体试剂，只能用于粗略量取液体的体积，也用于配制大量溶液。量筒（杯）的规格以所能量取的最大容积表示，有 5ml、10ml、25ml、50ml、100ml、500ml、1000ml、2000ml 等多种规格，可根据需要选用。量取一般液体时，眼睛要与液面最凹处在同一水平面上进行观察，读取液面凹处底部的刻度；量取不润湿玻璃的液体（如水银）时，应读取液面最高部位。

容量瓶、滴定管、移液管等则能准确量取液体，又称容量分析器皿，其具体使用方法见本书第六章相关内容。

（三）瓶类

瓶类是指用于存放固体或液体化学药品、化学试剂、水样等的容器，如试剂瓶、称量瓶、滴瓶等。

1. 试剂瓶　有细口瓶、广口瓶、下口瓶之分。细口瓶用于存放液体试剂；广口瓶用于装固体试剂；下口瓶通常和一带活塞的漏斗、导气管装配，作为储气瓶使用。试剂瓶根据颜色的不同又可分为棕色瓶和无色（白色）瓶，棕色瓶用于存放见光易分解的试剂；注意瓶类不能用于加热；不能在瓶内配制操作过程中放出大量热量的溶液；磨口瓶塞要保持原配，长期不用，瓶口与瓶塞间应放纸条保存；盛放碱液的玻璃瓶类应使用橡皮塞密封，以免日久打不开。

2. 滴瓶　用于盛装使用量较小的液体的容器。通常液态的酸碱指示剂均装在滴瓶中使用。

3. 称量瓶　可以分为矮形（扁形）和高形（立行）两种。矮型用于干燥失重或在烘箱中烘干基准物质；高形用于称量基准物质、样品。不可盖紧磨口塞烘烤，磨口塞要原配。使用称量瓶时，不能直接用手拿取，应先用干净的纸条将其套住，再捏住纸条进行取放。

（四）管、棒类

管、棒类玻璃仪器种类繁多，按其用途分为冷凝管、分馏管、离心管、比色管、虹吸管、连接管、调药棒、搅拌棒等。

1. 冷凝管　常见的有直形冷凝管、球形冷凝管和蛇形冷凝管三种。球形冷凝管用于冷却蒸馏出的液体；蛇形冷凝管适用于冷凝低沸点液体蒸气，空气冷凝管用于冷凝沸点在 150℃ 以上的液体蒸气。不可骤冷骤热。注意冷凝水进出口方向。

2. 纳氏比色管　用于比色、比浊分析；不可直火加热；非标准磨口塞必须原配；注意保持管壁透明，不可用去污粉刷洗。

3. 各类玻璃连接管、转接头　可用于反应装置、气体样品制备装置、真空瓶、蒸馏装置以及其他实验设备。常见二口、三口连接管。转接头可用于连接两个磨口编号不同的玻璃仪器。

比色操作

（五）加液器和过滤器类

主要包括各种漏斗及与其配套使用的过滤器具，如漏斗、分液漏斗、布氏漏斗、砂芯漏斗、抽滤瓶等。

1. 普通漏斗 包括长颈漏斗和短颈漏斗，它和滤纸一起在普通过滤时使用。长颈漏斗主要用于定量分析中的过滤操作或者化学反应实验中添加液体反应物；短颈漏斗可用于热过滤，可防止过滤过程中晶体析出。

2. 分液漏斗 是理化实验中一种常用的玻璃仪器，常用于分离不相溶两相液体及作为反应发生装置的加液器。有球形、梨形和筒形等多种式样，规格有 50ml、100ml、150ml、250ml、500ml 等。球形漏斗的颈较长，多用作制气装置中滴加液体的仪器。梨形分液漏斗的颈较短，常用作萃取操作的仪器。

3. 布氏漏斗 为瓷质的多孔板漏斗，在减压过滤时，上铺圆形滤纸，滤纸的直径略小于瓷板布氏漏斗内径。通过橡皮塞与抽滤瓶配合使用。适用于晶体或沉淀等固体与大量溶液分离的实验。

4. 砂芯漏斗 是由颗粒状的玻璃砂经高温烧结的多孔片，其孔径为 $2 \sim 120\mu m$ 不等，可用于过滤大颗粒沉淀、溶液中沉淀杂质或较大细菌，在过滤时应根据沉淀物性状选用合适的规格。新的砂芯漏斗在使用前要经过酸洗、抽滤、水洗、晾干或烘干。使用后要及时清洗，洗涤时不能使用去污粉，也不能使用硬物擦划滤片。砂芯漏斗不宜过滤较浓的碱性溶液、热的浓磷酸和氢氟酸溶液、浆状沉淀和不易溶解的沉淀，防止腐蚀和堵塞漏斗。

5. 保温漏斗 也称热滤漏斗，用于需要保温过滤的液体。它是在普通漏斗的外面装上一个铜质的外壳，外壳与漏斗之间装水，用煤气灯加热侧面的支管，以保持所需要的温度。

6. 抽滤瓶 为厚壁玻璃仪器，与布氏漏斗相连接，用于减压过滤，能耐负压，不可加热。规格按容量划分，主要有 50ml、100ml、200ml、250ml、500ml 等多种规格。

（六）标准磨口玻璃仪器类

标准磨口玻璃仪器是指具有磨口和磨塞的单元组合式玻璃仪器。上述各种玻璃仪器根据不同的应用场合，可以具有标准磨口，也可以具有非标准磨口。标准磨口玻璃仪器在理化实验中较为常用，这些仪器可以和统一标准的标准磨口相互连接，这样既可免去配塞子及钻孔的程序，又能避免反应物或产物被软木塞或橡皮塞所污染，并能使仪器安装简便、规范、气密性好。

标准磨口玻璃仪器一般可分多种组件套，容量大小及用途不一，故有不同编号的标准磨口。常用的标准磨口相应的数字编号（即磨口最大端直径的毫米数）有 10、14、19、24、29、34、40、50 等多种。半微量仪器一般为 10 号和 14 号磨口，常量仪器磨口则在 19 号以上。磨口编号相同者可紧密连接，不同编号者可通过转换接头相连接，如 19/24 转接头可将 19 号磨口和 24 号磨口连接起来。

塞子选配

（七）其他类

其他类是指除上述各种玻璃仪器之外的一些玻璃器皿，如干燥器、蒸发皿、坩埚等。

1. 干燥器 是一种具有磨口盖子的厚壁玻璃仪器，里有一带孔瓷板，用以盛放需要干燥的物质。瓷板下面通常装适量变色硅胶、无水氯化钙等干燥剂。使用干燥器时，盖子和容器磨口需要涂抹一层凡士林；打开时，一手抵住干燥器的下部，另一手握住盖子顶部向前推开而不能用力掀开；搬移时，需用两手按住盖子，防止干燥器盖子滑落。炽热物件不能放入干燥器内，取物件时，应将干燥器的盖子稍微推开，使空气慢慢进入后才能全揭开，防止干燥物质飞溅。

玻璃干燥器的使用

2. 蒸发皿 为瓷质容器，其规格以皿口大小表示，可用作反应器或蒸发、浓缩液体时使用。耐酸碱、高温，可直接加热，但不宜骤冷。加热时将蒸发皿置于泥三角上，先用小火预热，再用大火加强热。将坩埚钳预热后再取放热的蒸发皿，并将热的蒸发皿放在石棉网上，不可直接放在桌面上，以免烫坏桌面。高温时不能用水去洗涤或冷却，以免破裂。

3. 坩埚 为瓷质容器，规格以容积大小表示。可直接加热，也可以在高温炉中加热。使用注意与蒸发皿相同。

4. 与气体相关的玻璃仪器　是指用于气体的发生、收集、贮存、处理、分析和测量等的玻璃仪器，如启普发生器。启普发生器是一种气体发生器，常用于块状或大颗粒固体与液体试剂反应产生气体，不适用于颗粒细小的固体反应物，且不能加热。

可加热气体发生器

二、常用玻璃仪器使用注意事项

1. 使用玻璃仪器应轻拿轻放；除试管等少数仪器外，均不能直接加热。

2. 厚壁玻璃器皿（如抽滤瓶）不耐热，不能加热。

3. 广口容器（如烧杯）不能贮存有机试剂。

4. 带活塞的非标准磨口玻璃器皿，用过洗涤后，在活塞和磨口之间应垫上纸片，以防粘住；对已粘住者，可在磨口四周涂上润滑剂后，用电吹风吹热，或用水煮后再轻敲塞子，使之松开。

5. 使用标准磨口玻璃仪器时需注意以下几点。

（1）磨口处必须洁净，若沾有固体杂物，则使磨口对接不紧密，导致漏气；若杂质过硬，更会损坏磨口。

（2）用后应拆卸洗净，各部件分开存放，否则磨口的连接处会粘牢，难以拆开。

（3）一般使用磨口无需涂润滑剂，以免污染反应物或产物。

（4）若反应中有强碱，则应涂润滑剂，以免磨口连接处遭强碱腐蚀粘牢而无法拆开。

（5）安装标准磨口玻璃仪器装置时应注意整齐、准确，使磨口连接处不受歪斜的应力，尤其加热时应力更大。

（6）减压蒸馏使用磨口玻璃仪器时，应在磨口处涂抹润滑脂，涂抹时应保证磨口干净、干燥。当需要从涂抹过润滑脂的磨口处倾倒物料时，应先用有机溶剂将润滑脂擦拭干净后再倾倒，以避免物料污染。

◎ 第二节　玻璃仪器的清洗、干燥和保养

一、常用玻璃仪器的清洗

（一）清洗原则

根据实验要求、污物性质和沾污程度选用适宜的洗涤方法，即用即洗。玻璃仪器的洁净标准（洗净的仪器倒置时，附在玻璃仪器内壁的水既不聚成水滴，也不成股流下）。

（二）清洗方法

1. 一般玻璃仪器的清洗　首先用自来水冲洗，然后用肥皂、洗衣粉等配合毛刷刷洗，再用自来水清洗，最后蒸馏水冲洗 3 次（应顺壁冲洗并充分震荡，以提高冲洗效果）。

2. 计量玻璃仪器的清洗　一般最好不用毛刷刷洗，可先用自来水冲洗后，沥干，再用铬酸洗液浸泡处理一段时间（一般放置过夜），然后用自来水清洗，最后用纯化水冲洗 3 次。当洗液浸泡均无法去除污物时，可根据容量器皿的规格选用特制的毛刷刷洗。

毛刷的种类

（三）常用洗涤试剂

冲洗和刷洗均不能去除的污物，应根据污物的性质选择合适的洗涤剂或试剂去除，不能盲目使用各种化学试剂和有机溶剂清洗仪器。下面对一些常用洗涤试剂的性质及去污范围进行简要介绍。

1. 铬酸洗液 为重铬酸钾与浓硫酸配制而成的溶液，它的强氧化性和腐蚀性可以有效地去除有机污染物，广泛用于玻璃仪器的洗涤。

2. 浓盐酸（工业用） 可以洗去水垢和某些无机盐沉淀。

3. 5%草酸溶液 用数滴硫酸酸化，可洗去高锰酸钾的痕迹。

4. 5%~10%的磷酸三钠溶液 可洗涤油污物。

5. 30%的硝酸溶液 洗涤 CO_2 测定仪器及微量滴管。

6. 5%~10%的乙二胺四乙酸二钠溶液 加热煮沸可洗仪器内壁的白色沉淀物。

7. 尿素洗涤液 尿素可帮助蛋白质溶解，用于洗涤盛蛋白质制剂及血样的容器。

8. 95%乙醇和浓硝酸混合液 最适合于洗净滴定管，在滴定管中加入 3ml 95%乙醇，然后沿管壁慢慢加入 4ml 浓硝酸（比重 1.4），盖住滴定管口，利用其产生的氧化氮洗净滴定管。

9. 有机溶剂 如丙酮、乙醇、乙醚，可用于洗脱油脂；二甲苯可洗脱油漆的污垢。

10. 氢氧化钾的乙醇溶液和含有高锰酸钾的氢氧化钠溶液 是两种强碱性的洗涤液，对玻璃仪器的侵蚀性很强，可以清除容器内壁污垢，但洗涤时间不宜过长，使用时应小心慎重。

（四）常用洗涤方法

当仪器内壁附有不易冲洗掉的污物时，可用毛刷刷洗，通过毛刷对器壁的摩擦去掉污物。在刷洗时需要选用合适的毛刷，毛刷可按所洗涤仪器的类型、规格（口径）大小进行选择。不可使用端头无竖毛的秃头毛刷。

二、常用玻璃仪器的干燥和保养

（一）常用玻璃仪器的干燥

用于实验的玻璃仪器在洗净后，不可用布或纸擦拭，而应用相应玻璃仪器的干燥方法使之干燥。

注意事项

1. 自然风干 指把已洗净的仪器放置在干净的搪瓷盘中或倒置在仪器柜内，隔离灰尘，放置干燥。倒置后放不稳的仪器可倒插在格栅板中，或置干燥架上干燥。

2. 烘干 对可加热或耐高温的仪器，如试管、烧杯、烧瓶等使用电热干燥箱烘干。把洗净的玻璃仪器倒置稍沥去水滴后，放在干燥箱的隔板上，关好门，恒温烘干即可。烘箱内的温度保持在 100~105℃即可（以箱顶温度计示值为准）。带有磨砂口玻璃塞的仪器，必须取出活塞再烘干。容量器皿的干燥不能采用烤干、烘干等加热的方式，只能采用晾干和快干的方法。

3. 吹干 用气流烘干机或用电吹风吹进热空气，以加速仪器干燥。

4. 有机溶剂干燥 急用时可用有机溶剂助干，即向仪器内注入少量无水乙醇、丙酮、乙醚等能与水互溶且挥发性较大的有机溶剂，然后转动仪器使溶剂在内壁流动，湿润全部内壁后倒出全部溶剂，再用电吹风吹干残留在内壁的有机溶剂，达到快干的目的。

（二）玻璃仪器的保管

1. 实验室玻璃仪器应分类存放在试验柜中，要放置稳妥，高的、大的仪器放在里面。

2. 搁置玻璃仪器时应单层摆放，严禁多层堆垒，更不应在玻璃仪器上压置其他重物。

3. 带磨口塞的仪器在洗净前用橡皮筋或小线绳把塞和管口拴好，以免打破塞子或互相弄混。

4. 需长期保存的磨口仪器要在磨口处垫一张纸片，以免日久黏结。成套仪器如索氏萃取器、气体分析器等用完要立即洗净，放在专门的纸盒里保存。

总之，玻璃仪器用完后要清洗干净，按要求保管，养成良好的工作习惯，不要在玻璃仪器里遗留油脂、酸液、腐蚀性物质（包括浓碱液）或有毒药品，以免造成安全隐患而影响玻璃仪器的再次使用。

◈ 第三节　简单玻璃仪器的加工

在化学实验中，经常使用一些简单的玻璃仪器，如各种形状的玻管、玻棒、滴管和不同直径的毛细管，有一些简单的实验仪器无法直接购买到，只能在实验室自己加工，以满足实验装置和实验的需要。玻璃仪器的加工可以分为两类，一类是冷加工，主要有截断、磨平等；一类是热加工，主要有拉伸、折弯等。玻璃加工技术与技能是实验室技能的重要组成。玻管（棒）在加工前需要保持洁净、干燥。

一、玻璃仪器加工过程中使用的热源

酒精喷灯是玻璃加工中常用的热源，其种类较多，常用的有座式喷灯和挂式喷灯。酒精喷灯中的乙醇量不应超过其容积的 2/3。加完乙醇后，应拧紧油孔铜帽，在预热盘内加入少量乙醇并点燃，沿灯芯而上的乙醇受热气化，由喷火孔冲出而被点燃。调节空气调节器，使乙醇充分燃烧并产生稳定的火焰。

二、简单玻璃加工

（一）玻管（棒）的截断和圆口

切割玻璃管

1. 截断　玻管（棒）切割时，可将玻管（棒）平放在桌子边缘，用锉刀或小砂轮在需要截断处沿同一方向锉一清晰、细直的深痕，切割时，不宜来回拉动锉刀，否则锉痕加粗，而且会使锉刀和小砂轮变钝。折断时，双手握住玻管（棒），用两手的大拇指抵住锉痕的背面，轻轻向前推，同时朝两端拉，使玻管（棒）平整断开。如果在锉痕处蘸一下水，玻管（棒）则更易断开。为了安全，折时应远离眼睛，或在锉痕的两边包上布条后再折。

2. 圆口　玻管（棒）断口处往往比较锋利，为防止割伤皮肤、橡皮管等，需要对其进行圆口。即将玻管（棒）断口放在氧化焰边缘处，并不停转动玻管（棒），直至断口处变平滑。同时也不应烧太久，以防止管口缩小。圆口后的玻管（棒）应放在石棉网上冷却，不能直接放在桌面上。

（二）玻管的弯曲

弯玻管时，双手捏住玻管的两端，水平移进火焰，玻管应高于蓝色火焰 2mm，先用小火将玻管烤热，然后换大火，加热过程中应匀速缓慢地旋转玻管，使之受热均匀。当玻管加热部分发出黄红色光且变软时，立即将玻管移出火焰，轻轻将玻管弯曲至所需角度。如果玻管需要弯成较小的角度，可分多次弯成，避免一次弯曲使弯曲部位出现瘪陷。分次弯管时，每次加热部位应稍有偏移，且需要等已弯过的玻管冷却后再重新加热。

（三）毛细管和滴管的拉制

自制滴管

选择适当长度、洗净烘干后的玻管，在玻管的中部先用小火加热，待玻管变热后改用大火焰，加热时匀速缓慢沿同一方向转动玻管，当玻管呈暗红色时，移离火焰，沿水平方向将玻管拉成需要的细度。继续转动玻管，直至玻管完全变硬后，一手垂直提起玻管，另一手在上端拉细的适当地方折断，初端置石棉网上，另一端以相同的方法折断，最后将细管割至适宜的长度。拉管时应使细管和原管处于同一水平线上，避免细管拉弯曲。

截断后的原管，细端在氧化焰上圆口后即成滴管的尖嘴，粗口端放入火焰烧至红热后，用灼热的金属刀柄斜放在管内迅速均匀地旋转，即得扩口，然后在石棉网上稍压一下，使管口外卷，冷却后套上橡皮帽则成为滴管。

（四）熔点管的拉制

选择干净干燥、壁厚为1mm、内径为8~10mm的薄壁玻管，和毛细管拉制方法一样，拉成管径为1~1.2mm的毛细管，冷却后截成100mm长，两端在小火焰的边缘处熔封。封闭的管底要薄，用时将毛细管从中间截断，则成为两根熔点管。

（五）减压蒸馏用毛细管的拉制

减压蒸馏毛细管的拉制要选用厚壁玻管。其拉制方法和熔点管拉制相似，但拉伸速度较熔点管拉制速度快。如果想要获得内径小且不易断的毛细管，可分两步进行拉制。先按照毛细管拉制方法拉成管径为1.5~2mm的细管，冷却后截下细管部分。然后将细管部分用小火烧软，移离火焰后迅速拉伸至需要内径。为检验毛细管是否适用，可向管内吹气，毛细管的管端在乙醚或丙酮溶液中会冒出一连串小气泡。

（六）玻璃钉的拉制

制备玻璃钉的方法与拉制毛细管的操作方法相似。将一段洗净干燥后的玻棒加热到发黄变软后取出，拉制成直径为2~3mm的玻棒，从较粗的一端开始截取长度约6cm的一段，将粗的一端在氧化焰边缘烧红软化后在石棉网上按一下，再把较细的一端烧圆，即成玻璃钉。

三、玻璃加工操作中的常见注意事项

1. 玻管（棒）截断时，断口应平整。若裂痕未形成一整圈，可用烧热的玻棒的末端压触在裂痕的稍前处引导，直至玻管完全断开。

2. 玻管在火焰中加热时，不要向外拉或向内推玻管，以防止管径变得不均。通常情况下，不应在火焰中弯玻管。

3. 弯好的玻管（棒）应在小火上退火1~2min后放在石棉网上冷却，不能直接放在桌面上，以防止玻管（棒）因快速冷却而发生炸裂。

4. 双手旋转玻管的速度若不一致，会导致玻管发生扭曲；若受热不够，则不易弯曲；若受热太过，则弯曲处易出现厚薄不均和塌陷。

5. 合格的弯管应该在弯角处里外平滑，角度准确，整个玻管处在同一平面上。

6. 拉好毛细管的关键在于掌握好玻管熔融时的火候和熔融玻管的转动操作，如果转动玻管时上下移动，受热不均匀，拉成的滴管将不对称于中心轴。

◇ 第四节　玻璃仪器的装配和拆卸

在实验过程，通常需要将多种玻璃仪器装配在一起，以达到各种实验目的。比如用水蒸气蒸馏装置和分馏装置进行分离和纯化化合物；回流冷凝装置用于提取中药中的有效成分等。待试验完成后，应按顺序将装置拆除，并清洗干净，以备下次继续使用。

一、常用玻璃仪器装置的连接方法

化学实验中玻璃仪器的连接主要有两种形式，一是通过塞子连接，二是通过仪器本身的磨口连接。

（一）塞子连接

打孔器的使用

连接两件玻璃仪器的塞子有软木塞、橡皮塞和活塞。塞子应与仪器接口尺寸一致。塞子的选择应根据被处理物的性质（比如腐蚀性、溶解性等）和使用条件（比如高温或者低温，常压或者真空）决定。软木塞或橡皮塞选定后可根据需要进行钻孔，再将玻璃管等塞入孔中，将两件玻璃仪器连接起来。但是，此类塞子连接处易发生漏液，塞子易被腐蚀，易污染被处理物等。

玻璃活塞在实验室也广泛使用，包括普通活塞和真空活塞两种。活塞由塞芯、塞壳和塞管组成，形式多样，有直通、三通、四通，斜型、直型、十字型和 T 型等，最常见的为直型直通和 T 型三通。普通活塞适用于低真空系统，其密闭性要求不高；真空活塞适用于高真空系统，密闭性要求高。

（二）标准磨口连接

玻璃仪器的连接现多采用磨口接头，磨口接头分为标准磨口和非标准磨口两种。标准磨口接头指接头的大小和形状相同，按照国际通用技术标准统一编号（编号内容参见本章第一节内容）。任何两种具有相同型号磨口的玻璃仪器均可以相互连接，方便安装和拆卸。非标准磨口使用较少，如分液漏斗的磨口则属于非标准磨口，其使用时应与相应的旋塞配套使用。

二、理化实验常用玻璃装置的装配与拆卸 📱微课 1

（一）装配和拆卸原则

装配装置时，遵循从下往上、从左往右的原则依次进行。从装置的正面看，竖直安装的冷凝管等玻璃仪器应与桌面垂直；从侧面看，所有仪器在同一平面上。拆卸装置时，遵循从上往下、从右往左的原则依次拆除。

（二）回流冷凝装置 📱微课 2

回流冷凝装置由热源、烧瓶和冷凝管组成，如图 2 − 1 所示。使用时将药材或反应物置于圆底烧瓶中，在电热套或热浴中加热。直立的冷凝管夹套中由下至上通入冷水，使夹套充满水，蒸气上升的高度不应超过冷凝管的 1/3，以保证蒸气充分冷却。如果反应物易受潮，可在冷凝管上端口接氯化钙干燥管；如果反应中产生有害气体，可加气体装置。

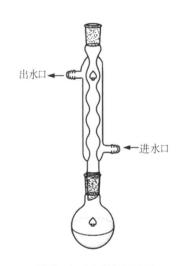

出水口 ←

← 进水口

图 2 − 1　回流冷凝装置

在装配实验装置时，使用的玻璃仪器和连接装置应该洁净、干燥，烧瓶中所装物质不应超过其体积的 2/3。

（三）蒸馏装置

1. 常压蒸馏 📱微课 3 📱微课 4

（1）常压蒸馏常用仪器　常压蒸馏装置由蒸馏瓶、冷凝器、接收器和温度计组成。若蒸馏出的馏分易吸潮分解，则应在尾接管处接一个氯化钙干燥器。若蒸馏出有毒气体，则应装配气体吸收装置，吸收装置中的小漏斗应倒悬于液面，与液面的距离约 0.5cm 或者斜插入液面，不可全部插入液面；或者接一橡皮管，将蒸馏出的易挥发、易燃或有毒气体引入下水管或室外。

蒸馏过程中常用带有支管的圆底烧瓶作为蒸馏瓶，圆底烧瓶的大小选择应根据所蒸馏液体体积决定，一般液体体积应占圆底烧瓶体积的 $1/3 \sim 1/2$。若蒸馏液体过多，则易飞溅，进入馏分。

冷凝器通常选直形冷凝器或空气冷凝器。当馏分的温度在 140℃ 以下时，选用直形冷凝管；当馏分的温度在 140℃ 以上时，应选用空气冷凝器。冷凝水从低端流入，从高端流出。

（2）常压蒸馏仪器的装配与拆除　首先以热源高度为准，将蒸馏瓶固定在铁架台上，调整蒸馏瓶的高度至适宜位置，装上蒸馏头，然后将温度计插至螺口接头中，螺口接头装配到蒸馏头磨口，调整温度计使水银球的上端恰好位于蒸馏头支管的底边。在另一铁架台上，固定好冷凝管的中上部分，使其与蒸馏头支管紧密连接，冷凝管安装时应保证"逆流冷却"，即上口出水、下口进水。最后，依次装好尾接管和接收器。安装完毕时，整套仪器从正面和侧面观察时，各个仪器的中心线均应在同一直线上。结束蒸馏拆除装置时，首先断开加热电源和冷凝水，然后从接收器开始进行拆除（图 2 - 2）。

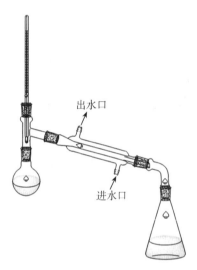

出水口

进水口

图 2 - 2　常压蒸馏装置

（3）常压蒸馏操作　仪器安装好后，取下装有温度计的套管或塞子，沿面对支管的瓶颈通过漏斗向蒸馏瓶中加物料，此外还应加入几块沸石，防止液体暴沸。加热前，应再次检查装置是否严密，然后缓缓注入冷凝水。开始加热时，温度上升可快些，当蒸气上升到温度计的水银球时，可减慢加热速度，控制馏分的馏出速度为每秒 1 ~ 2 滴。蒸馏过程中，温度计的水银球上应常附有液滴。

收集馏分时，应至少准备两个接收器，接收器可选用容量合适的锥形瓶或圆底烧瓶。在温度计所示温度达到沸点以前，所收集的馏分为前馏分（或馏头）；当温度达到所需沸点时，换另一接收器收集所需要的馏分。当所需馏分蒸完后，若维持原来的温度，则不再有液体馏出，此时温度会下降，应停止蒸馏。若要蒸馏出更高沸点的馏分，当温度下降时应换另一接收瓶，然后升高温度继续蒸。

2. 减压蒸馏　实验过程中会遇到一些高沸点的有机化合物，当采用常压蒸馏时，化合物会发生分解，此时，则应选择减压蒸馏以有效地分离纯化有机化合物。

（1）减压蒸馏常用仪器　减压蒸馏装置主要由蒸馏瓶、冷凝管、接收器、水银压力计、吸收塔、安全瓶和真空泵等部分组成。

减压蒸馏使用的蒸馏器为短颈圆底烧瓶接克氏蒸馏头。克氏蒸馏头具有两个瓶颈，一个瓶颈用于插放温度计，另一瓶颈用于安放插有毛细管的螺口接头，毛细管的下端应距烧瓶底 1 ~ 2mm，顶端套一段橡皮管，橡皮管中插入一根直径为 1mm 的金属丝，用螺旋夹夹住，以调节进入烧瓶的空气量。

当少量空气进入液体时会以微小气泡形式冒出，形成气化中心，既可以防止暴沸，又可以起到搅拌的作用。

　　减压蒸馏使用的接收器通常为蒸馏烧瓶、抽滤瓶或带磨口的厚壁试管，不可使用锥形瓶或平底烧瓶，因为其壁薄，耐压能力弱。若连续蒸馏收集不同的馏分，则需选用多头接引管，多头接引管上部有一支管，用以抽真空。

　　安全瓶通常用抽滤瓶制作，通过橡皮管与多头接引管的支管相连。安全瓶瓶口配有一个三孔橡皮塞，一孔安放水银压力计，一孔连接二通旋塞用以调节压力和放气，另一孔安放真空导管。真空导管应插入安全瓶的底部，上端与真空泵相接。

　　实验室常用的真空泵有水泵、循环水真空水泵、油泵。使用水泵时，应将安全瓶装于水泵之前，防止倒吸。循环真空水泵与水泵相似，但用水量较少，是实验室常用的真空泵。油泵的结构较精密，工作条件要求严格，所以在使用油泵时，需要在油泵前设置吸收装置，以保护油泵。吸收装置由捕集管（或冷却阱）和吸收塔组成，捕集管用于冷凝水蒸气和易挥发性物质；吸收塔用于除去捕集管未除净的蒸气。

　　水银压力计用于指示减压蒸馏系统内的压力，常用的有开口式水银压力计和封闭式水银压力计。使用开口式水银压力计，应首先记录压力计两臂水银柱高度差（mmHg），然后用当时的大气压力（mmHg）减去该差值，得到系统内的压力。该压力计装汞方便，读数准确，但是压力计过重，所用玻管过长，使用时需配用大气压计。封闭式水银压力计为一端封闭的 U 形管，管后木座上有可移动刻度标尺，测定压力时，将标尺的零点调至 U 形管右臂的水银柱顶端线上，左臂水银柱顶端指示的刻度即为系统内压力。该压力计轻便，能直接读出负压值。但是装填水银时困难，且压力计中易混入空气和杂物，影响压力计的准确性。

　　（2）减压蒸馏仪器的装配和拆卸　根据热源调整蒸馏瓶的高度，固定圆底烧瓶和克氏蒸馏头，依次连接冷凝管、安全瓶、捕集器、压力计、吸收塔、缓冲瓶和真空泵。拆卸时，则应先停止加热，解除真空后，移去真空泵，按照与装配时相反的顺序进行拆卸（图 2-3）。

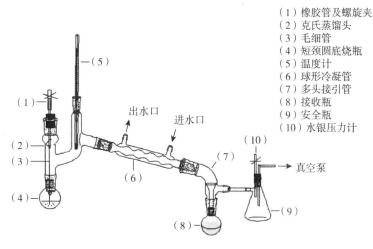

（1）橡胶管及螺旋夹
（2）克氏蒸馏头
（3）毛细管
（4）短颈圆底烧瓶
（5）温度计
（6）球形冷凝管
（7）多头接引管
（8）接收瓶
（9）安全瓶
（10）水银压力计

图 2-3　减压蒸馏装置

　　（3）减压蒸馏操作　仪器装置装配完成后，先检查装置的气密性和装置能加压的真空程度。蒸馏时，首先在圆底烧瓶中加入待蒸馏液体，加入量为烧瓶容量的 1/3~1/2，再加入 2~3 粒沸石，关闭毛细管上的螺旋夹和安全瓶上的两通旋塞，然后开泵，调整毛细管上的螺旋夹和安全瓶上的两通旋塞，使少量空气进入，使压力调整至所需，以液体中产生连续不断的小气泡为宜。液体沸腾时，调节温度使馏分的馏出速度不超过每秒 1 滴。在蒸馏过程中，应关注水银压力计的读数，记录时间、压力、液体沸点、浴液温度和馏分馏出速度等数据。

蒸馏完毕时，先停止加热，撤去热源，打开旋夹，再慢慢打开旋塞，使仪器与大气相通，然后关闭真空泵，待压力与大气压一致后，方可拆卸仪器。

（四）分馏装置

分馏装置包括热源、蒸馏器、分馏柱、冷凝器和接收器，其装配原则和常压蒸馏装置装配相同，只需在圆底烧瓶和蒸馏头间再加一分馏柱即可，其他安装要求与常压蒸馏装置相同。拆卸时也是从接收器开始依次往前拆除（图 2 - 4）。

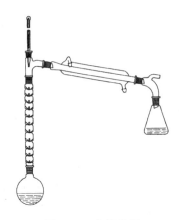

图 2 - 4　分馏装置

三、玻璃仪器装配和拆卸中的注意事项

1. 实验中，所有常压下加热装置均不能密闭，否则会引起爆炸。

2. 用套管式冷凝管时，套管中应通入自来水等冷却水，冷却水用橡皮管接到冷凝管下端的进水口，冷却水从上端流出。

3. 蒸馏低沸点易燃液体如乙醚等，附近应禁止明火，切忌用明火直接加热。应选用适宜的热浴加热，使浴温缓慢均匀地上升。

4. 当蒸馏瓶中仅残存少量液体时，应停止加热。即使蒸馏液杂质很少，也不应该蒸干，特别是蒸馏含硝基化合物或过氧化物的溶剂时，以防爆炸。

5. 装置安装过程中各万能铁夹不应夹得太紧或太松，以夹住后稍用力尚能转动为宜。铁夹内要垫以橡皮等软性物质，以免夹破仪器。

6. 所有装置均要求装配准确端正，无论从正面或侧面观察，全套装置中各个仪器的轴线均要在同一平面内。所有的万能铁夹和铁架都应尽可能整齐地放在仪器的背部。

7. 装置安装完成后，应仔细检查装置各连接处是否紧密，确保不漏气。若发现漏气处，可用熟石膏粉封口，具体方法是：取少量煅烧过的熟石膏粉，加入少量水混合均匀为糊糊状，不能太稀也不能太浓，在漏气处薄薄地涂上一层，涂层应光滑均匀。

>>> 知识链接 ○- -

旋转蒸发仪

旋转蒸发仪是仪器化的减压蒸馏装置，广泛应用于实验室及工业生产中挥发性溶剂的回收和溶液样品的浓缩，一般由流体加热锅、旋转瓶、接收瓶、旋转马达、真空系统、冷凝管、蒸发管等部件组成。

旋转蒸发仪中的旋转瓶由马达带动旋转，可以减少暴沸的发生，样品溶液附着于不停转动的旋转瓶壁上，会形成一层液膜，大大增加了蒸发面积，同时，由于样品处于减压条件下，沸点降低，进一步加快了蒸发速率。此外，旋转蒸发仪的冷凝管可与低温冷却循环槽连接，可将热蒸汽迅速液化，加快蒸发速率。一些旋转蒸发仪具有连续进料接口，大大提高了回收效率。

目标测试

答案解析

一、填空题

1. 用于加热及蒸馏液体，一般避免直火加热，隔石棉网或各种加热浴加热，所盛装的液体不能超过其体积的_____。

2. 球形冷凝管用于_____的液体；蛇形冷凝管适用于冷凝_____液体蒸汽；空气冷凝管用于冷凝_____液体蒸汽。

3. 酒精喷灯是玻璃加工中常用的热源。酒精喷灯中的乙醇量不应超过其容积的_____。

4. 直立的冷凝管夹套中_____通入冷水，使夹套充满水，蒸汽上升的高度不超过冷凝管的_____，以保证蒸气充分冷却。

5. 蒸馏过程中常用圆底烧瓶作为蒸馏瓶，圆底烧瓶的大小选择应根据所蒸馏液体的体积决定，一般液体体积应占圆底烧瓶体积的_____。

二、简答题

1. 常用玻璃仪器的分类是怎样的？
2. 常用玻璃仪器的清洗原则有哪些？
3. 常用玻璃仪器有哪些清洗方法？
4. 玻璃仪器常用洗涤试剂有哪些？
5. 减压蒸馏常用仪器有哪些？

书网融合……

本章小结　　　微课1　　　微课2　　　微课3　　　微课4　　　题库

第三章　常用容量分析器皿

学习目标

知识目标

1. 掌握　常用分析器皿的正确使用方法及注意事项。

2. 熟悉　容量分析器皿的校准方法。

3. 了解　移液器的正确使用及注意事项。

能力目标　通过本章的学习，具备常用容量分析器皿实验操作的基本能力；培养客观、严谨的科学态度。

容量分析器皿是指可以准确量度液体体积的仪器。根据仪器的精度，可分为：用于粗略量取的仪器如量杯、量筒等；用于准确量取的容量分析器皿，如有分刻度的吸量管、滴定管及单刻度的移液管、容量瓶等。常用容量分析器皿的使用方法和校准等操作是学习理化实验必须掌握的一项基本技能。

第一节　移液管

移液管是用于精密移取一定体积液体的常用容量分析器皿，通常有胖肚移液管和吸量管两种。胖肚移液管为单刻度，用于吸取标定体积液体，常用的有 5ml、10ml、25ml、50ml 等规格。吸量管为直形，管上刻有分刻度，可以吸取不同体积的液体，常用的有 1ml、2ml、5ml、10ml 等多种规格。

一、移液管的正确使用

操作使用

1. 检查　移液管在洗涤前应检查确保其管口和尖嘴无破损，否则不能使用。

2. 润洗　使用移液管时，用右手的大拇指和中指捏住移液管的上端，将管的下口插入待吸取液，左手拿洗耳球，接在管口上将液体慢慢吸入，待液体上升至移液管 1/3 高度时取出，横持，并转动移液管，使液体均匀布满整个内壁，以置换内壁水分，避免管内残存水分稀释溶液而产生的误差，润洗 2~3 次。

润洗

3. 吸取溶液　吸取溶液时，左手拿洗耳球排去球内空气，将洗耳球对准移液管上口，右手的大拇指和中指捏住移液管的上端，将管的下口插入待吸取溶液，然后慢慢松开洗耳球，使移液管中液面慢慢上升，待液面上升至标线以上时，迅速移去洗耳球，随即用右手食指按紧移液管的上口。

4. 调节液面　将移液管提离液面，使出口尖端紧靠一干净容器内壁，管身保持直立，微微放松食指，使管内溶液慢慢从下口流出，直至液体的凹液面底部与标线相切时，立即用食指压紧管口，将尖端的滴液靠壁去掉，移出移液管。

5. 放出液体　将移液管放入接收容器，使出口尖端靠着容器内壁，容器稍倾斜，移液管则保持垂直，松开食指，使液体沿容器内壁自然流下，待移液管内溶液流净后，再等待 15s，取出移液管。此时管尖部位仍留有少量液体，如果移液管管壁特别注明"吹"，则轻吹液体以取之；如果移液管管壁没有"吹"，则不要吹出，此类移液管的标示容积已经考虑了管末端保留液体的体积。

二、注意事项

1. 在使用移液管移取液体前，要先用少量待移取液润洗 2~3 次。
2. 未标明"吹"字的移液管，不要将残留在尖嘴内的液体吹出。
3. 看刻度时，应将移液管的刻度与眼睛平行，以凹液面底部面为准。
4. 移液管（吸量管）不能移取太热或太冷的溶液。

第二节　容量瓶

容量瓶为配制一定物质的量浓度溶液的精确仪器。它是一种细颈梨形的平底瓶，带有磨口玻璃塞，瓶颈上刻有环形标线，表示在指定温度（通常为 20℃）下液体充满至标线的容积，常和移液管配合使用。容量瓶有多种规格，如 1ml、2ml、5ml、10ml、25ml、50ml、100ml、250ml、500ml、1000ml 等。

一、容量瓶的正确使用 ⓔ微课 1

基本操作

瓶与盖配套使用

1. 检查　使用容量瓶前必须检查瓶塞是否严密、标度线位置距离瓶口是否太近。如果漏液或标线离瓶口太近，则不宜使用。检查漏液方法的具体操作是：在瓶中加蒸馏水至标线附近，盖好瓶塞后，左手用食指按住瓶塞，倒置，观察瓶塞周围是否有水渗出，如不漏水，将瓶放正，把瓶塞转动 180° 后，塞紧，倒置，试验这个方向有无渗漏。检查合格后，即可使用。用细绳将塞子系在瓶颈上，保证二者配套使用。

2. 定容　用容量瓶配制标准溶液时，先将精确称重的试样放在小烧杯中，加入少量溶剂，搅拌使其溶解（若难溶，可盖上表面皿，稍加热至溶解，但必须冷却后才能转移）。沿搅拌棒引流将溶液定量地移入洗净的容量瓶，然后用洗瓶吹洗烧杯壁 2~3 次，按同法转入容量瓶。当溶液加至瓶中 2/3 处以后，将容量瓶水平方向摇转几周（勿倒转），使溶液混匀。然后把容量瓶平放在桌子上，慢慢加水至距标线 2~3cm，等待 1~2min，使黏附在瓶颈内壁的溶液流下，将胶头滴管伸入至瓶颈接近液面处，眼睛平视标线，加蒸馏水至溶液凹液面底部与标线相切，观察时视线和凹液面保持水平。

3. 混匀溶液　旋紧瓶塞，注意持瓶的手法，右手大拇指和中指持住容量瓶的瓶颈，食指轻压瓶塞，提起容量瓶，左手的无名指、小手指蜷起，用大拇指、中指和食指轻托容量瓶，注意左手的掌心不要碰到容量瓶底部，以防止掌心的热量传到容量瓶中，使其中溶液温度升高，引起体积变化。将容量瓶上下颠倒几次，使溶液混匀，再将容量瓶轻放在实验台上。

二、注意事项

1. 容量瓶只能用于配制溶液，不能储存溶液，因为溶液可能会对瓶体进行腐蚀，从而使容量瓶的精度受到影响。

2. 容量瓶使用完毕后，应立即用水冲洗干净。如果长期不用，磨口处应洗净擦干，并用纸片将磨口隔开，防止瓶口与瓶塞粘连。

3. 不能在容量瓶中进行溶质的溶解，应将溶质在烧杯中溶解后转移至容量瓶中。

4. 用于洗涤烧杯的溶剂总量不能超过容量瓶的标线，一旦超过，必须重新进行配制。

5. 容量瓶不能进行加热。如果溶质在溶解过程中放热，要待溶液冷却后再进行转移，因为温度升高将致瓶体膨胀，所量体积就会不准确。

第三节 滴定管

滴定管是用于精确放出不确定量液体的容量仪器，可分为两种：酸式滴定管和碱式滴定管。酸式滴定管的阀门为玻璃活塞，碱式滴定管的阀门是装在乳胶管中的玻璃小球。碱式滴定管可盛放碱性滴定液，酸式滴定管可盛放酸性滴定液及氧化剂。滴定管容量一般为50ml，刻度的每一格为1ml，每格又分为10小格，故每一小格为0.1ml。精确度是百分之一，即可精确到0.01ml。滴定管为一细长的管状容器，一端具有活塞开关，其上具有刻度指示量度，其读数自上而下为由小变大。

一、滴定管的正确使用

基本操作（1） 基本操作（2）

1. 使用前的准备 滴定管在使用前应进行洗涤和试漏。

（1）酸式滴定管洗涤前，应检查玻璃活塞是否与活塞套配合紧密，如不紧密将会出现漏液现象，则不宜使用。为了使玻璃活塞转动灵活并防止漏液，需在活塞上涂抹凡

涂脂与检漏

士林。具体操作：取下活塞，将滴定管平放在实验台上，用干净滤纸将活塞和活塞套上的水擦干，再用手指蘸少许凡士林，在活塞的两头，沿圆柱周围各均匀地涂一薄层。然后把活塞插入活塞套内，向同一方向转动，直到从外面观察时呈均匀透明为止。旋转时，应有一定的向活塞小头方向挤压的力。凡士林不能涂得太多，也不能涂在活塞中段，以免凡士林将活塞孔堵住。若涂得太少，活塞转动不灵活，甚至会漏液。涂得恰当的活塞应透明、无气泡、转动灵活。为防止在使用过程中活塞脱出，可用橡皮筋将活塞扎住或将橡皮圈套在活塞末端的凹槽上。最后用蒸馏水充满滴定管，擦干管壁外的水，置于滴定管架上，直立静止2min，观察有无水滴渗出，然后将活塞旋转180°，再观察一次，若无水珠渗出，活塞转动也灵活，即可使用。否则应重新涂凡士林，并试漏。

（2）碱式滴定管使用前，应检查橡皮管是否老化、玻璃珠的大小是否合适。若玻璃珠过大，则操作不便；过小，则会漏液。碱式滴定管的试漏与酸式滴定管相同。

2. 装液 将溶液装入滴定管之前，应将溶液瓶中的溶液摇匀，使凝结在瓶上的水珠混入溶液。在天气比较热或温度变化较大时，尤其要注意此项操作。在向滴定管装入溶液时，先用该溶液润洗滴定管3次，以保证装入滴定管的溶液不被稀释。每次用5~10ml溶液，洗涤时，横持滴定管并缓慢转动，使溶液均匀布满管子内壁，然后将溶液从下放出。润洗完毕后，即可装入溶液，加至"0.00"刻度以上。注意：装液时要直接从溶液瓶倒入滴定管，不得借助于烧杯、漏斗等其他容器，以免滴定液浓度改变或造成污染。

装好溶液后要注意检查出口管处是否有气泡，如有气泡则需排出，否则将影响溶液体积的准确测量。对于酸式滴定管，迅速打开活塞使溶液流出，即可排除滴定管下端的气泡；对于碱式滴定管，可一手持滴定管呈倾斜状态，另一手将橡皮管向上弯曲，并轻捏玻璃珠附近的橡皮管，当溶液从尖嘴口冲出时，气泡也随之溢出。

3. 滴定 将盛有被滴定溶液的锥形瓶放在滴定管下方，然后用预装溶液滴定，准确记录此时滴定管液面的读数。对于碱式滴定管，滴定时用左手挤压滴定的玻璃珠，右手握住锥形瓶颈，并不断振荡和转动（或者在烧杯中用玻棒不停地搅动），使溶液混合均匀。对于酸

锥形瓶的摇动方式 接近终点时的半滴定

式滴定管，左手旋开活塞，使滴定液逐滴加入，右手握住锥形瓶颈，并不断振荡和转动。滴定开始时可放液稍快些，当接近滴定终点时，必须逐滴缓慢滴入，直至滴定终点，记录液面位置。它与滴定前液面

位置之差，即为滴定中所用溶液的体积。一般滴定操作应重复测定，若两次滴定所用溶液体积之差不超过1%，即可取平均值计算。

二、注意事项

1. 每次滴定前应将液面调节在刻度为"0.00"或稍下一些的位置上，这样可使每次滴定前后的读数基本都在滴定管的同一部位，可避免由于滴定管刻度不准确而引起的误差。

读数　　　洗涤

2. 为了使读数准确，在装入或放出溶液后，必须等1~2min，待附着在内壁的溶液流下来后再读数。

3. 滴定结束后，滴定管内剩余的溶液应弃去，不可倒回原瓶中，以免污染溶液，随后洗净滴定管。

排气泡

4. 滴定管下端不能有气泡。快速放液可排出酸式滴定管中的气泡；轻轻抬起尖嘴玻管，并用手指挤压玻璃球，可排出碱式滴定管中的气泡。

5. 酸式滴定管不得用于装碱性溶液，因为玻璃磨口部分易被碱性溶液腐蚀，使塞子无法转动。碱式滴定管不宜装对橡皮管有腐蚀性的溶液，如碘、高锰酸钾和硝酸等。

第四节　移液器

移液器是生物、化学实验室常用的小容量移取液体的单道或多道微量移液器。按操作方式，可分为手动移液器和电动移液器；按量程，可分为固定移液器和可调移液器；按排出的通道，可分为单道、8道、12道、96道工作站。移液器规格从0.1μl到5ml的体积变化即可满足常规的需要，同时也保证了准确性和重复性。

一、移液器的正确使用 📱微课2

1. 吸液　①连接恰当的吸嘴。②按下控制钮至第一档。③将移液器吸嘴垂直进入至液面下1~6mm（视移液器容量大小而定）。对于0.1~10μl容量的移液器，至液面下1~2mm；对于2~200μl容量的移液器，至液面下2~3mm；对于1~5ml容量的移液器，至液面下3~6mm。需要特别注意：为使测量准确，可将吸嘴预洗3次，即反复吸、排液体3次。④使控制钮缓慢滑回原位。⑤移液器移出液面前略等待1~3s，1000μl以下停顿1s，5~10ml停顿2~3s。⑥缓慢取出吸嘴，确保吸嘴外壁无液体。

2. 排液　①将吸嘴以一定角度抵住容量内壁。②缓慢将控制钮按至第一档并等待1~3s。③将控制钮按至第二档的过程中，用吸嘴将剩余液体排净。④慢放控制钮。⑤按压弹射键以射出吸嘴。

3. 养护　①如液体不小心进入活塞，应及时清除污染物。②移液器使用完毕后，把移液量程调至最大值，且将移液器垂直放置在移液器架上。③根据使用频率，所有的移液器应定期用肥皂水清洗或用60%的异丙醇消毒，再用双蒸水清洗并晾干。④避免放在温度较高处，以防变形致漏液或不准确。⑤发现问题，及时找专业人员处理。

二、注意事项

1. 当移液器吸嘴有液体时，切勿将移液器水平或倒置放置，以防液体流入活塞而腐蚀移液器活塞。

2. 正确使用移液器吸液、排液，以达高精准度。

3. 平时检查是否漏液的方法：吸液后在液体中停 1～3s，观察吸头内液面是否下降，如果液面下降，首先检查吸头是否有问题，如有问题应更换吸头；更换吸头后液面仍下降，说明活塞组件有问题，应找专业维修人员修理。

4. 对需要高温消毒的移液器，应首先查阅所使用的移液器是否适合高温消毒，再行处理。

5. 移液器严禁吸取有强挥发性、强腐蚀性的液体（如浓酸、浓碱、有机物等）。

6. 为获得较高的精度，吸头需预先吸取一次样品溶液，然后再正式移液，因为吸取血清蛋白质溶液或有机溶剂时，吸头内壁会残留一层"液膜"，会造成排液量偏小而产生误差。

>>> **知识链接** ○---

移液枪

移液枪是移液器的一种，常用于实验室少量或微量液体的移取。不同规格的移液枪配套使用不同大小的枪头，不同生产厂家生产枪头的形状也略有不同，但工作原理及操作方法基本一致。移液枪属精密器皿，使用及存放时均要小心谨慎，防止损坏，避免影响其量程。

移液枪的工作原理是利用活塞通过弹簧的伸缩运动来实现吸液和排液。在活塞的推动下排出部分空气，利用大气压吸入液体，再由活塞推动空气而排出液体。使用移液枪时，配合弹簧的伸缩性特点来操作，可以很好地控制移液的速度和力度。

移液枪适用于高黏度液体、高蒸气压的液体、发泡性液体等，广泛用于临床诊断实验室、生物技术实验室、药学和化学实验室、环境实验室、食品实验室。

---●

◎ 第五节 容量分析器皿的校准

容量分析器皿的体积测定误差是分析实验误差的来源之一，根据分析实验允许的误差大小，通常要求所用器皿进行溶液体积测量的误差约在 0.1%。然而由于商品等级不同、温度变化及长期使用过程中试剂的侵蚀等种种原因，大多数容量器皿的实际体积与其所标示的容积之差往往超出允许的误差范围。为提高分析实验的准确度，尤其在准确度要求较高的分析工作中，必须对容量器皿进行校准。

一、绝对校准

绝对校准需要测定器皿的实际容积。可采用称量法，即称量器皿容纳或放出的纯水的质量，然后将称得水的质量除以该温度下水的校正密度 d_t'（d_t' 表示温度为 $t℃$ 时 1ml 纯水在空气中用黄铜砝码称得的质量），即得到实际容积。例如，在 25℃ 校准滴定管时，称得由滴定管放出的水的质量为 19.82g，那么它的实际容积应为 19.82/0.99612≈19.90ml。滴定管、移液管和容量瓶均可按此法校准。

二、相对校准

当要求两种容器体积之间按一定的比例配套使用时，常采用相对校准的方法。例如，在实际分析工作中，容量瓶和移液管常配合使用，移液管和容量瓶的绝对体积是多少并不重要，需要关注的是它们之间的体积比是否为准确的整倍数关系。250ml 容量瓶量取液体的体积等于 25ml 移液管量取体积的 10 倍。

三、溶液体积的温度校正

容量器皿是以 20℃ 为标准来校准的，使用时实验温度不一定在 20℃，因此，容量器皿的容积以及溶液的体积都会发生改变。由于玻璃的膨胀系数很小，在温度相差不太大时，容量器皿的容积改变可以忽略，但在要求较高的分析中需要进行校正。稀溶液的密度一般可用相应水的密度来代替。

目标测试

答案解析

一、单选题

1. 移液管润洗（ ）。

    A. 1~2 次   B. 2~3 次   C. 5 次   D. 不需要润洗

2. 关于移液管在使用过程中需注意的一些操作事项，错误的是（ ）。

    A. 在使用移液管移取液体前，要先用少量待移取液润洗 2~3 次

    B. 所有规格的移液管都不要将残留在尖嘴内的液体吹出

    C. 看刻度时，应将移液管的刻度与眼睛平行，以凹液面底部面为准

    D. 移液管（吸量管）不能移取太热或太冷的溶液

3. 下列不属于精密分析器皿的是（ ）。

    A. 移液管   B. 容量瓶   C. 滴定管   D. 烧杯

4. 关于移液管的使用，正确的是（ ）。

    A. 移液器可以吸取有强挥发性、强腐蚀性的液体（如浓酸、浓碱、有机物等）

    B. 正确使用移液器吸液、排液，以达高精准度

    C. 移液管使用前，不需要检查是否漏液

    D. 所有移液器均适合高温消毒后再行处理

5. 关于滴定管，叙述正确的是（ ）。

    A. 酸式滴定管和碱式滴定管可以混用

    B. 酸式滴定管和碱式滴定管均需要排气，但排气方法不同

    C. 酸式滴定管和碱式滴定管均需要涂抹凡士林

    D. 滴定速率越快越好

二、简答题

1. 如何调整移液管的液面？

2. 容量瓶使用应注意哪些事项？

3. 移液器使用应注意哪些事项？

4. 如何正确给酸式滴定管涂抹凡士林？

5. 滴定管如何正确滴定？

书网融合……

本章小结

微课1

微课2

题库

第四章 试剂、样品的取用

PPT

学习目标

知识目标

1. 掌握 各种试剂、样品的取用原则和取用方法。

2. 熟悉 试剂、样品取用时的注意事项；实验用样品的取样方法。

3. 了解 药材和饮片的取样方法。

能力目标 通过本章的学习，具备正确取用试剂和样品的基本能力；培养实事求是的科学态度、严谨的科学精神和环保意识。

试剂和样品的正确取用是理化实验必须掌握的一项基本技能，也是保证实验顺利进行的前提。在满足实验要求的前提下，尽量节约试剂，多余的试剂不能倒回原试剂瓶内；有回收价值的试剂或需处理后排放的试剂，应置于指定的回收瓶中。

注意事项

一、固体试剂的取用

（一）药匙的使用

理化实验中应使用洁净、干燥的药匙取用固体试剂，专匙专用。一般药匙两端有大、小两个匙体，取大量固体时用大匙，取少量固体时用小匙。固体颗粒较大时，可在清洁干燥的研钵中研碎，固体试剂的加入量不得超过研钵容量的1/3。实验室常用药匙分为牛角药匙、瓷药匙、玻璃药匙、塑料药匙、铜药匙、铝合金药匙和不锈钢药匙七种，实际中可根据固体试剂的性质进行选用，不能造成试剂的污染。

药匙的使用

（二）称量纸和称量容器的使用

需要称量的固体试剂，一般放在称量纸上称量；对于具有腐蚀性、强氧化性和易潮解的固体试剂，需用小烧杯、称量瓶、表面皿等装载后进行称量。根据称量精确度的要求，可分别选择台秤或电子天平称量固体试剂。供实验室用的称量纸，其规格有 60cm×60cm、75cm×75cm、100cm×100cm、150cm×150cm 等。为避免称量纸表面黏附而影响称量结果的准确性，应使用称量纸的光洁面接触试剂。

称量纸的使用

（三）固体试剂的加入

固体试剂加入时应遵循"少量多次"的原则。向试管（特别是湿试管）中加入固体试剂时，可用药匙或将取出的试剂放入预先折好的纸槽中，水平伸入至试管的2/3处（图4-1），然后将试管直立；加入块状固体时，应将试管倾斜，使其沿管壁缓慢滑下，以免碰破管底。

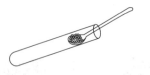

图 4-1 固体试剂的取用

镊子的使用

二、液体试剂的取用 微课

实验室液体试剂一般分装在滴瓶或细口瓶内，对于见光易分解的试剂（如硝酸银等）则盛放在棕色瓶中。试剂瓶应配有标签，需注明试剂的名称、规格、浓度及配制日期。

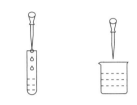

滴加试剂

（一）滴瓶中液体试剂的取用

从滴瓶中取用液体试剂时，首先捏起滴管离开液面，用手指紧捏胶帽后赶出空气。其次，将滴管插入液体吸取试剂。滴加溶液时滴管要垂直，用无名指和中指夹住滴管，滴管口悬空放在容器口（如试管口）上方，然后用大拇指和食指微捏胶头，使试剂滴入（图4-2）。注意，勿将滴管伸入所用的容器，以免接触器壁而污染试剂。滴完后应立即将滴管插回原来的滴瓶，装有试剂的滴管不得横置、倒置或滴管口斜向上倾斜，以免试剂流入滴管的胶头。

图4-2 用滴管取用少量液体试剂

（二）细口瓶中液体试剂的取用

从细口瓶中取用液体试剂时，常用倾注法。首先将瓶塞取下，倒放在桌面上，倾倒时瓶上的标签要朝向掌心（若两面都有标签，手握空白的一面），以免瓶口残留的少量液体沿瓶壁流下而腐蚀标签。其次，瓶口应靠紧容器，使试剂沿器壁或玻棒流下（图4-3）。再次，倒出所需用量后，将试剂瓶口在容器上靠一下，再逐渐竖起瓶子，以免残留在瓶口的液滴流到瓶的外壁。

取溶液

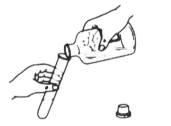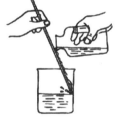

图4-3 用细口瓶取用液体试剂

（三）量筒量取液体试剂的操作

用量筒量取试剂时，可根据所取试剂的用量选取一定规格的量筒。量取试剂时，首先用倾注法向量筒中注入所需剂量（与用细口瓶向试管中添加试剂的操作相同）；读取液体试剂体积时，应使视线与量筒内液面的弯月面最低点相切（图4-4），仰视或俯视均会造成较大误差。值得注意的是，不得直接用量筒配制溶液或将其作为反应器。

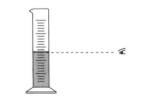

图4-4 用量筒量取液体试剂

定量量取液体试剂时，可根据准确度和量的要求，分别选用量筒、移液管、吸量管、量瓶或滴定管。

（四）移液枪移取液体试剂的操作

1. 调节量程 在调节量程时，若从大体积调为小体积，则按照正常的调节方法，逆时针旋转旋钮即可；但若从小体积调为大体积，则可先顺时针旋转刻度旋钮至超过量程的刻度，再回调至设定体积，这样可以保证量取的精确度最高。在此过程中，注意千万勿将按钮旋出量程，否则会卡住内部机械装置而损坏移液枪。

2. 装配枪头（吸液嘴） 将枪头套上移液枪时，正确的方法是将移液枪垂直插入枪头，稍微用力左右微微转动，使其紧密结合。如果是多道（如8道或12道）移液枪，则可以将移液枪的第一道对准第一个枪头，然后倾斜插入，即可卡紧。枪头卡紧的标志是略超过O型环，并可以观察到连接部分形成清晰的密封圈。

3. 移液的方法 移液之前，要保证移液枪、枪头和液体处于相同温度。吸取液体时，移液枪始终保持竖直状态，将枪头插入至液面下2～3mm。吸液前，先吸放几次液体以润湿吸液嘴（尤其是要吸取黏稠或密度与水不同的液体时）。可采取两种移液方法。①前进移液法：即用大拇指将按钮按至第一停点（A），插入液面，然后慢慢松开按钮至原点（B）；然后将按钮按至第一停点排出液体（C），稍停片刻后继续按按钮至第二停点吹出残余的液体（D）；最后松开按钮（E）。见图4-5。②反向移液法：一般用于转移高黏液体、生物活性液体、易起泡液体或极微量的液体，其具体操作是：首先吸入多于设置量程的液体，残余的液体不用吹出；其次，按下按钮至第二停点，插入液面，慢慢松开按钮至原点；再次，将按钮按至第一停点，排出设置好量程的液体，继续保持按住按钮位于第一停点（千万勿再往下按），取下有残留液体的枪头，弃之。

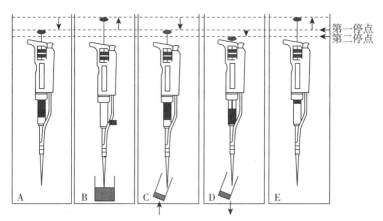

图4-5 用移液枪移取液体试剂

4. 移液枪的正确放置 使用完毕，将其竖直挂在移液枪架上。当移液枪枪头里残留液体时，切勿将移液枪水平放置或倒置，以免液体倒流而腐蚀活塞弹簧。

三、实验样品的取用

（一）药材和饮片的取用

1. 药材 指可供制药的原材料，在我国尤指中药材，即未经加工或未制成成品的中药原料。

2. 饮片 指根据需要，经过炮制处理而成的供配方用或可直接用于中医临床的中药。

药材和饮片取样法系指供检验用药材和饮片样品的取样方法，包括药材和饮片的现场抽样和检验用样品的选取。药材和饮片的现场抽取是指从整批（件、包）药材和饮片中随机抽取一小部分，混合均匀后作为代表整批药材或饮片的样本。药材和饮片取样必须重视取样的各个环节，应由专业技术人员按照程序进行。具体取样方法和取样原则详见《中华人民共和国药典》（2020年版）［以下简称《中国药典》（2020年版）］四部及《中国药品检验标准操作规范》（2020年版）药材和饮片取样法。

（二）实验样品的取用

实验样品的取样是指对已抽回的小样，进一步混合均匀后按规定取样，保证检验用样品的均一性和代表性。可采用"四分法"进一步处理，即将取样样品摊成正方形，依对角线画"×"字，使药材和饮片平均分为四等份，取对角两份，重复操作直至取出实验所需的样品量，供实验用。

四分法取样

>>> **知识链接** o---

微透析取样技术

微透析（microdialysis）技术是将灌流取样和透析技术结合并逐渐完善的一种在生物活体内进行动态微量生化取样的新技术。该技术以透析原理作为基础，通过对插入生物体内的微透析探头在非平衡条件下进行灌流，物质沿浓度梯度扩散，使被分析物质穿过膜扩散进入透析管，并被透析管内连续流动的灌流液不断带出，从而达到活体组织取样的目的。微透析作为一门新兴的生物活体采样技术，具有活体连续取样、动态观察、定量分析、采样量小、组织损伤轻等优点。目前，微透析技术多用于药学领域的药动学和药动学－药效学的研究，可以直接有效地监测靶组织中内源性或外源性药物的动态变化。

目标测试

答案解析

一、单选题

1. 当固体颗粒较大，在研钵中研碎时，固体试剂的加入量不得超过研钵容量的（ ）。

    A. 1/3   B. 2/3   C. 1/2   D. 1/4

2. 关于化学试剂的取用，说法错误的是（ ）。

    A. 多取出的试剂不可以倒回原瓶，以免污染整瓶试剂

    B. 称取一定量的固体试剂时，应根据需要选用合适量程和精度的天平

    C. 取用液体试剂时，标签应面向掌心，将试剂瓶瓶口紧靠在烧杯口处，小心倒出

    D. 新配制的溶液应盛放在容量瓶内，立即贴好标签

3. 把碳酸钠粉末装入试管，应使用（ ）。

    A. 药匙或纸槽   B. 镊子   C. 滴管   D. 玻璃棒

4. 取 5ml 液体，应当选用（ ）。

    A. 托盘天平   B. 带刻度试管   C. 10ml 量筒   D. 100ml 量筒

5. 用胶头滴管向试管里滴加液体的正确操作是（ ）。

    A. 滴管伸入试管，竖直滴加   B. 滴管位于试管口上方，垂直滴加

    C. 滴管口斜靠在试管壁上滴加   D. 滴管水平向试管中滴加

二、填空题

1. 固体试剂加入时应遵循_____的原则。

2. 从细口瓶中取用液体试剂时，常用_____。

3. 试剂瓶应配有标签，需注明试剂的_____、_____、_____和_____。

4. 使用移液枪时，常见的移液方法包括_____和_____。

三、简答题

实验样品取用时，应注意哪些事项？

书网融合……

本章小结

微课

题库

第五章 称 量

PPT

○ 学习目标

知识目标

1. 掌握 常用的称量方法；天平的选用原则和使用方法。

2. 熟悉 分析天平的使用规则和注意事项。

3. 了解 天平的分类及构造。

能力目标 通过本章的学习，为后续实验储备实验操作的基本能力；培养良好的自主动手探究和科研思维能力以及创新实践能力。

称量是测定物体质量的过程，许多实验均从取样和称量开始，称量操作的准确性对于保证实验的成功具有重要意义，它是我们必须掌握的理化基本技能。样品的称量通过天平的操作完成，要取得准确称量结果，操作者必须掌握天平的基本原理，遵守天平使用规则，采取正确的称量方法。

一、天平的分类

天平是在地球重力场内利用力平衡原理测定物质质量的一种仪器，是称量操作中重要的工具。随着科学的发展、技术的进步，天平的设计和制造不断取得长足的发展，从而有了今天各式各样的现代天平。天平的分类按所采用平衡原理的不同，分为托盘天平（图 5 – 1）、电光天平和分析天平（图 5 – 2）。

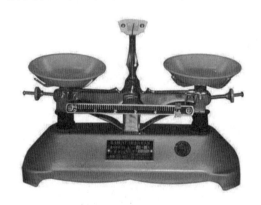

图 5 – 1 托盘天平

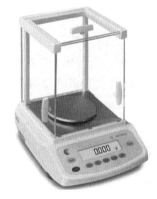

图 5 – 2 分析天平

（一）托盘天平

托盘天平是一种实验室常用的称量用具，利用杠杆原理制成，由托盘、横梁、平衡螺母、刻度尺、分度盘、指针、刀口、底座、标尺、游码、砝码等组成。在杠杆的两端各有一小托盘，左端放置要称量的物体，右端放置砝码，杠杆中央装有指针，两端平衡时，两端的质量（重量）相等。精确度一般为 0.1g 或 0.2g，荷载有 100g、200g、500g、1000g 等。一般用于精确度要求不高的称量或测定物料的大致质量。

（二）电光天平

电光天平是一种较精密的分析天平，也是根据杠杆原理制成，主要由天平箱、立柱、天平梁、悬挂系统、制动系统、砝码和光学读数系统等部件构成，称量时可以准至 0.0001g。使用前须先检查圈码状态，再预热半小时。称量必须小心，轻拿轻放。称量时要关闭天平门，取样、加减砝码时必须关闭升降枢。电光天平从外观上看不见砝码，能看到放置待测物的秤盘，砝码的加减用旋转刻度盘操作，称量的数值可通过投影刻度标尺直接读出。

（三）分析天平

分析天平是常量、半微量、微量和超微量电子天平的总称，是依据电磁学原理制造，通过压力传感器将力学信号转化为电信号进行称量的天平。它是传感技术、模拟电子技术、数字电子技术和微处理器技术发展的综合产物，具有自动校准、自动显示、去皮重、自动数据输出、超载保护等多种功能。电子分析天平精确度较高，用于微量化学分析、一般化学分析或高精度称量。

二、常用的称量方法

实验中，根据称量对象和天平的不同，需要采用不同的称量方法和操作步骤。常用的称量方法有直接称量法、固定质量称量法和递减称量法。

（一）直接称量法 微课

当称量物体为烧杯、表面皿、坩埚等时，一般采用直接称量法。

操作方法：首先在空载下调零，然后取试样放在已知质量的清洁而干燥的器皿或硫酸纸上，一次称取一定质量的试样，然后将试样全部移至接收器皿中。

托盘天平的调零

适用范围：用于称量干燥的、不易潮解或升华的、性质比较稳定的固体试样，如金属、合金等。

（二）固定质量称量法

分析化学实验中，当需要用直接配制法配制指定浓度的标准溶液时，往往要求称取一指定质量的被测样品，此时可采用固定质量称量法（又称增量法）。

操作方法：首先在空载下调零，准确称量表面皿或小烧杯的质量，并记录平衡点。然后按照指定试样的质量加上等质量的砝码，再向容器中逐渐加入试样，使其平衡点与称量空容器的平衡点一致。称量完毕后，将试样完全转移至实验容器中。

适用范围：用于称量不易吸潮、在空气中能稳定存在的粉末状或小颗粒样品。这种方法的优点是称量计算简便，但是称量速度很慢。此法也可用于称取符合条件的不指定质量的试样。

（三）递减称量法

递减称量法，又称减重称量法或减量法。此法用于称量一定质量范围的样品或试剂，称取样品的质量由两次称量质量之差而求得。这种方法称出的样品质量不要求固定的数值，只需在要求的称量范围内即可。此法在分析化学实验中常用于称取待测样品和基准物质的质量，是最常用的一种称量法。

操作方法如下。

（1）将适量的试样装入干燥洁净的称量瓶。使用称量瓶时，不能用手直接拿取，应该戴上手套或将清洁的纸条套在称量瓶上，再用手捏住纸条，在天平秤盘上称量其质量 m_1（g）。

（2）取出称量瓶，于盛放试样容器的上方取下瓶盖，将称量瓶倾斜，用瓶盖轻敲瓶口的上部，使试样慢慢落入容器，当接近所需要的质量时，将称量瓶慢慢竖起，用瓶盖轻敲瓶口上部，使黏在瓶口的试样落入瓶中，然后盖好瓶盖，放回天平上称量其质量 m_2（g）。

称量瓶的使用

（3）两次质量之差则是倒入容器的第一份试样的质量，即样品质量为 $m_1 - m_2$（g）。如此重复操作，直至倾出的试样质量达到要求为止。

（4）同法可连续称出多份试样。

适用范围：用于称取易吸水、易氧化或易与 CO_2 反应的物质。

（四）称量注意事项

1. 称量过程中，若倒入试样量不够，可重复上述操作；如倒入试样大大超过所需质量，则只能弃去，重称。

2. 盛有试样的称量瓶除放在秤盘上或用纸条拿在手中外，不得放在其他地方，以免沾污。

3. 黏在瓶口上的试样尽量处理干净，以免黏到瓶盖上或丢失。

4. 要在接收容器的上方打开瓶盖或盖上瓶盖，以免可能黏附在瓶盖上的试样失落他处。

托盘天平的称量方法

5. 称量物要放在纸片或表面皿上，不能直接放在托盘上，潮湿的或有腐蚀性的药品则要放在玻璃容器内称量。

三、天平的选用和使用

（一）天平的选用原则

选用天平时，首先考虑天平的称量与分度值能否满足称量的要求，其次考虑天平的结构形式能否适应工作的特点。

1. 天平称量的选择　天平称量的选择原则是，被称量物体的质量既不能超过天平的最大量程，同时也不能比天平量程小得太多。这样，既能保证天平不致超载而损坏，也能保证称量达到必要的相对精度。

根据试样用量的多少，可以分为常量、半微量、微量和超微量分析。各种方法所取试样量见表 5 - 1。

表 5 - 1　试样质量分类

分类	试样质量
常量	>0.1g
半微量	0.01 ~ 0.1g
微量	0.1 ~ 10mg
超微量	<0.1mg

天平一般有千分之一天平（精确到 1mg）、万分之一天平（精确到 0.1mg）、十万分之一天平（精确到 0.01mg）、百万分之一天平（精确到 0.001mg）等。当取样量大于 100mg（常量）时，选用感量为 0.1mg 的天平；在 100 ~ 10mg（半微量）时，选用感量为 0.01mg 的天平；小于 10mg（微量、超微量）时，选用感量为 0.001mg 的天平。

2. 天平分度值的选择　依照称量结果精确度的要求。如果用精度不够的天平称量，准确度会不符合要求；另一方面也要防止滥用过高精度的天平称量，造成浪费。

一般而言，"称定"指称取质量应准确至所取质量的百分之一；"精密称定"指称取质量应准确至所取质量的千分之一。

>>> 知识链接 •---

原子质量

经过前人的研究，现在我们知道原子质量的数量级是 $10^{-27} \sim 10^{-25}$ kg。那么，这个数字是怎么测量出来的呢？世界上最精密的天平——德国生产的 4108 型超微天平能测量的物体最轻达 0.5μg，其精确度可达 0.01μg，大概相当于 10^{-11} kg，这相当一本书中一页纸上的一个句号所用墨水质量的 1/60。这种天平几乎能解决人类现实世界中所有微观质量方面的问题，但是对于原子质量的测量还是远远不够的。原子质量的绝对值的求得，则需要一种仪器——质谱仪。质谱仪测量是通过测量受到洛伦兹力作用的具有一定速度的离子在仪器中的路径，利用带电粒子在磁场中的运动公式，从而求得该离子的质量。因此在质谱仪中，求得的是原子对应离子的质量，补偿对应离子缺少的电子的质量才是真正的原子质量。

---•

（二）天平的使用原则

1. 天平应放置在牢固平稳的台面上，不能随便移动。室内要求清洁、干燥及较恒定的温度，避免震动、潮湿、阳光直射及接触腐蚀性气体。

2. 同一实验应使用同一台天平和砝码。

3. 称量前后应检查天平是否完好，并保持天平清洁。如在天平上洒落药品，应立即清理干净。

4. 天平载重不得超过最大负荷，被称物应与天平温度相同，不能称过热或过冷的物品。

5. 样品不得直接放在托盘上称量，必须放在清洁十燥的器皿上称量。吸湿或挥发性、腐蚀性物质必须放在适当的密闭容器中称量。

四、电子分析天平的使用

电子分析天平是一种高准确性测量质量的称量用具，其读数精度通常为 0.1mg、0.01mg、0.001mg，用于比较精密的检验称量，可以满足一般化学分析实验的固体称量要求。特点是称量准确可靠、显示快速清晰并且具有自动测量系统、简便的自动校准装置以及超载保护等装置。电子天平采用电磁力补偿平衡原理，其实质上也是一种杠杆平衡，只是在杠杆的一端采用电磁力。

（一）电子分析天平的校准与调整

电子分析天平从首次使用起，应定期对其进行校准。如果天平连续使用，大致每周进行一次校准。校准必须用标准砝码。校准前，电子分析天平必须开机预热 1h 以上，并检查放置是否水平。

1. 在使用前观察水准器。如水泡偏移，需调节水平调节脚。使水泡位于水准器中心。

2. 事先检查电源电压是否匹配（必要时配置稳压器），按仪器要求通电预热至所需时间。

3. 清除秤盘上的物品，按"TAR"（去皮）键，使天平显示为"0.0000"。

4. 按校准键，天平显示"C"。

5. 将相应数值的校准砝码放在秤盘上。几秒后，天平显示校准砝码数值，并发出"嘟"的一声，说明校准完毕，天平自动回到称重状态，取下砝码即可进行正常工作。

（二）电子分析天平的使用步骤

1. 观察天平的水平指示是否在水平状态（气泡在水准器正中央），如果不在，用两个底脚螺丝调整至水平。

2. 插上电源插头，轻按开关按钮，预热 20min。

3. 预热足够时间后打开天平开关，天平则自动进行灵敏度及零点调节。待稳定标志显示后，可进行正式称量。

4. 将待测物品放到秤盘上，当稳定标志"g"出现时，表示读数已稳定，此时天平的显示值即为物品的质量，称量完成，记录数据。

5. 称量完毕后，清除秤盘上的物品，关上玻璃窗，轻按开关钮，关闭天平。

6. 拔下电源插头，罩上防尘罩。做好使用情况登记。

（三）电子分析天平使用注意事项

1. 将天平置于稳定的工作台上，避免震动、气流及阳光照射。

2. 电子分析天平的开机、预热、校准均由实验室工作人员负责完成，学生只按去皮键，尽量不要触动其他控制键。

3. 使用时动作要轻缓，并经常检查天平是否处于水平状态。

4. 称量时应从侧门取放物质，读数时应关闭箱门以免空气流动引起天平摆动。前门仅在检修或清除残留物质时使用。同时应注意克服环境变动的各种可能因素，如空气流、温度波动、容器不够干燥、开天平及放置称量物时动作过重等。

5. 经常保持天平内部的清洁，必要时用软毛刷或绸布加无水乙醇擦净。

6. 天平玻璃框内需放防潮剂（如变色硅胶），当吸潮剂吸水变色，应立即高温烘烤更换，以确保吸湿性能。

7. 电子分析天平若长时间不使用，则应定时通电预热，每周一次，每次预热 2h，以确保仪器始终处于良好使用状态。

8. 挥发性、腐蚀性、强酸强碱类物质应盛于带盖称量瓶内称量，防止腐蚀天平。

目标测试

答案解析

一、单选题

1. 称量 5g 铁屑可以选用（ ）天平。

    A. 托盘天平　　　B. 电光天平　　　　C. 分析天平　　　　D. 微量分析天平

2. 在使用天平称量物体质量的过程中，下列操作不规范的是（ ）。

    A. 用镊子夹去砝码，以免砝码生锈

    B. 待测物体放在天平的左盘内，砝码放在天平的右盘内

    C. 在测量中调节横梁上的螺母，使指针在分度盘中央，然后读出示数

    D. 不用天平测量质量过大、超过天平测量范围的物体

3. 称量 2.3532g ZnO 可以选用（ ）。

    A. 感量 0.1g 的天平　　　　　　　　B. 感量 0.01g 的天平

    C. 感量 0.001g 的天平　　　　　　　D. 感量 0.0001g 的天平

二、判断题

1. 称量时可以用手直接接触称量瓶。（ ）

2. 固定质量称量法一般一次就可以直接称准。（ ）

3. 氢氧化钠固体要放在玻璃容器内称量。（ ）

4. 在分析化学实验中，常用递减称量法来称取基准物质的质量。（ ）

5. 称量样品时，选用天平精度越高越好。（ ）

6. 电子分析天平，使用前必须预热。（ ）

7. 电子分析天平读数时应关闭箱门。（ ）

8. 电子分析天平取放物质可打开前门。（ ）

9. 加热后的样品可以直接进行称重。（ ）

10. 电子分析天平需要定期用湿抹布擦灰尘。（ ）

三、简答题

1. 简述天平的选用原则。

2. 怎样使用电子分析天平称量 Na_2CO_3 样品？

3. 电子分析天平怎样校准？

书网融合……

本章小结　　　　　　　　微课　　　　　　　　题库

第六章　干　燥

PPT

学习目标

知识目标

1. 掌握　常用的干燥方法和适用范围；恒重操作的基本方法。

2. 熟悉　干燥失重的测定方法。

3. 了解　常用化学干燥剂的理化性质及适用范围。

能力目标　通过本章的学习，具备运用干燥剂、干燥失重相关知识的能力；培养良好的自主动手探究和科研思维能力以及创新实践能力。

干燥是指除去固体、液体或气体中少量水分或少量溶剂的操作。常用的干燥操作方法是理化实验必须掌握的一项基本技能。

一、常用干燥方法和适用范围

干燥方法可分为物理干燥法和化学干燥法。物理干燥法有加热挥发、吸附干燥、分馏、分子筛脱水等。在实验室中常用化学干燥法，利用合适的干燥剂达到干燥脱水的目的。

（一）物理干燥法

常用的物理干燥方法有以下几种。

1. 热挥发　用烘箱或红外灯干燥晶体样品。

2. 吸附干燥　用硅胶干燥空气、用石蜡吸收非极性有机溶剂的蒸气等。

3. 分馏干燥　利用分馏或者利用二元或三元混合物来除去水分，如甲醇与水的混合物，由于二者沸点相差较大，用精密分馏柱可完全分开。

4. 分子筛脱水　分子筛是一种人工合成的具有筛选分子作用的水合硅铝酸盐（泡沸石）或天然沸石，常用于对天然气进行干燥。

（二）化学干燥法

1. 化学干燥法的分类　化学干燥法是指选择合适的干燥剂进行脱水的方法。其脱水作用可分为两类。

（1）能与水可逆地结合生成水合物，如浓硫酸、无水氯化钙、无水硫酸铜、无水硫酸钠等。该类干燥剂的干燥效果受温度影响，温度愈高，干燥效率愈低。由于该类干燥剂与水的结合是可逆的，温度高时水合物不稳定，在蒸馏前必须先将此类干燥剂滤除。

（2）与水发生不可逆的反应，生成新的化合物，如钠 Na、镁 Mg、氧化钙 CaO、五氧化二磷 P_2O_5 等。此类干燥剂蒸馏前可以不必除掉。

$$CaO + H_2O \longrightarrow Ca(OH)_2$$
$$2Na + 2H_2O \longrightarrow 2NaOH + H_2$$

2. 干燥剂具备的条件

（1）干燥剂与被干燥的物质不发生任何化学反应。

（2）对有机溶剂或溶质必须无催化作用，以免产生缩合、聚合或自动氧化等作用。

（3）干燥剂应不溶于被干燥的液体。

（4）干燥速度要快，吸水能力要强，价格要低。

3. 常用干燥剂

（1）无水氯化钙（$CaCl_2$）　价廉，吸水能力强，但吸水需较长时间，吸水后形成水合物（30℃以下）。它只适用于烃类、卤代烃、醚等有机物的干燥。在制备过程中，无水氯化钙可能含有氢氧化钙、碳酸钙或氧化钙，因此不适用于酸性化合物的干燥。氯化钙可与醇、酚、胺、某些醛、酮、酯等有机物形成络合物，因此也不适用于它们的干燥。

（2）无水硫酸镁（$MgSO_4$）　价廉，吸水能力强，作用快，能与水生成七水合硫酸镁（$MgSO_4 \cdot 7H_2O$）（48℃以下）。本身呈中性，不与各种有机物和酸性物质发生化学反应，故可用于各种有机物的干燥。

（3）无水硫酸钠（Na_2SO_4）　价廉，与硫酸镁相比，吸水能力和吸水速度都差一些，与水反应生成十水合硫酸钠（$Na_2SO_4 \cdot 10H_2O$）（32.4℃以下），本身呈中性，可干燥很多有机物。但其作用慢，并不容易完全致干，当有机物水分较多时，常先用本品处理后再用其他干燥剂处理。

（4）无水硫酸钙（$CaSO_4$）　干燥作用速度快，不溶于有机溶剂。本身呈中性，对各种有机物均无作用，使用范围广。但其吸水量较小，最高吸水量约为其质量的 6.6%，生成的水合物在 100℃时仍很稳定，价格虽较 Na_2SO_4 或 $MgSO_4$ 贵，但在 230～240℃加热后能脱水再生。它适用于先经 $CaCl_2$、$MgSO_4$ 或 Na_2SO_4 等干燥过的液体，适宜除去液体中的微量水分。

（5）无水碳酸钾（K_2CO_3）　吸水能力中等，作用较慢。本身呈碱性，适用于干燥醇类、酮类、酯类、腈类等中性有机物和生物碱等一般的有机碱性物质，但不适用于酸类、酚类及其他酸性物质的干燥。

（6）五氧化二磷（P_2O_5）　价格较贵，但作用非常快，干燥效力较高。烃类、醚类、卤代烃、腈类等经无水硫酸镁或无水硫酸钠干燥后，若仍有微量的水分，可用本品除去。本品不适用于醇类、酸类、胺类、酮类、乙醚等的干燥。

（7）氢氧化钾/氢氧化钠（KOH/NaOH）　本身呈强碱性，适用于干燥胺类或杂环等碱性物质。当有些碱性物质含有较多水分时，可先用浓 KOH（NaOH）溶液混合振荡，除去大部分水后再用固体 KOH（NaOH）干燥。当有水存在时，KOH（NaOH）能与酚类、酯类、酰胺类、酸类等作用，KOH（NaOH）还可溶于醇类等有机物中，故不可用于上述化合物的干燥。

（8）金属钠（Na）　常用于一些惰性溶剂的最后干燥，如烷烃、芳烃、醚等经无水氯化钙或无水硫酸镁去除其中大部分水后，可再加入金属钠，以除去仍含有的微量水分。不宜用作醇、酯、酸、卤代烃、醛、酮及某些胺等能与碱起反应或易被还原的有机物的干燥剂。

（9）浓硫酸（H_2SO_4）　可用于干燥空气及一些气体产物。

（10）氧化钙（CaO）　本身呈碱性，适用于干燥低级醇类，不宜干燥酸类、酯类。

其他如活性氧化铝、过氯酸镁等都是很好的干燥剂。

（三）干燥操作

1. 气体的干燥　一般将干燥剂装在干燥管或洗气瓶内，让气体通过即可达到干燥的目的。一般气体干燥时所用的干燥剂见表 6-1。

洗气瓶

表 6-1 干燥气体时所用的干燥剂

干燥剂	可干燥的气体
P_2O_5	H_2、CO_2、CO、SO_2、N_2、O_2、烷烃、乙烯
浓 H_2SO_4	H_2、HCl、CO_2、N_2、Cl_2、烷烃
无水 $CaCl_2$	H_2、HCl、CO_2、CO、SO_2、N_2、O_2、低级烷烃、醚、烯烃、卤代烷
CaO、NaOH、KOH	NH_3
$CaBr_2$、$ZnBr_2$	HBr

2. 液体的干燥 在干净的锥形瓶中放入液体有机物，加入适宜的干燥剂，塞紧（用金属钠作为干燥剂除外）振荡片刻，静置过夜，然后滤去干燥剂，进行蒸馏精制。各类液体有机化合物的常用干燥剂见表 6-2。 微课

液体有机物的干燥

表 6-2 液体有机化合物的常用干燥剂

液态有机物	适用的干燥剂
醚类、烷烃、芳烃	$CaCl_2$、$CaSO_4$、P_2O_5、Na
醇类	K_2CO_3、$MgSO_4$、$CaSO_4$、CaO
醛类	$MgSO_4$、$CaSO_4$、Na_2SO_4
酮类	$MgSO_4$、$CaSO_4$、Na_2SO_4、K_2CO_3
酸类	$MgSO_4$、$CaSO_4$、Na_2SO_4
酯类	$MgSO_4$、$CaSO_4$、Na_2SO_4、K_2CO_3
卤代烃类	$CaCl_2$、$MgSO_4$、$CaSO_4$、Na_2SO_4、P_2O_5
有机碱类（胺类）	CaO、NaOH、KOH

3. 固体的干燥 主要有以下几种方法。

（1）自然干燥 是最经济、方便的方法。把被干燥固体放在表面皿或其他敞口容器中，薄薄摊开，让其在空气中慢慢晾干。应注意被干燥的固体性质稳定、不分解、不吸潮。

（2）加热干燥 为了加快干燥，对于熔点较高且遇热不分解的固体，可使用烘箱或红外灯烘干。加热时温度应低于固体有机物的熔点或分解点，随时加以翻动，不能有结块现象，如需要也可在真空恒温干燥箱中干燥。

（3）普通干燥器内干燥 将待干燥的固体物质平铺在结晶皿中，然后放在普通干燥器内的隔板上，干燥器的底部放有适当的干燥剂。普通干燥器如图 6-1a 所示。干燥器内常用的干燥剂见表 6-3。

表 6-3 干燥器内常用干燥剂

干燥剂	吸去的溶剂或其他杂质
CaO	水、乙酸、氯化氢
$CaCl_2$	水、醇
NaOH	水、乙酸、氯化氢、酚、醇
浓 H_2SO_4	水、乙酸、醇
P_2O_5	水、醇
石蜡片	醇、醚、石油醚、苯、甲苯、三氯甲烷、四氯化碳
硅胶	水

（4）真空干燥器内干燥　干燥器的顶部有带活塞的玻管，从此处抽气可使器内压力减少并趋向真空，夹杂在固体物质中的液体也更易于汽化而被干燥剂所吸附，其效率比普通干燥器快6～7倍。本法适用于熔点较低或不能受热的固体有机物的干燥。真空干燥器如图6-1b所示。

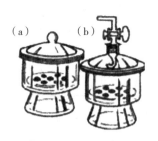

图6-1　干燥器

（a）普通干燥器　（b）真空干燥器

>>> **知识链接** o--

真空冷冻干燥

普通干燥方法大多数是在0℃以上或更高的温度下进行，干燥后物体体积缩小、质地变硬，有些物质成分可能会发生氧化或者失去生物活力等，因此干燥前后的产品在性状上有很大的差别。真空冷冻干燥不同于普通干燥，它是将含水物料冷冻成固体，在低温低压条件下利用水的升华性能，使物料低温脱水而达到干燥的新型干燥手段。

由于真空冷冻干燥技术在低温、低氧环境下进行，大多数生物反应停滞，且处理过程中无液态水存在，水分以固体状态直接升华，使物料原有结构和形状得到最大限度的保护，最终获得外观和内在品质兼备的优质干燥制品。由于冷冻干燥是在较低的温度下进行，对于许多热敏性的物质特别适用，如蛋白质、微生物之类不会发生变性或失去生物活力，非常适合在生物医药领域使用；另外，在低温下干燥时，物质中的一些挥发性成分损失很小，也适用于一些化学产品、食品的干燥。

二、干燥失重

空气含有一定量的水蒸气，一般按容积计算可有0～4%。药品含有较大量的水分或其他挥发性物质时，不仅会使药品的含量降低，影响使用的剂量，而且容易引起药品水解或发霉变质而使其失效。此外，含水量还可反映出制剂的生产工艺是否稳定、包装及贮存条件是否适宜等，因此要进行干燥失重测定。

药品的干燥失重是指药品在规定的条件下，经干燥后所减失的质量，主要是指水分、结晶水，但也包括其他挥发性的物质如乙醇等。

（一）检查方法

干燥失重的检查，应根据药物制剂组成的性质、含水情况，选择适当的方法进行测定。常用的测定方法有以下几种。

1. 常压恒温干燥法　又叫烘干法，是指将样品放在烘箱中，在规定温度下进行干燥，适用于受热较稳定药物及其制剂的测定。

测定方法：取约1g样品，混合均匀，置于已在与样品同样条件下干燥至恒重的扁形称量瓶中，精密称定，置于烘箱中在规定条件下干燥至恒重。干燥温度一般为105℃，干燥时间除另有规定外，一般在达到指定温度±2℃后干燥2～4h，再称至恒重为止。

2. 干燥剂干燥法　将样品置于干燥器内，利用干燥器内存放的干燥剂吸收样品中的水分，干燥至恒重。本法适用于受热易分解或挥发的样品的检查。根据干燥剂的不同又可分为以下几种。

（1）硅胶干燥法　硅胶为最常用的干燥剂，其吸水力较硫酸大，但次于五氧化二磷，使用方便、价廉。变色硅胶 1g 吸水约 20mg 后开始变色，吸水约 200mg 后完全变色。使用后如变红色，可在 120℃ 干燥至变蓝色后再使用。

（2）五氧化二磷干燥法　五氧化二磷的吸水效力、吸水容量和吸水速度均较好，使用时将其平铺于培养皿中，置于干燥器内。如发现表层已结块，或出现液滴，即需更换。该干燥剂价格较贵，不适于普遍使用。

（3）硫酸干燥法　硫酸的吸水效力与吸水速度次于五氧化二磷，但吸水容量比五氧化二磷大，价格也较便宜。硫酸有腐蚀性，因此取用时应盛于培养皿或烧杯中，不能直接倾入干燥器，搬动干燥器时，应注意勿使硫酸溅到称量瓶中或供试品上。

3. 减压干燥法　是指在一定温度下减压干燥的方法。在减压条件下，可降低干燥温度及缩短干燥时间，故适用于熔点低、受热不稳定及较难赶除水分的样品的检查。减压干燥一般可用减压干燥器进行，压力应在 2.67kPa（20mmHg）以下，如果压力太低，会有爆破危险。

4. 热分析法　物质在加热过程中，往往会发生脱水（结晶水或表面水）、挥发、相变（升华、熔化、沸腾等）以及分解、氧化、还原等物理变化或化学变化。热分析法是测定物质的物理化学性质与温度关系的一类仪器分析方法，其类型有多种，常用的有差热分析法（differential thermal analysis，DTA）、热重分析法（thermogravimetric analysis，TGA）、差示扫描量热法（differential scanning calorimetry，DSC）等。

（二）注意事项

1. 样品颗粒的大小　一般将颗粒控制在 2mm 以下，若样品为较大结晶，为了避免在研磨过程中水分等的损失，应先迅速捣碎成 2mm 以下的小粒。

2. 样品用量　除另有规定外，一般取样品约 1g。

3. 样品厚度　应将样品平铺在扁形称量瓶中，厚度不可超过 5mm，如为疏松物质，厚度不可超过 10mm。

4. 瓶盖的放置　将称量瓶放入烘箱或干燥器时，应将瓶盖取下，置称量瓶旁或将瓶盖半开进行干燥。取出时必须将瓶盖盖好。每次干燥后应先置干燥器内放冷至室温，然后称定质量。

5. 干燥温度　如样品未达到规定的干燥温度即融化，除另有规定外，应先将样品在低于熔点 5～10℃ 的温度下干燥至大部分水分除去后，再按规定条件干燥。

6. 恒重　指样品连续 2 次干燥后的重量差异在 0.3mg 以下，干燥至恒重的第 2 次及以后各次的称重均应在规定条件下继续干燥 1h 后进行。

7. 减压时需注意压力变化　如真空度较高，干燥器容易爆炸，初次使用新干燥器时宜用较厚的布包在外部，以防玻璃飞溅而引起伤害。

◁ 目标测试 ▷

答案解析

一、单选题

1. 干燥失重的检查要求样品颗粒大小为（　　）。

A. 1mm

B. 2mm

C. 3mm

D. 4mm

2. 不可以作为氨气干燥剂的是（   ）。

    A. CaO   B. NaOH

    C. P_2O_5 D. KOH

3. 可以用来干燥苯的是（   ）。

    A. 硅胶   B. 石蜡片

    C. P_2O_5 D. $CaCl_2$

4. 不可以用来干燥醚类有机物的是（   ）。

    A. $CaCl_2$ B. $CaSO_4$

    C. P_2O_5 D. KOH

二、填空题

1. HBr 气体可以用_____干燥。

2. 固体干燥的常用方法有_____、_____、_____和_____。

3. 干燥失重的测定方法有_____、_____、_____和_____。

三、简答题

1. 干燥的目的是什么？

2. 干燥剂的选用应注意哪些事项？

3. 常用的干燥剂有哪几种？

书网融合……

    本章小结   微课   题库

第七章　加热与冷却

PPT

◉ **学习目标**

知识目标

1. 掌握　常用加热与冷却方法及操作注意事项。

2. 熟悉　常用加热仪器与设备。

3. 了解　常用加热及冷却方法的应用范围。

能力目标　通过本章的学习，具备运用加热和干燥基本知识的能力；培养良好的自主动手探究和科研思维能力以及创新实践能力。

加热和冷却操作是理化实验中最常用到的实验方法，该方法是理化实验必须掌握的一项基本技能。

≫ 第一节　加　热

一、常用加热仪器与设备

在理化实验中，加热操作的目的是提高样品的溶解度、提高反应速度，分离、提纯化合物以及测定化合物的一些物理常数等。实验室中常用的热源有酒精灯、煤气灯、酒精喷灯、电炉、电热套、恒温水浴锅等仪器设备（图7-1）；在加热实验中，常根据具体情况选择适当加热仪器。

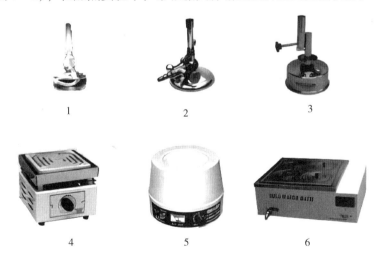

1　　　　　　　2　　　　　　　3

4　　　　　　　5　　　　　　　6

图7-1　常用加热仪器与设备

1. 酒精灯　2. 煤气灯　3. 酒精喷灯　4. 电炉　5. 电热套　6. 电热恒温水浴锅

（一）酒精灯

酒精灯是实验室最常用的加热器具。酒精灯的加热温度为400~500℃，适用于温度不需要太高的实验。酒精灯由灯帽、灯芯和灯壶三部分组成。正常使用的酒精灯火焰分为焰心、内焰和外焰，其中，外焰温度最高，内焰次之，焰心最低。

酒精灯使用的乙醇是易燃、易爆液体，使用酒精灯时必须注意安全，严格遵守规程。

注意事项

1. 新购置的酒精灯应首先配置灯芯。灯芯通常是用多股棉纱线拧在一起，插进灯芯瓷套管。灯芯不要太短，一般浸入乙醇后还需 4～5cm 长。

2. 对于旧灯，特别是长时间未用的灯，在取下灯帽后，应提起灯芯瓷套管，用洗耳球或嘴轻轻地向灯内吹一下，以赶走其中聚集的乙醇蒸气（若灯体内乙醇蒸气过多，易引起爆炸）。然后放下套管检查灯芯，若灯芯不齐或烧焦，都应用剪刀修整为平头等长。

3. 新灯或旧灯壶内乙醇接近灯壶容积的 1/3 时必须添加乙醇。同时，乙醇不能装得太满，以不超过灯壶容积的 2/3 为宜。

4. 添加乙醇时一定要借助小漏斗，以免将乙醇洒出。对燃着的酒精灯，若需添加乙醇，必须先熄灭火焰。决不允许燃着时加乙醇，否则，很易着火而造成事故。

5. 新灯加完乙醇后须将新灯芯放入乙醇浸泡，移动灯芯套管使每端灯芯都浸透，然后调好其长度，才能点燃。这是因为，未浸过乙醇的灯芯一经点燃就会烧焦。

6. 点燃酒精灯一定要用燃着的火柴，决不能用一盏酒精灯去点燃另一盏酒精灯。否则，易将乙醇洒出，引起火灾。

7. 加热时若无特殊要求，一般用温度最高的外焰来加热器具。加热的器具与灯焰的距离要合适，器具过高或过低都不正确。器具与灯焰的距离通常用灯的垫木或铁环的高低来调节。被加热的器具必须放在支撑物（三脚架、铁环等）上或用坩埚钳、试管夹夹持，决不允许手拿器具加热。

8. 需要熄灭灯焰时，可用灯帽将其盖灭。如果是玻璃灯帽，盖灭后需要再重盖一次，放走乙醇蒸气，让空气进入，以免冷却后造成内盖负压而使盖打不开；如果是塑料灯帽，则不用盖两次，因为塑料灯帽的密封性不好。

9. 决不允许用嘴吹灭酒精灯。如果用嘴吹灭，可能会使高温的空气或火焰通过灯芯空隙倒流入瓶内，引起爆炸。

10. 万一洒出的乙醇在灯外燃烧，不要慌张，可用湿抹布或砂土扑灭。

11. 酒精灯不用时，应盖上灯帽，以免乙醇挥发，因为酒精灯中的乙醇不是纯乙醇，挥发后会有水留在灯芯上，致使酒精灯无法点燃。如长期不用，灯内的乙醇应倒出，同时在灯帽与灯颈之间夹一小纸条，以防粘连。

（二）煤气灯

煤气灯也是实验室最常用的加热装置之一，是一种通过煤气的燃烧将化学能转化为热能的装置。煤气的主要成分为甲烷、一氧化碳、氢气及不饱和烃等，燃烧后的产物为二氧化碳和水。煤气由导管输送到试验台上，再用橡皮管将煤气龙头与煤气灯连接起来。煤气有毒，绝不可使其溢至室内。由于煤气本身无色、无臭、无味，不易察觉，为提高人们的警觉性和对煤气的识别能力，通常在煤气中加入少量具有特殊臭味的乙硫醇。

煤气灯的样式虽多，但构造原理是相同的，主要由灯管和灯座组成。灯管下部有螺旋与灯座相连，其构造如图 7－2 所示。

煤气灯的使用

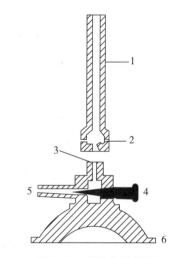

图 7－2　煤气灯的构造
1. 灯管　2. 空气入口　3. 煤气出口
4. 针阀　5. 煤气　6. 灯座

煤气灯的使用方法比较简单，它的加热温度可达1000℃左右，一般在800～900℃（所用的煤气不同，加热温度也有差异）。煤气灯的正常火焰可明显地分为三个区域：氧化焰、还原焰、焰心，其中，焰心温度较低，还原焰的温度较高，氧化焰的温度最高。

1. 煤气灯的操作方法

（1）点燃　将煤气灯上的橡皮导管与实验台上的煤气嘴接好后，就可以按如下的操作方法点燃煤气灯：先关闭煤气灯的空气入口，并将点燃的火柴放在灯管的上方，再打开煤气嘴的阀门，将灯点燃。

定要先划火柴再开气，否则煤气势必溢到室内，既浪费煤气又污染环境，而且可能造成火灾或爆炸事故。

（2）调节　点燃后就要旋灯管和拧针阀，调节空气和煤气的进入量，使二者的比例合适，从而得到分层的正常火焰。向上旋灯管，空气的进入量大；向内拧针阀，煤气的进入量小。反之，向下旋灯管，空气的进入量小；向外拧针阀，煤气的进入量大。

（3）加热　在一般情况下，加热试管中的液体时，温度不需要很高，这时可以将空气量和煤气量调小些；在石棉网上加热烧杯中的液体时，需要的温度较高，应用较大火焰，并以氧化焰加热，同时适当调节空气量和煤气量。

（4）关闭　停止加热时要先关闭煤气灯。应首先关闭煤气嘴的阀门，然后向内拧针阀，关闭灯座上的煤气入口。

2. 注意事项

（1）在调节火焰或加热的过程中，由于某种原因出现不正常火焰时，一定要按煤气灯的操作方法，先关闭煤气灯，待灯管冷却后再重新点燃、调节。

（2）煤气有毒，使用过程中绝不可让煤气溢至室内。关闭时，一定要将煤气阀门关紧。使用时，一旦发生漏气，应立即停止实验，及时查找漏气的原因，处理后才能继续实验。

（3）产生不正常火焰时，由于灯管内煤气的燃烧，灯管很烫，关闭后切不可用手去拿灯管，以免烫伤。

（4）由于煤气中常带有未除尽的煤焦油，长期使用，它会将煤气嘴和煤气灯内孔道堵塞。因此，常要把煤气灯管和螺旋针阀取下，用铁丝清理孔道；堵塞较严重时，可用苯洗去煤焦油。

（三）酒精喷灯

酒精喷灯也是实验室中常用的热源，主要用于需强热的实验和玻璃加工等。

常用的酒精喷灯有座式和挂式两种。座式喷灯的乙醇贮存在灯座内，挂式喷灯的乙醇贮存罐悬挂于高处。酒精喷灯的火焰分为氧化焰、还原焰和焰心三部分，火焰温度在800℃左右，最高可达1000℃，每耗用200ml乙醇，可连续工作半小时左右。

1. 座式酒精喷灯的操作方法

（1）旋开加注乙醇的铜帽，通过漏斗把乙醇倒入酒精壶。为了安全，乙醇的量不可超过壶内容积的2/3（200ml）。随即将铜帽旋紧，避免漏气。新灯或长时间未使用的喷灯，在点燃前需将灯体倒转2～3次，使灯芯浸透乙醇，以免灯芯烧焦。

（2）灯管内的乙醇蒸气喷口，直径为0.55mm，容易被灰粒等堵塞，所以每次使用前要检查喷口，如发现堵塞，应该用通针或细钢针将喷口刺通。

（3）将喷灯放在石棉板或大的石棉网上，在预热盘中注入2/3容量的乙醇，用火柴把乙醇点燃，将灯管加热（此时要转动空气调节器，把入气孔调至最小），待乙醇气化，从灯管喷出时，预热盘中燃烧的火焰便可把喷出的乙醇蒸气点燃。如不能点燃，说明喷灯预热不充分，可再加少量乙醇至预热盘中，使喷灯充分预热；如预热盘中的火焰已经熄灭，但乙醇已气化，也可直接用火柴来点燃喷灯。

（4）当灯管火焰点燃后，再调节空气量，使火焰达到所需要的温度。在一般情况下，进入的空气越多，也就是氧气越多，火焰温度越高。

（5）停止使用时，可用石棉网或小木块覆盖燃烧口，同时移动空气调节器，加大空气量，灯焰即熄灭。然后稍微拧松铜帽，使灯壶内的乙醇蒸发放出。

（6）喷灯使用完毕，应将剩余乙醇倒出。

2. 注意事项

（1）酒精喷灯工作时，灯座下绝不能有任何热源。环境温度一般在35℃以下，周围不要有易燃物。

（2）当酒精壶内乙醇耗剩20ml左右时，应停止使用。如需继续工作，要把喷灯熄灭后再增添乙醇，不能在喷灯燃着时向壶内加注乙醇，以免引燃壶内的乙醇蒸气。

（3）使用酒精喷灯时如发现壶底凸起，要立即停止使用，检查喷灯有无堵塞、乙醇有无溢出等，待查明原因，排除故障后再使用。

（4）每次连续使用的时间不要过长。如发现灯身温度升高或壶内乙醇沸腾（有气泡破裂声）时，要立即停止使用，避免由于壶内压强增大导致壶身崩裂。

（四）电炉

电炉加热时，应在容器下面垫上石棉网，这样比直接用火加热均匀，且容器受热面积较大。这种加热方式多用于加热水溶液和高沸点溶液（二者均应为受热不易燃烧）的溶液，加热时必须注意石棉网与容器之间应留有空隙。

二、加热方法及操作

根据热能的获得方式，加热可分为直接加热和间接加热两种方法。

（一）直接加热

实验室中的试管、蒸发皿、坩埚等可以直接用火焰加热。直火加热适用于对温度无准确要求且需快速升温的实验。受热前要擦净器皿外壁的水滴或杂质，加热后应放在石棉网上冷却，防止骤冷骤热。

1. 试管中液体和固体的加热（图7-3）

（1）加热试管中的液体　一般可以在火焰上直接加热，应注意离心管不得在火焰上直接加热。在火焰上直接加热试管时，应注意以下几点。

①用试管夹夹在试管的中上部，试管应稍微倾斜，管口朝上，以免烧坏试管夹。

②不要将试管口对着自己或者他人，以免液体沸腾时溅出而烫伤。

③应使液体各部分受热均匀，先加热液体的中上部，再慢慢往下移动，然后上下移动。不要集中加热某一部分，否则液体将局部受热，骤然产生蒸气，将液体冲出管外。

酒精灯加热

（2）加热试管中的固体　必须使试管稍微向下倾斜，试管口略低于管底，以免凝结在管壁上的水珠流到灼热的管底而使试管炸裂。可持试管夹夹持试管加热，有时也可用铁架台固定试管加热。

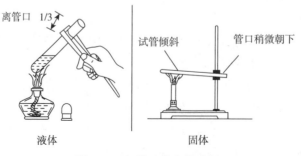

图7-3　加热试管中的试剂

2. 灼烧　当需要高温加热固体时，可把固体放在坩埚中灼烧，坩埚置于泥三角上（图7-4）。开始时，先用小火烘烤，使坩埚受热均匀，然后逐渐加大火焰灼烧。达到要求后，停止加热。先在泥三角上稍冷，再用坩埚钳夹至干燥器中冷却。

要取下高温的坩埚时，必须使用洁净的坩埚钳。使用前先在火焰旁预热一下坩埚钳尖端，然后再夹取。坩埚钳用后，应平放在桌上，尖端朝上，以保证坩埚钳尖端洁净。

坩埚与坩埚钳

加热与灼烧

图7-4　灼烧坩埚

（二）间接加热

如果直接用火加热玻璃仪器如烧杯、烧瓶等，仪器容易因受热不均匀而破裂，同时局部过热还可能引起化合物的分解。为避免直接加热可能带来的弊端，同时保证加热均匀，一般可采用间接加热。间接加热包括石棉网上加热和热浴加热。热浴加热的介质有空气、水、有机介质、熔融的盐和金属等。如果要控制加热温度，增大受热面积，使反应物质受热均匀，最好采用适当热浴加热。

1. 石棉网上加热　把石棉网放在三脚架或铁环上，直接利用酒精灯或煤气灯对玻璃仪器隔着石棉网加热。烧瓶（杯）下面放一块石棉网进行加热，可使烧瓶（杯）受热面扩大且较均匀。这种加热方式最简单，也是实验中用得最多的一种。但这种加热方式只适合用于高沸点且不易燃烧的受热物，加热时必须注意石棉网与烧瓶间应留有空隙。灯焰要对着石棉块，如偏向铁丝网，则铁丝网易被烧断且温度过高。

2. 电热套加热　电热套是由玻璃纤维包裹着电热丝织成的碗状半圆形的加热器，有控温装置可调节温度，是实验中使用方便且安全的加热方法。由于不是明火加热，它可以加热和蒸馏易燃有机物，也可以加热沸点较高的化合物，适用加热范围较广，可加热到400℃。

电加热器（1）

电加热器（2）

电热套使用时大小要合适，否则会影响加热效果，同时注意使烧瓶外壁和电热套内壁大约有1cm的距离，有利于空气传热和防止局部过热，以及要注意防止水、药品等物质落入套内。

对于蒸馏或减压蒸馏，不用电热套加热为宜，因为蒸馏过程中随着容器中物质逐渐减少，会使容器壁过热。

3. 水浴加热　如果加热温度不超过100℃，可以用水浴或沸水浴加热。将反应烧瓶置于水浴锅中，使水浴液面稍高于反应烧瓶的液面，通过酒精灯或煤油灯等热源对水浴锅进行加热或用电热恒温水浴锅加热，使水浴温度达到所需的温度范围。与石棉网加热相比，水浴加热比较均匀，温度容易控制，适合于较低沸点物质的回流加热。ⓔ微课

如果加热温度稍高于100℃，则可选用合适的无机盐类饱和水溶液作热浴介质。一些无机盐类饱和溶液作热浴介质的沸点如表7-1所示。

表7-1　部分无机盐类作热浴介质的沸点

盐类	NaCl	MgSO$_4$	KNO$_3$	CaCl$_2$
饱和水溶液沸点（℃）	109	180	116	180

在使用水浴加热时，由于水会不断蒸发，应及时添加水。现在，实验中常使用电热恒温水浴锅，适用于较长时间的加热和控温。

4. 油浴加热 加热温度在100～250℃之间可以用油浴加热，其传热均匀。常用的油类有液体石蜡、各种植物油、甘油和有机硅油等。油浴所能达到的最高温度取决于所用油的品种。一些常见油浴介质见表7-2。

表7-2 常用油浴介质及能达到的温度

油类	甘油	石蜡油	植物油	有机硅油
可达到温度（℃）	150	220	220	300

在油浴加热时，要放温度计，以防温度过高；反应物的温度一般低于油浴液20℃左右；应注意采取措施，不要让水溅到油中，否则加热时会产生泡沫或引起飞溅；油量不能过多，否则受热后有溢出而引起火灾的危险；避免用明火加热油，稍有不慎，易发生油浴燃烧；加热完毕取出反应容器时，应用铁夹夹住反应器使其离开液面悬置片刻，待容器壁上附着的油滴完后，用纸和干布揩干。

5. 砂浴加热 加热温度在几百度时使用砂浴，在铁盘中放入清洁干燥的细砂，把盛有液体的容器埋在砂中，在铁盘下加热。由于砂子对热的传导能力差，散热快，容器底部的砂子要薄一些，容器周围的砂层要厚一些。但砂浴的温度不易控制，所以使用较少。在传统中药材炮制中，一些药材为了增效、减毒、保质，常用砂浴的炮制方法。

6. 金属浴加热 选用适当的低熔点合金，可加热至350℃左右，一般不超过350℃，否则合金将会迅速氧化。

◆ 第二节 冷 却

在实验中，有些反应的中间体在室温下是不稳定的，因而反应必须在低温下进行。有的为放热反应，产生大量的热，使反应难于控制。有些化合物的分离提纯要求在低温下进行。通常根据不同的要求，选用适合的制冷技术。

一、常用冷却方法

1. 自然冷却 热的液体可在空气中放置一定时间，任其自然冷却至室温。

2. 冷风冷却和流水冷却 当实验需要快速冷却时，可将盛有溶液的器皿放在冷水流中冲淋或用鼓风机吹风冷却。

3. 冰－水混合物冷却 冰－水混合物可使反应物冷却至0～5℃，使用时将冰敲碎则效果比较好。

4. 冰－盐混合物冷却 在碎冰中加入一定量的无机盐，可以获得更低的冷却温度。常用冰－盐冷却剂的组成及冷却温度见表7-3。

表7-3 常用冰－盐冷却剂的组成及冷却温度

盐类	100g冰中加入盐的质量（g）	冰浴最低温度（℃）
NH_4Cl	25	-15
$NaNO_3$	50	-18
$NaCl$	33	-21
$CaCl_2 \cdot 6H_2O$	100	-29
$CaCl_2 \cdot 6H_2O$	143	-55

5. 干冰（固体 CO_2）冷却 用干冰（固体 CO_2）可获得-60℃的低温。如果在干冰中加入适当的

溶剂，还可以获得更低的冷却温度（表 7 - 4）。

使用干冰时，必须在铁研缸中粉碎，操作时应戴护目镜和手套。在配制干冰冷却剂时，应将干冰加至乙醇或其他溶剂中，并进行搅拌。两者的用量并无严格规定，但干冰一般应当过量。

表 7 - 4　干冰 - 溶剂冷却剂及冷却温度

冷却剂组成	最低温度（℃）
干冰 + CH_3CH_2OH	- 72
干冰 + $CHCl_3$	- 77
干冰 + $CH_3CH_2OCH_2CH_3$	- 100
干冰 + CH_3CH_2Cl	- 60
干冰 + CH_3Cl	- 82
干冰 + CH_3COCH_3	- 78

6. 液氮冷却　用液氮作冷却剂可以获得 - 196℃的低温。为了保持冷却剂的效力，和干冰一样，液氮应盛放在保温瓶或其他隔热较好的容器中。实验应当在有经验教师的指导下进行。

>>> 知识链接 o--

锂离子电池采用相变材料冷却技术

锂离子电池作为电动汽车的动力来源，在性能和安全方面受温度影响很大。车辆在行驶和充放电过程中如果不能及时有效散热，均衡电池温度，不但会造成电池容量减退，降低动力电池的性能，缩短使用寿命，而且还会导致电池包不稳定，引起热失控。相变材料（phase change materials，PCM）可以在相变过程中以潜热的形式储存和释放能量，实现温度在一段时间内保持恒定，成为热保护和电子冷却系统的最佳温控材料。通过选择具有合理相变温度的 PCM，将锂离子电池与 PCM 直接接触并向 PCM 传递热量，发生相变储能，实现对动力电池的低温加热、高温散热的效果。PCM 冷却方式有如下特点：系统所需组件少，质量很轻，占用的空间小；不消耗任何电力，具有环保、效率高等特性。它还可以与液冷及强制风冷结合起来使用，调整电池之间的排列间隙，进一步提高散热性能。

二、注意事项

1. 不要使用超过所需冷却范围的冷却剂，否则既增加了成本，又影响反应速度，对反应不利。

2. 温度低于 - 38℃时，不能使用水银温度计，因为低于 - 38.87℃时水银就会凝固。

3. 对于较低的温度，常使用装有液体（如甲苯可达 - 90℃，正戊烷可达 - 130℃）的低温温度计。

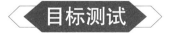

答案解析

一、单选题

1. 当酒精壶内的乙醇耗至酒精灯容积的（　　）时，应及时添加乙醇。

　　A. 1/5　　　　　　　　　　　　B. 1/3

　　C. 1/4　　　　　　　　　　　　D. 1/2

2. 温度低于（　　）时不能使用水银温度计。

  A.　−38℃   B.　−30℃

  C.　−20℃   D.　−28℃

3. 实验要求反应温度在220℃，可以采用（　　）进行油浴加热。

  A. 甘油   B. 石蜡油

  C. 植物油   D. 有机硅油

二、填空题

1. 为避免直接加热可能带来的弊端，同时保证加热均匀，一般可采用_____。

2. 常用的冷却方法有_____、_____、_____、_____、_____、_____和_____。

三、简答题

1. 间接加热的方法有哪些？

2. 在进行油浴加热时需要注意哪些事项？

3. 在使用干冰时，需要注意什么？

书网融合……

本章小结   微课   题库

第八章　搅拌与振荡

PPT

学习目标

知识目标

1. 掌握　人工搅拌与振荡的基本操作方法。

2. 熟悉　机械搅拌常用的仪器设备及使用注意事项。

3. 了解　振荡常用的仪器设备及使用注意事项。

能力目标　通过本章的学习，具备运用搅拌与振荡相关知识的能力；培养良好的自主探究动手能力，具备耐心和恒心以及不断探索的科学态度和精神。

在固体和液体或互不相溶的液体中进行反应时，为了使反应混合物充分接触或促使溶质在溶剂中快速溶解并混合均匀，常采用搅拌、振荡的方法。

固体溶解

一、搅拌

搅拌不仅可以加速反应物溶解，使反应物混合得更加均匀，也可以使化学反应体系的热量更容易散发和传导，使反应体系温度更均匀，从而更有利于反应的进行。

搅拌与溶解

（一）搅拌方法及适用范围

搅拌方法可分为人工搅拌和机械搅拌。

1. 人工搅拌　适用于比较简单的、反应时间不长的且反应过程中不产生有毒或刺激性气体的实验。

2. 机械搅拌　适用于复杂的、反应时间较长且反应体系中有有毒气体放出的实验。

（二）人工搅拌常用仪器设备及操作

玻棒是化学实验中最常用的搅拌工具。实验室中常用玻棒进行人工搅拌。

1. 操作方法　搅拌时，选择与烧杯大小相适应的玻棒，手持玻棒上部并转动手腕，用手腕力量使玻棒沿烧杯壁在溶液中按顺时针方向做圆周运动，在液体中均匀搅动。

2. 注意事项

（1）搅拌时，用力适当，沿着同一方向搅拌。

（2）玻棒不可与容器壁发生触碰，以免用力过猛而击碎容器。

（3）溶解中使用的玻棒应放在烧杯中，不可随意取出，以免溶液损失或浓度发生变化。

（4）严禁将温度计当作玻棒进行搅拌。

（三）机械搅拌常用仪器设备及操作

常用磁力搅拌器、电动搅拌器等设备进行机械搅拌。

1. 磁力搅拌器　又称电磁搅拌器，如图8－1所示，常用于比较复杂的、反应时间较长的制备实验及滴定实验，是低黏度液体常用的搅拌方法。主要包括简单搅拌和带加热装置的搅拌两种类型，通过磁力搅拌子完成搅拌操作。磁力搅拌器噪声小、搅拌力强，调速平稳，使用很方便。

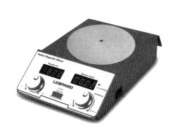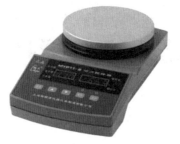

图8-1 磁力加热搅拌器及搅拌子

（1）使用方法

①选择合适大小的搅拌子，将搅拌子沿器壁缓慢放入玻璃容器，保持容器底部干燥，再将容器放在盘正中。

②打开电源开关，旋转调速按钮，使搅拌子转动，搅拌转速由慢至快，调节至要求转速。

③需加热时，开启控温按钮，根据实际所需温度，调节控温按钮。

④实验结束时，逐步调节调速旋钮至搅拌子停止转动，依次关闭加热按钮和电源，待容器放冷后自搅拌器上取出。

（2）注意事项

①首次使用，先检查随机配件是否齐全，如搅拌子等。

②搅拌时应逐渐调节旋钮，如用高速挡直接启动，搅拌子转动不同步，会引起搅拌子的跳动。如出现搅拌子不停跳动的情况时，应迅速将旋钮调至停位，待搅拌子停止跳动后再逐步加大转速。

③搅拌时，如发现搅拌子跳动或不搅拌，则应切断电源，检查容器底部是否平整，位置是否放正。

④实验结束后，应及时从玻璃容器中取出搅拌子，并清洗干净。

2. 电动搅拌器 对于需要快速和长时间的搅拌，在实验室中，可以采用电动搅拌器，如图8-2所示。电动搅拌器一般适用于油、水等溶液或固液等非均相反应中。

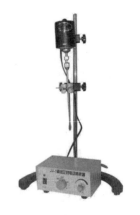

图8-2 电动搅拌器

主要包括三个部分：电动机、搅拌棒和密封器。电动机是动力部分，密封器是搅拌棒与反应器连接的位置，可以防止反应器中的蒸气外逸。搅拌棒通常为玻棒。玻棒必须选用圆或直的，棒的下端可在火焰上烧制成不同式样。搅拌棒与电动机相连，当接通电源后，电动机带动搅拌棒转动而进行搅拌，根据需要，调节调速器道至符合要求的转速为止。

注意使用时应接上地线，平时应注意保持清洁干燥，防潮、防腐蚀，轴承应经常保持润滑，每个季度加润滑油一次。

二、振荡

振荡是使液体与固体或液体与液体之间加速溶解或使反应物充分混合，形成均匀体系的操作。

（一）常用的仪器与设备

常用的振荡设备包括：常温摇床、恒温摇床、培养摇床、智能型摇床，其中比较常用的恒温摇床主要有：台式恒温振荡器、加热振荡器、冷冻振荡器摇床、气浴恒温摇床、水浴恒温摇床、数显恒温摇床、数显水浴摇床、大振幅大容量（光照）振荡器摇床、变频大型双层恒温摇床、新型精密经济型恒温摇床等。

（二）振荡方法及操作

1. 手工振荡　实验过程中，经常需要间歇的振荡（如洗涤、溶解或滴定操作等），最简单快捷的方法是采用手工振荡操作。

（1）操作方法　振荡试管中的液体时，用大拇指、食指和中指捏住试管的上部，试管稍倾斜，让试管底部左右甩动，腕部适当用力来回振荡操作；振荡锥形瓶或烧瓶时，一般是手持瓶颈，用手腕力量使瓶沿一个方向做圆周运动，使容器内的物质充分混合，加速溶解或反应。

（2）注意事项

①振荡试管中的液体时，液体的量不能超过试管容积的 1/3。

②振荡锥形瓶或烧瓶时，盛放液体不能超过体积的 1/2。

③手工振荡时不可上下振荡，也不可用手堵住管口来回振荡。

2. 电动振荡　实验过程中，长时间振荡可以选择电动摇床进行振荡操作。如果溶解或反应不需要加热，可以选用常温摇床；而长时间振荡且有一定控温要求时，则可以选择恒温摇床。

（1）操作方法　使用以上电动摇床时，可以将溶液或反应物料装入锥形瓶，盖上橡皮塞，将锥形瓶的下部放入电动摇床的弹力网格中固定，开动摇床，可以长时间使反应物体系处于振荡状态，一个电动摇床可以同时实现多个反应容器的振荡。

（2）注意事项

①电动摇床在转速范围内中速使用，可以延长仪器的使用寿命。

②电动摇床应放置在牢固的工作台上，环境应保持清洁整齐，通风干燥，给排水方便。

③使用电动摇床前，先将调速按钮置于最小位置，再缓慢调节升至所需转速。

④盛装培养试瓶应注意要均匀分布，装液量不能偏少，防止发生试瓶漂浮，密封好试瓶口，防止凝结的水珠滴入试瓶。

>>> **知识链接** ◦- -

气浴恒温振荡器

气浴恒温振荡器（又称空气恒温摇床）是一种将温度可控的恒温培养箱与振荡器相结合的生化仪器（图 8-3），主要用于各大中院校、医疗、石油化工、卫生防疫、环境监测等科研部门进行生物、生化、细胞、菌种等各种液态、固态化合物的振荡培养。

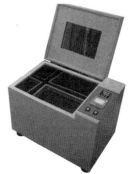

图 8-3　气浴恒温振荡器

《目标测试》

答案解析

一、单选题

1. 下列加速物质溶解的措施中，可以改变固体溶解度的是（　　）。

　　A. 搅拌　　　　　　B. 振荡　　　　　　C. 粉碎　　　　　　D. 加热

2. 振荡试管中的液体时，液体的量不能超过试管容积的（　　）。

　　A. 1/3　　　　　　B. 1/2　　　　　　C. 1/4　　　　　　D. 1/5

3. 振荡锥形瓶或烧瓶时，盛放液体不能超过体积的（　　）。

　　A. 1/2　　　　　　　B. 1/3　　　　　　　C. 3/5　　　　　　　D. 1/4

二、填空题

1. 搅拌方法包括_____和_____。

2. 常用的电动振荡设备包括_____、_____、_____和_____。

3. 机械搅拌常用的仪器设备有_____和_____。

4. 电动振荡器在转速范围内_____使用，可以延长仪器的使用寿命。

三、简答题

1. 人工搅拌的常用仪器设备是什么？人工搅拌时有哪些注意事项？

2. 搅拌方法有哪些？适用范围如何？

书网融合……

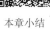

本章小结　　　　　　题库

第九章　溶液的配制

微课1　微课2

PPT

学习目标

知识目标

1. 掌握　一般溶液配制的基本步骤、操作要领；基准物质的概念；标准溶液配制的方法。

2. 熟悉　物质溶解的常用方法及注意事项。

3. 了解　有助于物质溶解的相关仪器的用法、用途等。

能力目标　通过本章的学习，认识实验操作过程的严谨性、规范性、有序性，培养细致严谨的科学态度。

溶液的配制是指将固体、液体试剂或样品配制成所需浓度溶液的过程，根据实验要求的不同，可以分为一般溶液的配制和标准溶液的配制。定性实验配制一般浓度的溶液即可，定量实验则需配制准确浓度的溶液。掌握溶液配制的基本步骤、方法和规范的操作要领是药学实验中必须掌握的一项基本技能。

一、一般溶液的配制

一般溶液是指对溶液浓度准确度要求不高的溶液，常用于定性实验和一般鉴别实验。一般溶液配制的方法有直接水溶法、介质水溶法和稀释法，配制的过程有计算、称量（量取）、溶解、转移、定容、混匀多个步骤。

（一）一般溶液的配制方法

1. 直接水溶法　对于易溶于水且不与水发生反应的固体溶质，如 $NaCl$、KNO_3 等，配制其溶液时可直接用天平称取一定量的固体于烧杯中，加入少量蒸馏水，搅拌溶解后稀释至所需浓度，摇匀即得。

2. 介质水溶法　对于易水解的固体溶质，如 $FeCl_3$、$SbCl_3$ 等，在溶解时可加入适量的酸（或碱）使之溶解，再以蒸馏水稀释、摇匀即得。对于在水中溶解度较小的固体溶质，可选用溶解度较大的合适溶剂溶解后，再稀释、摇匀即得。

3. 稀释法　对于液体试剂，如浓盐酸，配制其稀溶液时，可先用量筒量取所需量的试剂，然后用适量的蒸馏水等溶剂稀释、摇匀即得。

（二）一般溶液配制的步骤

1. 计算　根据所需溶液的浓度，依据物质的量浓度的基本公式，计算配制所需固体溶质的质量或液体浓溶液的体积。

2. 称量或量取　用天平称量所需质量的固体试剂或样品；用量筒量取所需体积的液体试剂或样品。

3. 溶解　将称量或量取好的试剂或样品置于大小适中的烧杯中，加入适量水或溶剂，用玻棒搅拌，使溶质完全溶解或分散均匀。必要时可采取振荡、加热或超声的方法助其溶解。具体操作如下。

（1）搅拌溶解　搅拌可以使溶质和溶剂充分接触，加快溶质的溶解和分散速度。

溶液的配制

用两端光滑的玻棒沿着烧杯壁，按照一个方向均匀地搅动，防止溶液飞溅损失。搅拌过程中，玻棒不能触及烧杯壁发出碰撞声。

（2）加热溶解　温度的升高可以提高物质的溶解度，加快固体或液体的溶解，因此，在溶液配制过程中若溶质长时间搅拌难以溶解，可采取加热方式使固体或液体快速溶解。常用的装置有酒精灯、煤气灯、水浴或磁力搅拌器。可将玻璃仪器如烧瓶、烧杯放在石棉网上，固定在铁架台上后，加热；如需要控制温度，可选择使用水浴加热（具体操作可参见第七章）或磁力搅拌器加热。磁力搅拌器兼具加热和搅拌功能，其基本原理是利用磁场的同性相斥、异性相吸的原理，使用磁场推动放置在容器中的磁性搅拌子进行圆周运动，从而达到搅拌的目的。配合加热温度控制系统，可以根据具体的实验要求加热并控制溶液温度，从而达到加快溶质溶解的目的。

（3）超声波溶解　超声波是一种弹性机械振动波，作用于液体介质引起介质的振动，在介质中形成许多小空穴，这些小空穴的瞬间闭合可引起高达几千个大气压的压力，同时使局部高温达到千度，这种现象称为空化现象，可以加速溶质的溶解和分散。具体使用过程中用封口膜将玻璃仪器如烧杯等封口，再放入超声仪，直至溶质完全溶解或分散，取出，擦干表面水珠即可。

（4）振荡溶解　对于长时间搅拌也难以溶解的溶质，可以采取振荡的方式，使容器内的物质充分混合，加速溶解和分散。具体使用过程中用封口膜将玻璃仪器如烧杯等封口，再放入振荡仪（如恒温水浴振荡器、药物溶解振荡仪等），直至溶质完全溶解或分散，取出，擦干表面水珠即可。

4. 转移与洗涤　将烧杯内冷却至室温的溶液沿玻棒小心转入一定体积的容量瓶，在转移过程中玻棒下端应靠在容量瓶刻度线以下，然后用溶解的溶剂少量多次洗涤烧杯内壁以及所有与溶液接触的器皿如玻棒、磁力搅拌子等，洗涤液一并转移入容量瓶，确保全部溶质进入所配制的溶液。

5. 定容　向容量瓶中加入溶剂至刻度线以下 1～2cm 处时，改用胶头滴管滴加，使溶液凹面恰好与刻度线相切（具体操作参见第三章）。

6. 摇匀　盖好瓶塞，用食指顶住瓶塞，另一只手的手指托住瓶底，反复上下颠倒，使溶液混合均匀（具体操作参见第三章）。

最后将配制好的溶液倒入试剂瓶，贴好标签，即得。

（三）注意事项

1. 用玻棒搅拌时，玻棒不要触及烧杯壁发出碰撞声。

2. 搅拌时玻棒应按一个方向搅拌，不要用力搅拌产生飞溅或击壁而破。

3. 转移溶液时，溶液不能流到容量瓶的外边。每一次转移后都要将容量瓶里的溶液轻轻摇匀。

4. 玻棒在溶液转移过程中不能离开手或烧杯，更不能将玻棒随便放在实验台上。

5. 在洗涤烧杯和玻棒时，应采取少量多次的办法，洗涤液应全部转入容量瓶，但其总量不能超过容量瓶定量体积。

6. 在溶解过程中如有气体产生，容器需用表面皿盖好。

7. 当用水溶解浓酸或强碱时，注意加入顺序，应将浓酸或强碱慢慢地沿着玻棒或容器壁倾入水中。

8. 向容量瓶内加注蒸馏水时要小心，当水快到细口时，要轻摇一下，再继续加水至离刻度线 1～2cm 时停止。改用胶头滴管滴加蒸馏水，要仔细加至凹液面的最低处和刻度线相切。观察时视线和凹液面保持水平。

二、标准溶液的配制

标准溶液是一种已知准确浓度的溶液，可在容量分析中作滴定剂，也可在仪器分析中用作制作标准曲线的试样。但在较多情况下，它常用于校准或标定某未知溶液的浓度。标准溶液配制的准确度与测定分析结果的准确性直接相关。

（一）标准溶液的配制方法

标准溶液的配制方法主要有直接法、标定法和稀释法。

1. 直接法　用分析天平准确称取一定量的基准物质，溶解后配成一定体积（溶液的体积需用容量瓶精确确定）的溶液，根据物质的质量和溶液体积，计算即得。

基准物质（standard chemicals）是一种高纯度的、其组成与它的化学式高度一致的化学稳定的物质（例如一级品或纯度高于一级品的试剂）。基准物质应该符合以下要求：①组成与化学式完全一致；②纯度足够高，质量分数大于99.9%；③化学稳定性好，不易分解和氧化；④参加反应时，按反应式定量地进行，不发生副反应；⑤最好有较大的摩尔质量，在配制标准溶液时可以称取较多的量，以减少称量误差。常用的基准物质有银、铜、锌、铝、铁等纯金属及其氧化物以及重铬酸钾、碳酸钾、氯化钠、邻苯二甲酸氢钾、草酸、硼砂等纯化合物。为保证实验结果的准确度，在使用前必须对基准物质进行恒重操作。

2. 标定法　有很多物质（如NaOH、HCl等）不是基准物质，不能用来直接配制标准溶液，可按照一般溶液的配制方法配成大致所需浓度的溶液，然后再用另一种标准溶液测出它的准确浓度，这个过程称为标定，这种配制标准溶液的方法称为标定法。 🄴微课3

3. 稀释法　实验中有时也用稀释方法，将浓的标准溶液稀释为稀的标准溶液。具体做法为：准确量取（通过移液管或滴定管）一定体积的浓溶液，放入适当的容量瓶，用去离子水稀释至刻度，即得到所需的标准溶液。

（二）标准溶液的配制步骤

标准溶液配制的步骤和一般溶液配制步骤相同，只是对准确度和精确度有更高的要求。固体溶质的称量应使用分析天平，液体溶质的量取应使用移液管或滴定管。

>> **知识链接** o--

标准曲线系列溶液的配制

标准曲线法是应用最为广泛的定量分析方法，需要配制不同浓度的标准曲线系列溶液，在相同条件下测定标准曲线系列溶液和待测样品溶液的响应值，再计算得到样品含量。标准曲线系列溶液配制前，首先要了解标准品的溶解性以便选择合适的溶剂；其次要了解仪器的灵敏度和检测范围，所有对照品溶液和样品溶液的浓度应在仪器检测范围之内；再次要通过预实验或文献资料了解样品中待测成分的大致浓度范围，所配制的标准曲线系列溶液的浓度范围必须覆盖所有样品的浓度。标准曲线系列溶液配制时，先配制浓度较高的标准品母液，再稀释至不同浓度的系列溶液，一般为5~7个点。如样品中待测成分含量跨度较大，可采用倍比稀释法，以获得较宽的线性范围，如终浓度为1、2、4、8、16、32mg/L的系列溶液；如跨度不大，可配制浓度等差的系列溶液，如终浓度为1、2、3、4、5、6mg/L。标准曲线系列溶液配制时要尽量保持精确，以获得最佳的线性相关系数及测定结果。

--•

答案解析

目标测试

一、单选题

1. 下列物质中，可作为基准物质的是（　　）。
    A. 邻苯二甲酸氢钾
    B. NaOH
    C. HCl
    D. $KMnO_4$

2. 配制标准溶液时宜选用的玻璃量器为（　　）。
    A. 量筒
    B. 量杯
    C. 容量瓶
    D. 滴定管

3. 欲配制 250ml 浓度约为 1mol/L 的 NaCl 溶液，下列玻璃器皿中用不到的是（　　）。
    A. 500ml 量筒
    B. 500ml 烧杯
    C. 玻棒
    D. 500ml 容量瓶

二、简答题

1. 配制标准溶液有哪些步骤？
2. 作为基准物质必须满足哪些条件？

书网融合……

本章小结   微课1   微课2   微课3   题库

第十章　固液分离

PPT

学习目标

知识目标

1. 掌握　常用过滤方法及注意事项；减压过滤仪器的安装及减压过滤的基本操作；离心的基本操作及注意事项。

2. 熟悉　过滤、离心操作中常用的装置、仪器设备。

3. 了解　影响过滤速度和离心效果的主要因素。

能力目标　通过本章的学习，具备固液分离的基本能力；培养实事求是的科学态度和探索精神。

固液分离是除去溶液里混有的不溶于溶剂的固体或杂质的过程，常用的方法有倾析法、过滤法和离心分离法。倾析法是最简单的固液分离方法，但该方法不能最大限度地将固体和液体分离，常配合过滤法和离心分离法使用。本章主要介绍过滤法和离心分离法。

第一节　过　滤

过滤法是分离沉淀与溶液最常用的方法。当溶液和沉淀的混合物通过滤器时，沉淀留在滤器上，溶液则通过滤器，所得的溶液称为滤液。影响过滤速度的主要因素有被过滤溶液的温度、黏度，过滤时的压力，过滤器孔隙大小和沉淀物的状态等。应综合考虑各方面因素，选择合适的过滤方法。

一、常用的过滤仪器与设备

常用的过滤仪器主要有玻璃漏斗、布氏漏斗、砂芯漏斗、保温漏斗和抽滤瓶等，其规格和使用注意事项详见第二章。

二、常用过滤方法及操作

理化实验中常用的过滤方法有粗过滤、常压过滤、热过滤、减压过滤等。

（一）粗过滤

当溶液含有颗粒较大的难溶性杂质，且对溶液澄明度要求不高时，可采用粗滤的方法。可在短颈漏斗中填入一小团脱脂棉或玻璃毛进行粗过滤。或者采用滤布、纱布等直接过滤。

操作方法：将漏斗安装在铁圈上，在漏斗中装填入一小团脱脂棉，将待分离的溶液沿玻棒慢慢泻入漏斗，滤入烧杯。

（二）常压过滤 📱微课1 📱微课2

仅依靠溶剂自身重力穿过滤器，从而与固体物质分离的方法。常压过滤装置简单（图10-1），但速度较慢，适合少量固液分离。常用的仪器是漏斗。操作方法如下。

过滤操作

1. 玻璃漏斗安装在铁圈上，漏斗的颈部尖端紧靠接收滤液的烧杯嘴部的内壁。

2. 将叠好的滤纸放入漏斗（比漏斗边缘低 5mm 左右），用洗瓶的水润湿滤纸，用手指把滤纸上部 1/3 处轻轻压紧在漏斗壁上。

3. 过滤时，沿玻棒将过滤液转移至漏斗中，每次转移的液体不得超过滤纸高度的 2/3，防止滤液不通过滤纸而沿漏斗壁流出。

4. 将残余的溶液用蒸馏水按少量多次的原则，全部转移至漏斗中进行过滤。

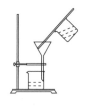

图 10 – 1　常压过滤装置

（三）热过滤 微课3

如果需要除去热、浓溶液中的不溶性杂质，并且过滤时又不致析出溶质，常采用热过滤法。常用的仪器是保温漏斗。热过滤装置如图 10 – 2 所示。操作步骤基本同常压过滤法。

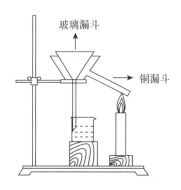

玻璃漏斗

铜漏斗

图 10 – 2　热过滤装置

（四）减压过滤 微课4

又称抽滤，其特点是速度快，沉淀抽吸得比较干燥，但胶状沉淀和颗粒很细的沉淀不宜采用此法。常采用的仪器为布氏漏斗和抽滤瓶。操作方法如下。

抽滤操作

1. 按图 10 – 3，将过滤装置安装好，布氏漏斗的颈部尖端斜口应与抽滤瓶滤嘴相对。

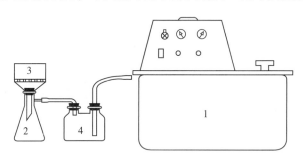

图 10 – 3　减压过滤装置

1. 真空泵　2. 抽滤瓶　3. 布氏漏斗　4. 安全瓶

2. 将滤纸剪得比布氏漏斗内径略小，但又能将全部的瓷孔覆盖住。用少量的水或溶剂润湿滤纸，打开水泵，使滤纸吸紧在漏斗上。如需对滤液进行脱色处理，过滤时可在滤纸上加适量的活性炭。

3. 过滤时，打开水泵，将待过滤的溶液沿玻棒倾入漏斗，注意溶液不得超过漏斗容量的 2/3。

4. 过滤完毕，解除真空，关闭水泵。

5. 合并滤液，备用。

（五）滤纸的折叠方法

折叠滤纸时应先将手洗净擦干。折叠普通过滤滤纸时，首先把滤纸沿直径对折，再对折成一定角度，然后撑开使其呈圆锥体即可，折叠时注意锥顶不能有明显折痕。

滤纸折叠与沉淀过滤

在常压过滤和热过滤中，为加快过滤速度，扩大溶液与滤纸的接触面，避免滤纸与漏斗壁紧贴而堵塞滤纸孔径，常采用菊花形滤纸折叠法。首先将滤纸对折，然后在滤纸的同一面，对称地将滤纸折成棱都朝一个方向的8等份，再将此时的滤纸翻过来，在这8等份中再对称地将滤纸折成棱都朝另一个方向的8等份，此时打开滤纸即可（图10-4）。折叠时注意小心用力，避免滤纸中心破损。

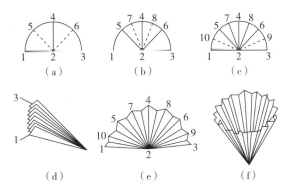

图 10-4 菊花形滤纸折叠法

三、注意事项

错误操作

1. 在进行粗滤时，应先过滤上清液，在倒入提取液时应防止液体从漏斗中溢出。

2. 把水注入漏斗时，漏斗颈应充满水，或用手指堵住漏斗颈末端，使其充水至漏斗顶角稍上部为止。漏斗颈保持有连续的水柱会产生向下的引力，加快过滤过程。

3. 在进行过滤时，注意溶液不要超过漏斗总容积的2/3。在用玻棒引流时，玻棒末端不能触及滤纸。

4. 具有强氧化性、强酸性、强碱性的溶液会与滤纸作用而使滤纸破坏，因此常用石棉纤维、玻璃布、的确良布代替滤纸进行过滤。非强碱性滤液可用玻璃砂芯漏斗过滤。

5. 在折叠滤纸时，对圆心处不要用力摩擦，以免破损。使用前应将整个滤纸翻转，并整理成折扇形，再放入漏斗，让未用手折过的干净一面接触漏斗壁，避免污染。滤纸不得高于漏斗上口平面。

6. 在安装减压装置时，布氏漏斗的颈部尖端斜口应与抽滤瓶滤嘴相对。

▷ 第二节 离 心

离心是利用离心力、不同物质在离心场中沉降速度的差异，对混合溶液进行快速分离的过程。常用的仪器设备是离心试管和离心机。

一、离心的仪器设备及使用

离心机主要分为过滤式离心机和沉降式离心机两大类。过滤式离心机的主要原理是通过高速运转的离心转鼓产生的离心力（配合适当的滤材），将固液混合液中的液相加速甩出转鼓而将固相留在转鼓内，达到分离固体和液体的效果，俗称脱水的效果。沉降式离心机的主要原理是通过转子高速旋转产生的强大离心力，加快混合液中不同比重成分（固相或液相）的沉降速度，把样品中不同沉降系数和浮力密度的物质分离开。实验室中常用的离心机是沉降式离心机。

离心机的品种很多，依据转数的不同，可分为低速离心机、高速离心机和超高速离心机；依据温度控制的不同，可分为冷冻离心机和普通离心机，冷冻离心机带有制冷系统，能够控制温度最低至-20℃，普通离心机不带制冷系统；依据用处的不同，还能分为剖析离心机和制备离心机。

理化实验中常用的电动离心机有低速、高速离心机和低速、高速冷冻离心机。其中以低速（包括大容量）离心机和高速冷冻离心机应用最为普遍。

（一）普通（非冷冻）离心机

这类离心机结构较简单，可分为小型台式和落地式两类，配有驱动电机、调速器、定时器等装置。

（二）低速冷冻离心机

这类离心机的转数一般不超过 4000r/min，最大容量为 2~4L，在实验室中最常用于分离提取生物大分子、沉淀物等。其转头多用铝合金制的甩平式和角式两种。离心管有硬质玻璃、聚乙烯硬塑料和不锈钢管多种型号。离心机装配有驱动电机、定时器、调整器（速度指示）和制冷系统（温度可调范围为 -20~40℃），可依据离心物质所需，改换不同容量和不同型号转速的转头。

（三）高速冷冻离心机

这类离心机的转速可达 20000r/min 以上，除具有低速冷冻离心机的性能和构造外，高速离心机所用角式转头均用钛合金和铝合金制成。离心管为具盖聚乙烯硬塑料制品。这类离心机多用于收集微生物、细胞碎片、细胞、大的细胞器、硫酸沉淀物以及免疫沉淀物等。

二、离心机的使用及注意事项

离心机是理化实验中经常用到的设备，为保证实验顺利、安全地进行，延长设备的寿命，实验人员必须按照下述操作流程进行。

1. 实验开始前仪器设备的检查，包括螺栓是否松动，转鼓是否牢固地连接在主轴上，制动装置是否完整、有效以及电源工作是否可靠等。

2. 取离心管两支，在天平上称过，调节管内材料的量，使相对两管连同其管套的质量相等。如仅有一支装材料的离心管，则可在相对位置的一支管套内盛清水以平衡。将盛有材料的离心管置于离心机金属管套内，必要时可于管底垫一层棉花。

3. 将离心管及其套管按对称位置放入离心机移动盘，盖好盖子。

4. 打开电源，设置转速、时间等。

5. 分离结束后，待离心机停止转动后，方可取出离心管，取出离心管时应小心，勿使已经沉淀的物质因震动而松动，发生混浊。

6. 使用离心机时，如发现离心机震动且有杂音，则显示内部质量不平衡，若发现有金属音，则往往表示内部试管破裂，均应立即停止使用，进行检查。

7. 最后全面检查，切断电源。

▷ 第三节　沉淀的洗涤

沉淀和溶液分离后，洗涤沉淀是为了洗出沉淀表面吸附的杂质和残留的母液，得到纯净的沉淀。沉淀的洗涤主要有两种，一种是过滤操作中沉淀的洗涤，另一种是离心操作中沉淀的洗涤。无论是在过滤操作中还是在离心操作中，为了提高洗涤效率，尽量减少沉淀损失，都应遵循"少量多次"的原则，即同体积的洗涤液应尽可能分多次洗涤，每次使用少量的洗涤液（没过沉淀为度），待沉淀沥干后再进行下一次洗涤。洗涤数次后，用洁净的表面皿承接约 1ml 滤液，选择灵敏、快速的定性反应来检验沉淀是否洗净。

一、过滤操作中沉淀的洗涤

在过滤操作中，洗涤沉淀的方法主要有两种。

　　1. 可以在溶液转移完毕后进行，向沉淀中加入少量洗涤液，充分搅拌，静置，将上层清液过滤至漏斗中，重复 2~3 次，最后将沉淀转移至滤纸上。

方法（1）　　方法（2）

　　2. 把溶液和沉淀转移至滤纸上，在滤纸上进行洗涤。用洗瓶吹出细小缓慢的液流，从滤纸上部沿漏斗内壁螺旋式向下吹洗，如图 10-5 所示。使沉淀集中到滤纸锥体底部，直至沉淀洗净为止。

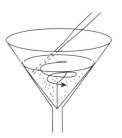

二、离心操作中沉淀的洗涤

　　倾出上层清液后，向装有沉淀的离心管中加入适量的洗涤液，用玻棒充分搅拌，必要时可加热，再将离心管放入离心机离心。

图 10-5　沉淀的洗涤

>> 知识链接 o- -

膜分离技术

　　膜分离技术是指在分子水平上不同粒径分子的混合物通过半透膜时实现选择性分离的技术。半透膜又称为分离膜或滤膜，膜壁布满小孔，膜的孔径一般为微米级，依据其孔径（或称截留分子量）的不同，可将膜分为微滤膜、超滤膜、纳滤膜和反渗透膜。

　　膜是具有选择性分离功能的材料。根据材料的不同，可分为无机膜和有机膜。无机膜主要是陶瓷膜和金属膜，例如超滤陶瓷膜已在重金属废水处理与回收行业中得到应用。有机膜是由高分子材料制成的，如醋酸纤维素、芳香族聚酰胺、聚醚砜等。对不同组成的有机物，根据有机物的分子量，选择不同的膜和合适的膜工艺，可以达到最好的膜通量和截留率，进而提高生产收率、减少投资规模和运行成本。

- o

目标测试

答案解析

一、填空题

　　1. 理化实验中常用的过滤方法有＿＿＿＿、＿＿＿＿、＿＿＿＿、＿＿＿＿等。

　　2. 具有强氧化性、强酸性、强碱性的溶液会与滤纸作用而使滤纸破坏，因此，常用＿＿＿＿、＿＿＿＿、＿＿＿＿代替滤纸进行过滤。

　　3. 为了提高洗涤效率，尽量减少沉淀损失，都应遵循＿＿＿＿的原则。

二、简答题

　　1. 固液分离的目的是什么？

　　2. 常用的固液分离方法有哪几种？

　　3. 常用的过滤仪器主要有哪些？

　　4. 减压过滤过程中应注意些什么？

　　　　　　　　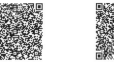　　

本章小结　　　　微课1　　　　　微课2　　　　　微课3　　　　　微课4　　　　　题库

第十一章　萃　取

PPT

◉ **学习目标**

知识目标

1. **掌握**　萃取的基本原理；分液漏斗的操作原理和使用方法；回流提取法的基本操作。
2. **熟悉**　萃取溶剂的选择原则。
3. **了解**　固－液萃取的常用方法及装置。

能力目标　通过本章的学习，具备采用萃取操作进行混合物分离提取的能力；培养观察、分析和解决问题的能力以及实事求是的科学态度和创新意识。

萃取是分离和提纯有机化合物常用的操作之一。通常被萃取的是固态或液态物质，从液体混合物中提取所需物质称为液－液萃取，从固体混合物中提取所需物质称为固－液萃取。

第一节　液－液萃取

液－液萃取是利用物质在两种不互溶（或微溶）溶剂中溶解度或分配系数的不同，使物质从一种溶剂转移至另一种溶剂中，经过反复多次提取，从而达到分离纯化的目的。

一、液－液萃取的原理

假设有机化合物 X 溶解于溶剂 A 而形成 A 溶液，现要从其中萃取 X，可选择一种对 X 溶解性极好而与溶剂 A 不相混溶且不起化学反应的溶剂 B（称萃取剂）。将 A 溶液置于分液漏斗中，加入溶剂 B，充分振摇。静置达平衡后，由于 A、B 不相混溶，会形成溶解了 X 的 A 溶液层和溶解了 X 的 B 溶液层，分别称 A 相和 B 相。在一定温度下，当有机物 X 在两种溶剂 A、B 中不发生分解、电离、缔合和溶剂化等作用时，X 在 A、B 两相间的浓度比为一常数，这种关系称为分配定律。

$$K = \frac{X 在萃取剂 B 中的浓度}{X 在萃余剂 A 中的浓度}$$

K 称为分配系数。

设 V 为待萃取溶液的体积（ml），m_0 为被萃取溶液中 X 的总质量（g），S 为萃取时所用萃取剂 B 的体积（ml），m_n 为第 n 次萃取后 X 在溶剂 A 中的剩余量（g），根据分配定律，可知

第一次萃取时：$K = \dfrac{\dfrac{m_0 - m_1}{S}}{\dfrac{m_1}{V}}$，整理得 $m_1 = m_0 \left(\dfrac{V}{KS + V} \right)$。

第二次萃取时：$K = \dfrac{\dfrac{m_1 - m_2}{S}}{\dfrac{m_2}{V}}$，整理得 $m_2 = m_0 \left(\dfrac{V}{KS + V} \right)^2$。

⋮

依次类推，若每次所用萃取剂 B 的体积均为 S，经过 n 次萃取后，溶质 X 在溶剂 A 中的剩余量为：

$$m_n = m_0 \left(\frac{V}{KS + V} \right)^n$$

从上面的计算可知，分配系数越大，萃取的效率就越高。在实际工作中，对于分配系数比较小的萃取体系，可采用多次萃取操作技术以提高萃取率。

二、萃取剂的选择

萃取剂对萃取效果的影响很大，萃取溶剂选择的主要依据是被萃取物质的性质，相似相溶原理是萃取剂选择的基本规则。选择萃取溶剂时还应考虑以下几个方面。

1. 分配系数 分配系数 K 大，表示被萃取物质在萃取剂中的溶解度大，萃取的效率高。

2. 密度 在液 – 液萃取中，两相间应保持一定的密度差，以利于两相的分层。

3. 界面张力 萃取体系的界面张力较大时，细小的液滴比较容易聚集，有利于两相的分离；但界面张力过大，液体不易分散，难以使两相很好地混合。界面张力过小时，液体易分散，但易产生乳化现象，使两相难以分离。因此，应根据界面张力对两相混合与分层的影响综合考虑，一般不宜选择界面张力过小的萃取剂。

4. 黏度 萃取剂黏度低，有利于两相的混合与分层，因而黏度低的萃取剂对萃取有利。

5. 其他 应有良好的化学稳定性，不易分解和聚合。一般选择低沸点溶剂，以利于萃取剂与溶质的分离和回收，且毒性应尽可能低，此外，价格、易燃易爆性、购买难度等都应加以考虑。

常用的萃取溶剂有石油醚、二氯甲烷、三氯甲烷、四氯化碳、乙醚及正丁醇等。如果在水溶液中的有效成分是不易溶于水的亲脂性物质，一般多用亲脂性有机溶剂，如苯、石油醚作萃取剂。

三、液 – 液萃取的基本操作

（一）液 – 液萃取装置

实验室最常使用的萃取仪器是分液漏斗，有球形、梨形和筒形三种。在理化实验中，分液漏斗主要用于以下情况。

（1）分离两种互不相溶且不起作用的液体。

（2）从溶液中萃取某种成分。

（3）用酸或碱洗涤某种产品。

（4）用于滴加某种试剂（即代替滴液漏斗）。

（二）操作方法（图 11 – 1）📱微课

1. 检漏 操作时应选择容积较待分离液体体积大 1 倍以上的分液漏斗，使用前必须仔细检查玻璃塞、活塞是否紧密配套。如有漏液现象，应及时按下述方法处理：取下活塞，用纸或干布擦净活塞及活塞孔道的内壁，然后用玻棒蘸取少量凡士林，先在活塞近手柄的一端抹上少许凡士林，注意不要抹在活塞孔中，再在活塞另一边也抹上少许凡士林，然后插上活塞，逆时针旋转至凡士林透明时，不漏液即可使用。

2. 装液 将分液漏斗置于铁圈上，关好活塞，将待分离的溶液和萃取剂（一般为待分离溶液体积的 1/3）依次自上口倒入分液漏斗，塞好塞子，上口的塞子不能涂凡士林，但应注意旋紧，以免漏出液体。

3. 振摇 取下分液漏斗，先用右手手掌顶住漏斗磨口玻璃塞子，手指可握住漏斗颈部或主体。左手握住漏斗下部的活塞部分，大拇指和食指按住活塞柄，中指垫在塞座下边，以防活塞脱出，振摇时将漏斗稍倾斜，漏斗的活塞部分向上，便于自活塞放气。开始时振摇要慢，每摇几次以后，将漏斗口朝向无人处开启活塞，放出因振摇而生成的气体，以便平衡内、外压力。重复上述操作 2 ~ 3 次，然后再用力振摇一段时间，使两种不相溶的液体充分接触，提高萃取率，振摇时间太短则影响萃取率。

4. 静置、分液　将分液漏斗置于铁圈上静置，待溶液分成两层后，打开上面的玻塞，再将活塞缓缓旋开，使下层液体自活塞放出。然后将上层液体从分液漏斗的上口倾出。如此连续萃取 3 ~ 5 次。

5. 洗涤　分液漏斗使用后，应用水冲洗干净。若长期不用，应在活塞面夹一纸条以防止粘连。

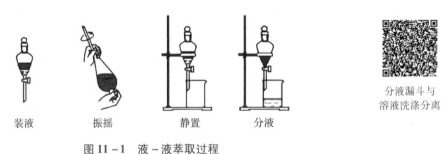

装液　　　振摇　　　静置　　　分液

图 11 – 1　液 – 液萃取过程

分液漏斗与
溶液洗涤分离

四、注意事项

1. 不能把活塞上附有凡士林的分液漏斗放在烘箱内烘干。

2. 分液漏斗的玻璃塞和活塞应用橡皮筋（或细绳）套扎在漏斗身上，以免滑出打碎或调错。

3. 在操作时，防止只拿分液漏斗下端的玻管，以免折断。分取下层液体时，应把分液漏斗放于铁架上，不能用手持分液漏斗进行分离液体。

4. 溶剂与样品水溶液应保持一定的比例，第一次提取时溶剂要多一些，一般为样品水溶液的 1/3，以后的用量可以少一点，一般为 1/5 ~ 1/4。

5. 萃取溶液呈碱性时，常出现乳化现象，有时由于在水溶液中有少量轻质沉淀、两相密度接近、两液相部分互溶等，都会引起分层不明显或不分层。此时，可以长时间静置；或加入食盐增加水相的密度，使絮状物溶于水中，迫使有机物溶于有机相萃取剂中；或用玻棒不断搅拌进行机械破乳；有时由于两相溶剂的比例正好使两相溶剂完全乳化，应加入其中一种溶剂以改变原来的溶剂比例，然后再进一步破乳。如果上述方法不能将乳化层破坏，在分液时，应将乳化层与萃余相（水层）一起放出，再进行萃取。也可将乳化层单独分出，再用新溶剂萃取；或将乳化层抽滤；或将乳化层稍稍加热；超声乳化层等。

第二节　固 – 液萃取

固 – 液萃取是根据"相似相溶"的原理，选择极性相似的溶剂提取天然药物中有效成分或进行初步分离的方法。

一、固 – 液萃取常用方法

用溶剂提取天然药物中有效成分的方法有多种，如浸渍法、渗漉法、煎煮法、回流提取法、连续回流提取法等。

1. 浸渍法　是将处理过的药材，用适当的溶剂在常温或温热的情况下浸渍，以溶出其中成分的一种提取方法。适用于有效成分遇热易破坏或含大量淀粉、树胶、果胶、黏液质的中药的提取。

2. 渗漉法　是向中药粗粉中不断添加浸出溶剂使其渗过药粉，从渗漉筒下端出口流出浸出液的一种浸出方法。浸出效率高，浸出液较澄清，但溶剂消耗量大、费时长。

3. 煎煮法　是将中药粗粉加水加热煮沸，将中药成分提取出来的方法。此法简便，适用于有效成分能溶于水且对加热不敏感的药材，但含挥发性成分及有效成分遇热易破坏的中药不宜用此法。

4. 回流提取法　如用易挥发的有机溶剂加热提取中药成分，则需采用回流提取法以减少溶剂消耗，提高浸出效率，但受热易破坏的成分不宜用此法。

5. 连续提取法　为了弥补回流提取法需要溶剂量大、操作较烦琐的不足，可采用连续提取法。实验室常用索氏提取器。连续提取法受热时间长，因此，对受热易分解的成分不宜用此法。

在实际研究中，我们可根据药材性状、所提成分性质等选择适合的提取溶剂和提取方法，也可开展实验研究，对各种提取方法和溶剂进行比较，从而筛选出最优方法。

二、固 – 液萃取溶剂

（一）溶剂选择的原则

1. 溶剂的选择性好，对溶质的溶解度大，对其他成分的溶解度小。
2. 溶剂的化学稳定性高，不与溶质发生化学反应。
3. 溶剂价廉、安全、易回收。

（二）常用溶剂的种类及适用范围

表 11 – 1 列举了固 – 液萃取常用溶剂及其适用范围。

表 11 – 1　固 – 液萃取常用溶剂及适用范围

萃取剂	萃取成分的极性	适用范围
水	强亲水性	无机盐、氨基酸、生物碱盐、有机酸盐、蛋白质、黏液质、果胶、糖类
乙醇、丙酮、甲醇	亲水性	极性很大的苷、糖类、氨基酸、某些生物碱盐、有机酸
正丁醇、乙酸乙酯	中等极性	皂苷、蒽醌苷、黄酮
三氯甲烷、乙醚、二氯甲烷	亲脂性	苷元、生物碱、树脂、有机酸、醛、酮、醇、醌、某些苷类
石油醚、己烷	强亲脂性	挥发油、油脂、蜡、脂溶性色素、萜类、甾醇

混合溶剂的萃取效果常比单一溶剂好得多。乙醚 – 苯、三氯甲烷 – 乙酸乙酯（或四氢呋喃）都是良好的混合溶剂，也可以在三氯甲烷、乙醚中加入适量的乙醇或甲醇而制成亲水性较强的混合溶剂来萃取亲水性成分。

三、常见固 – 液萃取方法的基本操作

（一）浸渍法

1. 冷浸法　取药材粗粉，置适宜容器中，加入一定量的溶剂如水、酸水、碱水或稀醇等，密闭，时时搅拌或振摇，在室温条件下浸渍 1 ~ 2 天或规定时间，使有效成分浸出，滤过。药材再加入适量溶剂浸泡 2 ~ 3 次，使有效成分大部分浸出。然后将药渣充分压榨、滤过，合并滤液，经浓缩后可得提取物。

2. 温浸法　具体操作与冷浸法基本相同，但温浸法的浸渍温度一般在 40 ~ 60℃ 之间，浸渍时间短，却能浸出较多的有效成分。由于温度较高，浸出液冷却后放置贮存常析出沉淀，为保证质量，需滤去沉

淀后再浓缩。

（二）渗漉法

1. 渗漉装置 常用的渗漉装置如图 11 - 2 所示，渗漉筒一般为圆柱形或圆锥形，筒的长度为筒直径的 2 ~ 4 倍。渗漉提取膨胀性不大的药材时，用圆柱形渗漉筒；圆锥形渗漉筒则用于膨胀性大的药材的渗漉提取。

2. 操作方法 将药材粗粉放在有盖容器内，再加入为药材粗粉量 60% ~ 70% 的浸出溶剂均匀湿润后，密闭，放置 15min 至数小时，使药材充分膨胀后备用。另取脱脂棉一团，用浸出液润湿后，铺垫在渗漉筒的底部，然后将已湿润膨胀的药材粗粉分次装入渗漉筒，每次装药后，均须摊匀压平。松紧程度视药材质地及浸出溶剂而定，若为含水量较多的溶剂，宜压松些；含醇量高的溶剂，则可压紧些。药粉装完后，用滤纸或纱布将药材面覆盖，并加一些玻璃珠或碎瓷片等重物，以防加入溶剂时药粉被冲浮起来。然后向渗漉筒中缓缓加入溶剂，并注意应先打开渗漉筒下方的浸液出口夹或活塞，以排除筒内空气，待溶液自下口流出后，关闭活塞。流出的溶剂应再倒回筒内，并继续添加溶剂至高出药粉表面数厘米，加盖放置 24 ~ 48h，使溶剂充分渗透扩散。开始渗漉时，漉液流出速度如以 1000g 药粉计

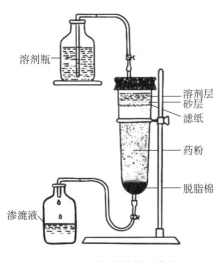

图 11 - 2　渗漉装置示意图

（溶剂瓶、溶剂层、砂层、滤纸、药粉、脱脂棉、渗漉液）

算，每分钟流出 1 ~ 3ml 或 3 ~ 5ml 为宜。渗漉过程中需随时补充新溶剂，使药材中有效成分充分浸出。渗漉溶剂的用量一般为 1 : 4 ~ 1 : 8（药材粉末 : 渗漉溶剂）。

3. 注意事项

（1）供渗漉用的药材粉末不能太细，以免堵塞药粉颗粒间孔隙，妨碍溶剂通过。一般大量渗漉时，药材切成薄片或 0.5cm 左右的小段；小量渗漉时，粉碎成粗粉。若粉碎时残留的细粉较多，应待粗粉充分湿润后将其拌入一起装筒，这样可避免堵塞渗漉筒的现象。

（2）药粉装筒前一定要先放入有盖容器用溶剂湿润，且经放置一定时间，使药粉充分湿润膨胀，以免在渗漉筒中膨胀后造成堵塞，或因膨胀不均匀而造成浸出不完全。

（3）装筒时药粉的松紧及使用压力是否均匀，对浸出效果影响很大。药粉装得过紧会使出口堵塞，溶剂不易通过，无法进行渗漉；药粉装得过松，溶剂很快流过药粉，造成浸出不完全，消耗的溶剂量多。因此装筒时，要分次一层一层地装，每装一层，要用木槌均匀压平，不能过松或过紧。

（4）渗漉筒中药粉量装得不宜过多，一般为渗漉筒容积的 2/3，留有一定的空间以存放溶剂，可连续渗漉且便于操作。

（5）药粉填装好后，应先打开渗漉筒下口活塞，再添加溶剂，否则会因加溶剂造成气泡，冲动粉柱而影响浸出。渗漉过程中，溶剂必须保持高出药面，否则渗漉筒内药粉干涸开裂，再加入溶剂时则会从裂隙间流过而影响浸出。若采用连续渗漉装置，则可避免此现象发生。

（三）煎煮法

取药材饮片或粗粉，置于适当容器（勿用铁器）中，加水浸没药材，充分浸泡后，加热煎煮，待药液沸腾后，继续保持微沸一定时间，然后进行滤过，得到水煎液。药渣再加适量水，重复操作数次至水煎液味淡薄为止。合并各次水煎液，浓缩即得提取物。一般需煎煮 2 ~ 3 次，煎煮的时间可根据药材的量及质地而定。对少量质松、轻薄的药材，第一次可煮沸 20 ~ 30min；而药材量多或质地坚硬时，第一次煎煮 1 ~ 2h，第二、三次煎煮时间可酌减。

（四）回流提取法

将药材粗粉装入圆底烧瓶，添加溶剂使浸过药面 1~2cm，烧瓶内药材及溶剂的总量一般不超过烧瓶容积的 1/2~2/3。烧瓶上方接通冷凝管，置水浴中加热回流一定时间，滤出提取液，药渣再添加新溶剂回流提取。一般需提取 3~4 次，合并提取液。回流提取装置参见图 11-3。

（五）连续回流提取法

索氏提取器

1. 连续回流提取装置 实验室中常用脂肪抽出器（索氏提取器），分为三部分，上部是冷凝管，中部是带有虹吸管的提取筒，下部为圆底烧瓶。三部分通过磨口严密连接（图 11-3）。

2. 操作方法 先将研细的药材粉末装入滤纸筒，轻轻压实，上盖以滤纸或少量脱脂棉，然后放入提取筒，再将提取筒下端和盛有适量提取溶剂的烧瓶连接，上端接冷凝管。安装完毕后，水浴加热，当溶剂沸腾时，蒸汽通过提取筒旁侧的玻管上升到达冷凝管中，被冷凝成为液体后，滴入提取筒，当筒中液体的液面超过虹吸管的最高处时，由于虹吸作用，提取液自动全部流入烧瓶，烧瓶内的溶液再受热而气化上升，而被溶出的中药成分因不能气化而留在烧瓶中，如此循环提取，直至药材中的可溶性成分大部分提出为止，一般需要数小时才能完成。

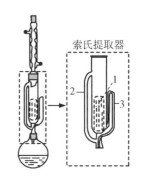

图 11-3 连续回流提取装置示意图
1. 滤纸套筒 2. 蒸气导管 3. 虹吸管

3. 注意事项

（1）滤纸筒可用定性滤纸捆扎而成。滤纸筒高度以超过索氏提取器的虹吸管 1~2cm 为宜。滤纸筒内径应小于索氏提取器的提取筒内径。

（2）药材粉末的装入量不宜过多，放入提取筒后，药面应低于虹吸管。并应注意不要使药粉流出滤纸筒外，以防堵塞虹吸管。

（3）加热前，应在烧瓶内加入止暴剂，注意事项同蒸馏法。

>>> 知识链接 o--

固相微萃取

固相微萃取（solid-phase microextraction，SPME）是近年来国际上兴起的一项试样分析前处理新技术。该技术于 1990 年由加拿大 Waterloo 大学的 Arhturhe 和 Pawliszyn 首创，1993 年由美国 Supelco 公司推出商品化固相微萃取装置，1994 年获美国匹兹堡分析仪器会议大奖。该技术利用待分析有机物与溶剂之间"相似相溶"的原理，仅用一个类似进样器的装置即可完成全部样品前处理和气相色谱、液相色谱、毛细管电泳等仪器的进样工作。该技术具有操作简便、费用低、无污染、易于自动化等一系列优点，已广泛应用于环境样品分析、精细化工、材料科学、农药残留、食品及药物检测等多个领域。

目标测试

答案解析

一、单选题

1. 液-液萃取是利用各组分间的（　　）差异来分离液体混合液的。

　A. 挥发度　　　　B. 离散度　　　　C. 溶解度　　　　D. 密度

2. 萃取剂的选用，首要考虑的因素是（　　）。

　　A. 萃取剂回收的难易　　　　　　　　B. 萃取剂溶解能力的选择性

　　C. 萃取剂的价格　　　　　　　　　　D. 萃取剂的稳定性

3. 萃取剂的选择性系数越大，说明该萃取操作越（　　）。

　　A. 容易　　　　　B. 不变　　　　　C. 困难　　　　　D. 无法判断

4. 用 CCl_4 萃取碘的饱和水溶液中的碘，下列说法中不正确的是（　　）。

　　A. 碘的 CCl_4 溶液呈紫红色

　　B. 碘在 CCl_4 中的溶解度比在水中的溶解度大

　　C. 萃取时，要充分振荡混合液体并适当旋转活塞以排气减压

　　D. 分液时，水从分液漏斗下口流出，碘的 CCl_4 溶液从漏斗上口倒出

5. 现有三组溶液：①汽油和氯化钠溶液；②39%的乙醇溶液；③氯化钠和单质溴的水溶液。分离以上各混合液的正确方法依次是（　　）。

　　A. 分液、萃取、蒸馏　　　　　　　　B. 萃取、蒸馏、分液

　　C. 分液、蒸馏、萃取　　　　　　　　D. 蒸馏、萃取、分液

二、判断题

1. 等量的萃取剂，分多次萃取的效果优于一次萃取。（　　）

2. 通常，温度升高，液体的互溶度增大，有利于萃取操作。（　　）

3. 连续提取时，烧瓶内溶剂的总量一般不超过烧瓶容积的2/3。（　　）

三、简答题

1. 在分液漏斗中用一种有机溶剂提取水溶液中的某物质，静置分层后，不知道哪一层液体是"水层"。试设计一种简便的判断方法进行判断。

2. 萃取剂的选用应注意哪些事项？

3. 简述固－液萃取常用的方法。

书网融合……

　　　　本章小结　　　　　　　　微课　　　　　　　　题库

第十二章　蒸发、浓缩与升华

PPT

> ### 学习目标
>
> **知识目标**
>
> **1. 掌握**　实验室常用蒸发、浓缩与升华的基本方法、基本操作和注意事项。
>
> **2. 熟悉**　实验室蒸发、浓缩与升华的常用装置、设备。
>
> **3. 了解**　蒸发、浓缩与升华的基本原理。
>
> **能力目标**　通过本章的学习，具备蒸发、浓缩与升华实验的基本操作技能；培养实事求是的科学态度和准确细致、整洁的良好实验习惯以及科学的思维方式。

浓缩是指从溶液中除去部分溶剂以提高溶液中溶质浓度的操作过程。蒸发是指利用溶质和溶剂挥发度的差异，通过加热使溶液沸腾，使其中一部分溶剂气化、除去的过程，是溶液浓缩的方法之一。某些物质在固态时具有相当高的蒸气压，加热时，不经过液态而直接气化，这个过程称为升华；蒸气受到冷却又直接冷凝成固体，这个过程称为凝华。蒸发、浓缩与升华都是以热量传递为特征的单元操作，是分离、纯化物质的常用方法。

一、蒸发、浓缩

当溶液很稀而待纯化物质的溶解度又大时，为了能从溶液中析出该物质的晶体，需要对溶液进行蒸发、浓缩；或当提取液体积很大时，也需要对提取液进行蒸发、浓缩，便于后续分离、纯化等处理。蒸发与浓缩可在常压、加压和减压（真空）状态下进行。实验室常用的蒸发浓缩器材及设备有蒸发皿、旋转蒸发仪、氮吹仪等。

（一）蒸发皿直接蒸发

在一般实验中，当需蒸发溶液体积较小时，可在蒸发皿中直接蒸发。对于非可燃性溶液，若溶液很稀，物质的热稳定性又较好时，蒸发皿可以放置在石棉网上用酒精灯或煤气灯直接加热蒸发，如图12－1所示，待溶液变浓时再转移至水浴上加热蒸发；对于可燃性有机溶液，若溶液较浓，物质的热稳定性较差时，则应在通风橱内用水浴间接加热蒸发。

操作中的注意事项如下。

1. 蒸发皿中所盛放溶液的体积最多不要超过蒸发皿容积的2/3，如果溶液量较多，可随水分的蒸发不断添加液体。

2. 在蒸发时应当尽量小心控制加热温度，避免溶液暴沸、迸溅。

3. 在蒸发过程中，应该用玻棒不停地进行搅拌，使溶液受热均匀，防止暴沸，同时也可使析出的晶体颗粒较小、纯度更高。

4. 不能将溶液蒸发至干，当看到蒸发皿中有大量溶质析出后，除应该用玻棒继续地不停搅拌外，

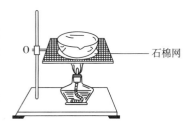

石棉网

图 12－1　蒸发皿使用示意图

蒸发皿与蒸发操作

还应撤去酒精灯或其他加热源。

5. 不宜在蒸发皿中浓缩氢氧化钠等强碱的溶液，以免蒸发皿内壁的釉面受到严重的腐蚀。

6. 应该用坩埚钳夹住蒸发皿取放，同时防止骤冷。

（二）旋转蒸发仪

当待浓缩的溶液体积较大且需要对溶剂进行回收处理时，常需要借助蒸馏装置进行溶液的浓缩和溶剂的回收。旋转蒸发仪是实验中最常用的溶剂浓缩和回收的仪器设备，辅助设备为真空泵。基本原理是减压蒸馏。减压蒸馏可降低液体的沸点，利用旋转蒸发仪可使常压蒸馏时未达到沸点就会受热分解、氧化或聚合的物质在分解之前蒸馏出来；通过电机带动旋转瓶"旋转"，可以使溶剂在旋蒸瓶上形成薄膜，增大蒸发面积；同时在高效冷却器的作用下，可将热蒸气迅速液化，加快蒸发速率。该法具有蒸发速率快、处理样品量大、整个过程可见、易控制的优点，主要应用于萃取液的浓缩、有机物提取、色谱分离接收液的蒸馏等。

1. 仪器组成　旋转蒸发仪（图 12 - 2）由加热锅、旋转马达、蒸馏瓶、冷凝器、真空泵和接收瓶六部分组成。现代设备通常增加数字控制真空泵以及数字显示加热温度甚至蒸气温度等功能。

（1）加热锅　水浴或蒸气浴，其中，水浴较常见。

（2）旋转和升降马达　主要用于带动蒸馏烧瓶旋转和在加热锅中升降。

（3）蒸馏瓶　带标准磨口接口（24 号）的茄形或圆底烧瓶，通过冷凝器与真空泵相连。蒸馏时由旋转马达带动旋转。

（4）冷凝器　蛇形冷凝管较常见。对特别难蒸馏的样品，包括易产生泡沫的样品，也可配置特殊冷凝管。冷凝管的一个开口与蒸馏瓶相连，另一开口与接收瓶相连；上端接头接真空泵，两个外接头接冷凝水；下口进水，上口出水。冷凝水一般用流动的自来水，温度越低，效果越好。

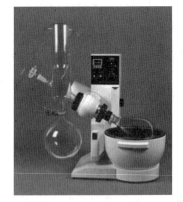

图 12 - 2　旋转蒸发仪

（5）真空泵　常见的真空泵有水喷射泵和机械真空泵，主要用于降低系统气压。通过冷凝管与蒸馏瓶相连，在冷凝管与减压泵之间有一个三通活塞，可调节体系与大气或真空泵相通。当体系与大气相通时，可将蒸馏瓶和接收瓶取下，转移溶剂；当体系与真空泵相通时，体系处于减压状态。

（6）接收瓶　带磨口，与冷凝器相连，用于接收被蒸出的有机溶剂。

2. 操作规程

（1）连接并固定好仪器，易脱滑的位置应使用特制的夹子夹住。

（2）在旋转瓶中加入待蒸馏液体，体积不能超过旋转瓶容积的1/2。装好旋转瓶和接收瓶，用卡口卡牢。

（3）打开冷凝水。

（4）打开真空泵电源，关闭真空活塞，抽真空。待旋转瓶吸住后，用升降控制开关将其置于水浴锅内。

（5）先将旋转蒸发仪的调速旋钮左旋至最小，再打开旋转蒸发仪的电源，将调速旋钮慢慢往右旋，调整至所需转速。一般大旋转瓶用中、低速；黏度大的溶液用较低转速。

（6）水浴加热，根据旋转瓶内待蒸馏液体的沸点设定加热温度。

（7）在设定温度和负压下旋转蒸发。

（8）蒸馏完毕后，用升降控制开关使旋转瓶离开水浴锅；关闭调速旋钮，停止旋转；打开真空活塞，使体系连通大气；取下旋转瓶和接收瓶；关闭真空泵、冷凝水和旋转蒸发仪的电源。

3. 注意事项

（1）安装前，各磨口、密封面、密封圈和接头均应涂一层真空脂。使用过程中，若活塞不灵活，也应涂凡士林或真空脂。

（2）玻璃仪器应轻拿轻放，安装前应洗净、干燥。旋转瓶应使用圆底烧瓶或茄形瓶，因其耐压、受力、受热均匀，不易损坏。其中，茄形瓶的旋瓶效率最好。不能用三角瓶和平底瓶。

（3）水浴锅通电前必须加水，禁止无水干烧。最好加蒸馏水，自来水应经常更换，以免锅内结水垢。若已结水垢，应及时清除，以免影响恒温效果。

（4）使用时，应先减压，再打开调速旋钮，转动旋转瓶；结束时，应先关闭调速旋钮，停止旋转，再通大气，以免旋转瓶在转动中脱落。

（5）加热时，应使旋转瓶缓缓受热。蒸馏速度不可太快，以免造成"冲、冒"等事故。为防止溶液冲出或溶剂流回圆底烧瓶，可在圆底烧瓶与转动的磨口间加缓冲瓶。

（6）若真空度达不到要求，应检查：①各接头、接口是否密封良好；②密封圈、密封面是否有效，当真空度达不到 80kPa 时，应及时更换密封圈，以免损坏机器；③主轴与密封圈之间的真空脂是否涂好；④真空泵及其皮管是否漏气；⑤玻璃仪器是否有裂缝、碎裂、损坏的现象。

（7）某些待浓缩液体如乙醇和水的沸腾，会导致应收集的溶剂损失，这时可在蒸馏过程的混匀阶段，通过小心调节真空泵的工作强度或水浴锅的温度来防止沸腾；也可向待蒸馏液体中加入防沸颗粒。

（8）工作完毕或暂停工作，应先通大气，再关闭真空泵，以防真空泵内污水倒流。

》》 知识链接

多效蒸发

多效蒸发是将前效的二次蒸汽作为下一效加热蒸汽的串联蒸发操作。在多效蒸发中，各效的操作压力、相应的加热蒸汽温度与溶液沸点应依次降低。多效蒸发装置见图 12-3。

特点：节约加热蒸汽。

缺点：装置易发生结垢、腐蚀等问题。

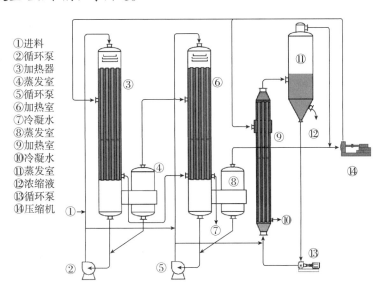

①进料
②循环泵
③加热器
④蒸发室
⑤循环泵
⑥加热室
⑦冷凝水
⑧蒸发室
⑨加热室
⑩冷凝水
⑪蒸发室
⑫浓缩液
⑬循环泵
⑭压缩机

图 12-3 多效蒸发装置示意图

二、升华

升华是纯化固体有机化合物的一种方法。不同固体物质的升华难易程度不同。利用升华可除去不挥发的杂质或分离不同挥发度的固体混合物，对于易潮解、易与溶剂缔合以及在溶剂中易离解的固体物质，用这种方法的提纯效果较好。通过升华所得固体物质的纯度较高，但其操作时间长，损失大，所以仅适合实验室纯化少量物质。

根据操作时压力的大小，升华操作可分为常压升华与减压升华两种。

（一）常压升华

简单的升华装置由一个瓷蒸发皿和一个倒盖在其上的漏斗组成，如图12－4a所示。

将待升华物放置在蒸发皿中，铺匀；上面覆盖一张直径略大于漏斗底口并扎有许多小孔的滤纸；将一个直径比蒸发皿稍小的漏斗倒扣在蒸发皿上，在漏斗的颈部疏松地塞一些玻璃毛或棉花，以减少蒸气逃逸。在石棉网、砂浴或其他热浴上慢慢加热蒸发皿，小心调节和控制浴温低于被升华物质的熔点，升华物质的蒸气可通过滤纸小孔上升，冷却后凝结在滤纸或漏斗壁上。必要时漏斗壁可用湿布冷却。升华结束后，先移去热源，稍冷后，小心拿下漏斗，轻轻揭开滤纸，将凝结在滤纸正、反两面和漏斗壁上的晶体刮到干净表面皿上。

待升华物量较多时，升华可以在烧杯中进行，如图12－4c所示。烧杯上放置通冷却水的烧瓶，烧杯下用热源加热，样品升华后，蒸气在烧瓶底部凝结成晶体。在空气或惰性气体（常用氮气）流中进行升华的最简单装置如图12－4b所示。在三角烧瓶上装一打有两个孔的塞子，一孔插入玻管，导入气体；另一孔装一接液管。接液管大的一端伸入圆底烧瓶颈，瓶口塞一点玻璃毛或棉花。开始升华时即通入气体，把物质蒸气带走，凝结在用冷水冷却的烧瓶内壁上。

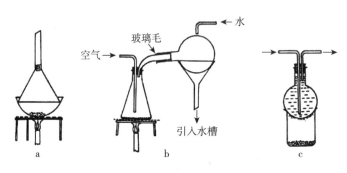

图 12－4　常压升华装置

（二）减压升华

对于在常压下不能升华或升华很慢的物质，常在减压状态下升华。图12－5为常用减压升华装置。

将待升华物放在吸滤管中，在其上口安装"指型冷凝器"（冷凝指），紧密塞住管口，然后接通冷凝水，将抽气口与真空泵（油泵）相接，利用真空泵（油泵）减压。将吸滤管浸在水浴、油浴或其他热浴中加热，使之升华，冷凝后的物质将凝聚在"冷凝指"的底部。升华完成后，小心拆卸"冷凝指"，避免上面凝聚的升华产物脱落损失。

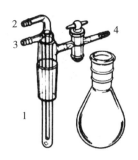

图 12－5　减压升华装置

1. 指型冷凝管　2. 进水口　3. 出水口　4. 接减压泵

（三）注意事项

无论常压升华还是减压升华，操作中均应注意以下几点。

（1）在任何情况下，升华温度都应低于物质的熔点。

（2）在升华过程中，加热都应尽可能保持在所需要的温度，一般常用水浴、油浴等热浴进行加热。

（3）从升华室到冷却面的距离应尽可能短，以便获得高的升华速度。

（4）尽可能研细待升华物，提高升华效率。

（5）提高升华温度虽能加快升华速度，但会使产物晶体变小且纯度降低。

目标测试

答案解析

一、多选题

1. 关于升华的操作，叙述正确的是（　　）。

　　A. 若加热到熔点时还没有升华现象出现，可以继续升温

　　B. 用砂浴小心加热，控制浴温达到熔点，使其慢慢升华

　　C. 将升华物研细可以提高收率

　　D. 如果晶体不能及时析出，可在玻璃漏斗外面用湿布冷却

2. 下列关于升华的叙述中，正确的是（　　）。

　　A. 升华方法有常压升华和减压升华两种

　　B. 与重结晶相比，升华过程不使用溶剂，产品纯度不如重结晶

　　C. 升华是指物质从固态不经过液态而直接变成气态的相变过程

　　D. 咖啡因的提取实验采用的是减压升华的方法

3. 关于旋转蒸发仪的操作，叙述正确的是（　　）。

　　A. 蒸馏烧瓶内的溶液体积不得超过容积的 50%

　　B. 开启水泵后，马上就可开启旋转

　　C. 根据需要旋蒸溶剂的沸点，设定合适的水浴温度

　　D. 使用完毕，需先停止旋转，再解除真空，待真空表读数为 0 时，取下烧瓶

二、判断题

1. 旋转蒸发仪操作中，开始时，先开通水泵，再使系统关闭大气，真空压上升后再旋转。（　　）

2. 旋转蒸发仪操作中，蒸馏瓶中的液体最好不要超过容积的 50%。（　　）

3. 旋转蒸发仪操作中，真空压不够时，加速旋转可能使旋转的蒸馏瓶脱落。（　　）

4. 结束旋转蒸发操作后，应该先关闭真空泵，再断开泵与仪器的连通。（　　）

5. 升华前，必须把要精制的物质充分干燥，这时可用小火直接翻炒至干燥。（　　）

三、简答题

1. 旋转蒸发仪的使用应注意哪些事项？

2. 升华实验应注意哪些事项？

书网融合……

本章小结

题库

第十三章　结晶和重结晶

PPT

学习目标

知识目标

1. **掌握**　结晶和重结晶的基本方法、操作及注意事项。
2. **熟悉**　重结晶溶剂的选择原则及选择方法。
3. **了解**　常用的结晶和重结晶溶剂的性质。

能力目标　通过本章的学习，具备结晶和重结晶实验操作的基本能力，以及灵活运用结晶和重结晶方法解决纯化固体物质实际问题的能力。

由于化学反应或自然界中得到的产物往往是不纯的，可能夹杂一些副产物、未反应的原料、溶剂和催化剂等其他杂质，必须加以分离、纯化。而结晶和重结晶是纯化固体物质最常用的方法之一，也是药学研究必须掌握的一项基本技能。

第一节　结　晶

结晶是根据混合物内各组分在某种溶剂中溶解度的不同，通过蒸发减少溶剂或降低温度使溶解度变小，从而使晶体析出的方法。常见的结晶方法一般有蒸发溶剂法和冷却热饱和溶液法（降温结晶）两种。

一、蒸发溶剂法

该方法适用于温度对溶解度影响不大的物质。如当 NaCl 和 KNO_3 的混合物中 NaCl 多而 KNO_3 少时，即可采用此法，先分离出 NaCl，再分离出 KNO_3。沿海地区"晒盐"就是利用这种方法。具体操作见第十二章。

二、冷却热饱和溶液法

该方法适用于随温度升高溶解度变化较大的物质。其操作步骤是选择合适的溶剂，加热至溶剂沸腾，将待提纯产物溶解，制成近饱和溶液；将沸腾溶液趁热过滤，除去不溶性杂质；将滤液冷却，析出晶体；减压过滤，使晶体与母液分离，与可溶性杂质分离；以少量溶剂洗涤晶体，除去附着的母液；干燥晶体即得。

溶液的过饱和度，与晶核生成速率和晶体生长速率都有关系，因而对结晶产品的粒度及其分布有重要影响。在低过饱和度的溶液中，晶体生长速率与晶核生成速率的比值较大，因而所得晶体较大，晶形也较完整，但结晶速率很慢。在实验室中为获得较大的完整晶体，常使用缓慢降低温度、减慢结晶速率的方法。

膜结晶技术

　　膜结晶是一种耦合膜蒸馏与结晶的新型分离技术。膜蒸馏通过疏水性微孔膜将两种不同温度的溶液分开，利用膜孔两侧气相中组分的分压差作为传质驱动力，从而完成传质的膜分离。膜结晶利用膜蒸馏脱除结晶母液中的溶剂，使之达到过饱和从而析出晶体结晶。在普通的结晶过程中，溶剂的蒸发与溶质的结晶出现在同一位置，由于料液表面与料液主体存在温差，难以得到均一性很好的晶体。膜结晶中，溶剂蒸发和溶质结晶可以分别进行，溶剂蒸发在膜蒸馏器内进行，通过控制条件可以使膜蒸馏器内不发生结晶，溶质结晶过程在单独的结晶器中进行，由于进入结晶器的料液具有适当的过饱和度，可以得到具有很好的粒度分布和很高纯度的晶体，避免了常规结晶所需要的晶体后续处理。膜结晶技术操作条件温和、能耗较低、易于操作，因而广泛应用于无机盐分子精制、海水淡化、废水中盐的回收以及生物大分子结晶过程。

第二节　重结晶

　　如果第一次结晶所得物质的纯度不符合要求，可进行重结晶。重结晶是指将晶体溶于溶剂或熔融以后，利用杂质和结晶物质在不同溶剂和不同温度下的溶解度不同，又重新从溶液或熔体中结晶的过程。重结晶可以使不纯净的物质获得纯化，从而获得高纯度的晶体。

一、溶剂的选择

　　选择合适的溶剂是重结晶的关键。

（一）理想的溶剂必须具备的条件

　　1. 不与待纯化的物质发生化学反应。例如醇类化合物不宜用作酯类化合物结晶和重结晶的溶剂，也不宜用作氨基酸盐结晶和重结晶的溶剂。

　　2. 对待纯化物质，较高温度时具有较大的溶解能力，而在较低温度时的溶解能力大大减小。

　　3. 待纯化物质中存在杂质的溶解度较大，使杂质在待纯化物质结晶和重结晶时留在母液中，不随晶体一同析出；或是溶解度甚小，杂质在待纯化物质加热溶解时很少溶解，在热过滤时除去。

　　4. 选择溶剂的沸点不宜过高，以免该溶剂在结晶和重结晶时附着在晶体表面而不容易除尽。

　　5. 能析出较好的晶体。

　　6. 无毒或毒性很小，便于操作，价廉易得。

（二）常用的重结晶溶剂

　　用于重结晶的常用溶剂有水、甲醇、乙醇、异丙醇、丙酮、乙酸乙酯、三氯甲烷、冰醋酸（无水乙酸）、二氧环己烷、四氯化碳、苯、石油醚等。此外，甲苯、硝基甲烷、乙醚、二甲基甲酰胺、二甲基亚砜等也常使用（表13-1）。二甲基甲酰胺和二甲基亚砜的溶解能力强，当找不到其他适用的溶剂时，可以试用。但溶质往往不易从溶剂中析出结晶，且沸点较高，晶体上吸附的溶剂不易除去，是其缺点。乙醚虽是常用的溶剂，但是若有其他适用的溶剂时，最好不用乙醚。一方面，乙醚易燃、易爆，使用时危险性特别大，应特别小心；另一方面，乙醚易沿壁爬行挥发而使待纯化物质在瓶壁上析出，以致影响结晶的纯度。

表 13 – 1　常用的结晶、重结晶溶剂

溶剂名称	沸点（℃）	密度	冰点（℃）	与水的混溶性	易燃性
水	100.0	1.00	0	+	–
甲醇	64.96	0.79	<0	+	+
95% 乙醇	78.1	0.79	<0	+	+ +
冰醋酸	117.9	1.05	16.7	+	+
丙酮	56.1	0.79	<0	+	+ + +
乙醚	34.6	0.71	<0	–	+ + + +
石油醚	30 ~ 60 60 ~ 90	0.68 ~ 0.72	<0 <0	– –	+ + + + + + + +
环己烷	80.8	0.78	4 ~ 7	–	+ + + +
苯	80.1	0.88	<0	–	+ + + +
甲苯	110.6	0.87	<0	–	+ + + +
乙酸乙酯	77.1	0.90	<0	–	+ + +
二氧环己烷	101.3	1.03	11.8	+	+ + + +
二氯甲烷	40.8	1.34	<0	–	0
二氯乙烷	83.8	1.25	<0	–	+ + + +
三氯甲烷	61.2	1.49	<0	–	0
四氯甲烷	76.8	1.58	<0	–	0

（三）溶剂的选择方法

1. 根据"相似相溶"原理选择溶剂时必须了解待纯化物质的结构，因为溶质往往易溶于与其结构相近的溶剂。极性物质易溶于极性溶剂，而难溶于非极性溶剂；相反，非极性物质易溶于非极性溶剂，而难溶于极性溶剂。这个溶解度的规律对实验工作有一定的指导作用。适用溶剂的最终选择，只能用试验的方法来确定。

2. 通过预实验确定。经常采用以下试验方法选择合适的溶剂：取 0.1g 目标物质于一小试管中，滴加约 1ml 溶剂，加热至沸。若完全溶解，且冷却后能析出大量晶体，这种溶剂一般认为可以使用。对于不同种类的溶剂，冷却后能析出最多量晶体的溶剂，一般可认为是最合适的。如样品在冷时或热时，都能溶于 1ml 溶剂中，则这种溶剂不可以使用。若样品不溶于 1ml 沸腾溶剂中，再分批加入溶剂，每次加入 0.5ml，并加热至沸，总共用 3ml 热溶剂，若样品仍未溶解，这种溶剂也不可以使用。若样品溶于 3ml 以内的热溶剂中，冷却后仍无结晶析出，则这种溶剂也不可以使用。

若不能选择出一种单一的溶剂对待纯化物质进行结晶或重结晶，则可应用混合溶剂。混合溶剂一般是由两种可以任意比例互溶的溶剂组成，其中一种溶剂较易溶解待纯化物质，另一种溶剂较难溶解待纯化物质。一般常用的混合溶剂有：乙醇 – 水、乙醇 – 乙醚、乙醇 – 丙酮、乙醇 – 三氯甲烷、二氧环己烷 – 水、乙醚 – 石油醚、三氯甲烷 – 石油醚等。最佳复合溶剂的选择，必须通过上述预实验方法来确定。

二、重结晶操作步骤及注意事项

（一）溶剂的选择

依据"相似相溶"原理并通过试验的方法来确定适用溶剂。表 13 – 2 可供选择溶剂时参考。

表 13-2　溶剂选择参考

物质的类别	溶解度大的溶剂
烃（疏水性）	烃、醚、卤代烃
卤代烃	醚、醇、烃
酯	酯
酮	醇、二氧环己烷、冰醋酸
酚	乙醇、乙醚等有机溶剂
酰胺	醇、水
低级醇	水
高级醇	有机溶剂
盐（亲水性）	水

（二）待纯化物质的溶解

通常在锥形瓶中进行重结晶操作。将待重结晶的物质放入锥形瓶，若使用易挥发或易燃的溶剂，锥形瓶上应安装回流冷凝管，在水浴中加热。先从冷凝管上口加入少量溶剂，加热至沸腾，然后逐渐添加溶剂并保持微沸，直至待纯化物质全部溶解为止。在此过程中要注意，不要因为重结晶的物质含有不溶解的杂质而加入过量的溶剂，否则会影响收率。

溶剂的用量应从两方面考虑：一方面，为减少溶解损失，应尽可能避免过量；另一方面，若溶剂量过少，会使溶液在热过滤时因温度降低和溶剂挥发造成过多结晶在滤纸上析出而降低收率。因此，综合考虑，一般认为溶剂过量 20% 为宜。

（三）热不溶性杂质的除去

热溶液中若还含有不溶物，应使用短而粗的玻璃漏斗或保温漏斗趁热过滤。过滤使用菊花形滤纸，过滤时可用表面皿覆盖漏斗（凸面向下），以减少溶剂的挥发。

溶液中若有不应出现的颜色，待溶液稍冷后可加入活性炭，煮沸 5min 左右脱色，然后趁热过滤。活性炭的用量以能完全除去颜色为度，采取少量逐次加入的方式，过滤中应防止活性炭进入滤液。

（四）晶体的析出

将收集的热滤液静置缓慢冷却（一般要几小时后才能完全），不要快速冷却滤液，因为这样形成的结晶会很细、表面积大、吸附的杂质多。有时晶体不易析出，则可用玻棒摩擦器壁，或加入少量该溶质的结晶而引入晶核，不得已时也可放置于冰箱中以促使晶体较快地析出。

如果溶液冷却后不析出晶体而得到油状物，可重新加热，至形成澄清的热溶液后，任其自行冷却，并不断用玻棒搅拌溶液，摩擦器壁或投入晶种，以加速晶体的析出。若仍有油状物开始析出，应立即剧烈搅拌，使油滴分散。

（五）晶体的收集和洗涤

晶体全部析出后，用减压过滤法将结晶和溶液分离，所得滤液称为母液，瓶中残留的结晶可用少量母液冲洗数次并转移至布氏漏斗中，把母液抽尽，必要时可用玻璃塞或镍刮刀将结晶压紧，以便抽干结晶吸附的含杂质的母液。然后打开安全瓶活塞停止抽气，滴加少量的洗涤液。如果结晶较多且又紧密，加入洗涤液后，可用镍刮刀将结晶轻轻掀起并加以搅动（切勿使滤纸松动或破裂），使全部结晶湿润，然后抽干以增加洗涤效果。用刮刀将结晶移至干净的表面皿上进行干燥。

（六）晶体的干燥

在测定熔点前，晶体必须充分干燥，否则测定的熔点会偏低。固体干燥的方法很多，要根据重结晶所用溶剂及结晶的性质来选择。

1. 空气晾干：对于不吸潮的低熔点物质，在空气中干燥是最简单的干燥方法。

2. 烘干：对于对空气和温度稳定的物质可在烘箱中干燥，烘箱温度应比被干燥物质的熔点低 15 ~ 20℃)。

3. 用滤纸吸干：此方法易将滤纸纤维污染到固体物上。

4. 置于干燥器中干燥。

目标测试

答案解析

一、单选题

1. 重结晶时，活性炭所起的作用是（　　）。

　　A. 脱色　　　　　　　　B. 脱水　　　　　　　　C. 促进结晶　　　　　　D. 脱脂

2. 重结晶是为了（　　）。

　　A. 提纯液体　　　　　　B. 提纯固体　　　　　　C. 固液分离　　　　　　D. 三者都可以

3. 关于重结晶操作，表述错误的是（　　）。

　　A. 如果筛选不到一种合适的单一溶剂，可考虑使用混合溶剂

　　B. 如果结晶不能自行析出，可用玻棒摩擦溶液液面下的容器器壁

　　C. 使用活性炭时，可将活性炭加到沸腾的溶液中

　　D. 粗产物溶于溶剂后成为透明、颜色甚浅的溶液，可不必用活性炭处理

二、填空题

1. 结晶的方法一般有_____和_____两种。

2. 在实验室中为获得较大的完整晶体，常使用_____方法。

3. 重结晶选择溶剂时，必须了解待纯化物质的结构，并根据_____原理选择合适的溶剂。

4. _____与晶核生成速率和晶体生长速率都有关系，对结晶产品的粒度及其分布有重要影响。

三、简答题

1. 重结晶时，溶剂为什么既不能用太多，也不能用太少？

2. 若冷却过程中不结晶，应如何处理？出现油状物要如何处理？

3. 重结晶的理想溶剂应具备哪些条件？

书网融合……

本章小结　　　　　　　题库

第十四章 蒸馏与分馏

PPT

> 学习目标
>
> **知识目标**
>
> **1. 掌握** 常压蒸馏、水蒸气蒸馏、减压蒸馏和简单分馏的基本原理、操作方法和注意事项。
>
> **2. 熟悉** 精馏的基本原理；操作方法和注意事项。
>
> **3. 了解** 分子蒸馏的基本原理；亚沸蒸馏、平衡蒸馏的基本概念。
>
> **能力目标** 通过本章的学习，具备蒸馏和分馏实验操作的基本技能；树立科学思维及辩证唯物主义的观念，在科学探究中培养创新精神。

蒸馏和分馏是理化实验中进行分离和纯化最常用和最基本的操作技术之一，其中，蒸馏主要用于分馏沸点差别较大的液体混合物，液体混合物沸点比较接近的混合物应采用分馏的方法。蒸馏与分馏（包括基本原理、实验装置和操作方法）是理化实验中必须掌握的一项基本技能。

第一节 蒸 馏

蒸馏是指利用液体混合物中各组分挥发性的差异而将各组分分离的传质过程。其主要包括蒸发（将液体加热沸腾，使之蒸发产生蒸气）和冷凝（将产生的蒸气导入冷凝管，冷却凝结成液体）两个过程。

蒸馏主要用于以下几方面：分离各组分的沸点相差较大（至少相差30℃）的液体混合物；含少量杂质的物质的提纯；测定纯液体化合物的沸点；回收溶剂；蒸出部分溶剂以浓缩溶液。相对于萃取、吸收等分离手段，蒸馏的优点是不需使用系统组分以外的其他溶剂，因而保证不会引入新的杂质。蒸馏的缺点是能耗大，而且在实验过程中会产生大量的气体或液体。

常用的蒸馏方法主要包括常压蒸馏、减压蒸馏、水蒸气蒸馏，此外还有分子蒸馏、亚沸蒸馏、平衡蒸馏等。

一、常压蒸馏

常压蒸馏是指在常压下将液体加热至沸腾，使液体变为蒸气，然后再使蒸气冷却凝结为液体进入另一容器的过程。主要适用于被蒸馏物质的沸点不是很高（40~150℃）且受热后不会发生分解的情况。

（一）基本原理

将液体加热至沸腾，使液体变为蒸气，然后使蒸气冷却，再凝结为液体，即蒸发和冷凝，这两个过程的联合操作称为蒸馏。通过蒸馏，可将易挥发和不易挥发的物质分离开来，也可将沸点不同的液体混合物分离开来。一般沸点较低的物质先蒸出，沸点较高的物质后蒸出，不挥发的物质留在蒸馏瓶内，这样即可达到分离和提纯的目的。但液体混合物中各组分的沸点必须相差很大（至少相差30℃），才能取得较好的分离效果。

（二）仪器和装置

常压蒸馏装置主要由热源、蒸馏瓶、冷凝管和接收器四部分组成。热源将蒸馏烧瓶内的液体加热气化，蒸气经支管进入冷凝管，继而在冷凝管中冷凝为液体，最后被接收器接收。其装置安装拆卸详见第二章。

1. 热源 热源的类型应根据待蒸馏液体的易燃程度、沸点和黏度进行选择。若待蒸馏液体不易燃，可在蒸馏瓶下放置一块石棉网，直接用明火（如酒精灯、煤气灯、电炉等）加热。若待蒸馏液体易燃，如乙醚，不能用明火加热，而应采用热浴。其中，若沸点在100℃以下，应采用沸水浴；若沸点在100～250℃，应采用油浴；若沸点再高，应采用砂浴。若待蒸馏液体很黏稠或含较多的固体物质，加热时易发生局部过热和暴沸现象，加入的沸石也往往失效，此时也可采用热浴间接加热，并保持浴温不要超过待蒸馏液体沸点20℃，这样不但可大大减少瓶内液体中各部分之间的温差，而且可使蒸气的气泡不仅从瓶底部上升，也可沿着液体的边沿上升，因而可大大减少过热的可能。

2. 蒸馏瓶 一般为圆底烧瓶，其大小应根据待蒸馏液体的量进行选择，一般应使液体的体积占瓶容积的1/3～2/3。若装入的液体量过多，加热到沸腾时，液体可能冲出或液体飞沫被蒸气带出而混入馏出液；反之，若装入的液体量太少，蒸馏结束时相对会有较大部分的液体残留在瓶内不能蒸出。

3. 冷凝管 根据冷凝方式，可分为空气冷凝管（图14-1a）和水冷凝管两种。其中，水冷凝管根据形状又可分为直形冷凝管（图14-1b）、球形冷凝管（图14-1c）和蛇形冷凝管（图14-1d）三种。

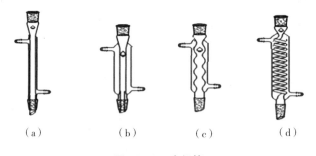

（a） （b） （c） （d）

图14-1 冷凝管

（a）空气冷凝管 （b）直形冷凝管 （c）球形冷凝管 （d）蛇形冷凝管

冷凝管的类型应根据待蒸馏液体的沸点进行选择，各种冷凝管的适用范围见表14-1。若沸点低于140℃，应使用直形水冷凝管；若高于140℃，应使用空气冷凝管，因为使用直形水冷凝管会由于液体蒸气温度较高而使冷凝管接头处炸裂；若沸点很低，应使用蛇形冷凝管；但蒸馏一般不使用球形冷凝管，因为球的凹处会积存馏出液，使不同组分的分离变困难，难以保证所需产物的纯度。

表14-1 冷凝管的类型和适用范围

类型		适用范围	
		蒸馏	回流
空气冷凝管		适用于沸点大于140℃的液体	不适用
水冷凝管	直形冷凝管	适用于沸点小于140℃的液体	不适用
	球形冷凝管	不适用	适用于各种沸点的液体
	蛇形冷凝管	适用于沸点很低的液体	适用于沸点较低的液体

4. 接收器 主要由接液管和接收容器两部分组成。接收容器通常为锥形瓶、圆底烧瓶或梨形瓶等。

（三）操作和注意事项

常压蒸馏的操作步骤主要包括：安装装置→加料→接通冷凝水→加热→蒸馏和接收馏分→停止加

热→关闭冷凝水→拆除装置。

1. 安装装置　首先应选择合适规格的仪器，然后进行安装。安装顺序为自下而上、由左至右，先放好热源，然后根据所用热源依次安装：三脚架或铁圈（电炉可不用）→石棉网（水浴可不用）→蒸馏瓶→温度计→冷凝管→接液管→锥形瓶。具体安装操作详见第二章。

2. 加料

（1）将待蒸馏的液体通过颈长大于瓶口至支管间长度的玻璃漏斗，或直接沿支管对面的瓶颈壁倒入蒸馏瓶，切勿倒入支管，以免污染馏出液。

（2）加入几粒沸石或毛细管，可消除液体在加热过程中出现的过热现象，保证沸腾的平稳，防止暴沸。

（3）塞上带温度计的塞子或带磨口的温度计套管。

3. 加热　加热前应先接通冷凝水，使冷凝管下口进水、上口出水，并保证套管中充满水。选择合适的热源开始加热，最初用小火，然后慢慢增大火力。切勿对未被液体浸盖的蒸馏烧瓶壁或瓶颈进行加热，否则沸腾的液体将产生过热蒸气，使温度计所示温度高于沸点温度。若使用热浴，在整个蒸馏过程中应随时添加浴液，以保持浴液液面超过瓶中液面至少1cm。加热过程中，液体逐渐沸腾，蒸气逐渐上升，温度计的读数也略有上升。当蒸气的顶端到达温度计水银球部位时，温度计读数急剧上升。

4. 蒸馏

（1）适当调小加热速度，如调小火焰或调小加热电炉的电压等，使加热速度略为下降，蒸气顶端可停留在原处使瓶颈上部和温度计受热，让温度计水银球上凝聚的液滴和蒸气在温度上达到平衡，此时温度计读数趋于稳定。

（2）调节加热速度，控制馏出液的速度为每秒1~2滴。若蒸馏速度太慢，温度计的水银球不能被蒸气充分浸润，致使由温度计上读出的沸点偏低或不规则。反之，若蒸馏速度太快，蒸馏瓶颈部过热，一部分蒸气直接接受火焰的热量，致使读出的沸点偏高；同时，由于蒸气带有较多的微小液滴，会使馏出液组成不纯。

（3）记下第一滴馏出液的温度。

（4）接收前馏分，同时观察温度计读数。前馏分也称为馏头，是指沸点比所需馏分沸点低的物质。

（5）当温度计读数到达所需馏分的温度并趋于稳定后，换另一锥形瓶进行接收。记录此时的温度和最后一滴馏出液流出时的温度，即为该馏分的沸程。此段时间，温度计的读数基本保持不变或只有很小升高。

（6）若馏出液的沸点较低，甚至接近室温，为避免挥发，应将锥形瓶放在冷水浴或冰水浴中冷却。

（7）若蒸馏过程中需向瓶中加入液体，应先停止加热，但不得中断冷凝水，待液体温度恢复至室温后，加入液体并补加沸石。

5. 结束蒸馏　当所需馏分全部蒸出后，若依然维持原来的加热温度，不会再有馏分蒸出，温度计读数会骤然下降，此时应停止蒸馏。切记无论待蒸馏液体的性质和纯度如何，即使高沸点杂质含量极少，也绝不能将液体蒸干，以免蒸馏瓶破裂或发生其他意外事故。若继续升高加热温度，因一般液体或多或少含有一些高沸点杂质，温度计读数会显著上升。

蒸馏结束后，应先停止加热，移去热源，待仪器冷却后，再关闭冷凝水，然后按安装装置的相反顺序拆除装置，即先取下锥形瓶，然后依次拆下接液管、冷凝管、温度计，待稍冷后取下蒸馏瓶、石棉网、三脚架或铁圈。为防止温度计因骤冷而发生炸裂，拆下的热温度计不要直接放到桌面上，而应放在石棉网上。

（四）蒸馏注意事项口诀

蒸馏操作的注意事项较多，现将其整理总结成六句口诀，便于记忆。

1. 口诀

隔网加热冷管倾，上缘下缘两相平。

需加碎瓷防暴沸，热气冷水逆向行。

瓶中液限掌握好，先撤热源水再停。

2. 解释

（1）隔网加热冷管倾　"网"指石棉网，"冷管"指冷凝管。意思是：加热蒸馏瓶时应隔石棉网，以防止蒸馏瓶受热不均匀而破裂；安装冷凝管时应向下倾斜，以防止馏出液倒流回蒸馏瓶而无法收集。

（2）上缘下缘两相平　"上缘"指温度计水银球的上缘，"下缘"指蒸馏瓶支管的下缘。意思是：温度计水银球的上缘应恰好与蒸馏瓶支管的下缘在同一水平线上。

（3）需加碎瓷防暴沸　"碎瓷"指碎瓷片、沸石、毛细管等助沸物。意思是：蒸馏前，应在蒸馏瓶中加入几粒沸石，以防止液体过热而暴沸。

（4）热气冷水逆向行　"热气"指蒸馏出的蒸气，"冷水"指冷凝水。意思是：冷凝水应由下向上不断流动，与热蒸气的流动方向相反。

（5）瓶中液限掌握好　"瓶中液"指蒸馏瓶中待蒸馏的液体，"限"指限量。意思是：一定要掌握好蒸馏瓶中所盛液体的限量，最多不超过瓶容积的 2/3，最少不能低于 1/3。

（6）先撤热源水再停　"水"指冷凝水。意思是：蒸馏结束后，应先停止加热，移去热源，再关闭冷凝水。

二、减压蒸馏

减压蒸馏，又称真空蒸馏，是指在较低压力（0.13~6.65kPa）下进行的蒸馏操作。减压蒸馏时液体可在较低的温度下蒸馏出来，因此特别适用于：在常压蒸馏时未达到沸点就已受热分解、氧化或聚合的物质；沸点甚高（高于 140℃）致不易蒸馏的物质；低熔点、黏稠的固体化合物。

（一）基本原理

由于液体的沸点随外界压强的降低而降低，若用真空泵连接盛有液体的容器，使液体表面的压强降低，可使液体的沸点也降低，使液体在较低的温度下气化沸腾而蒸馏出来。

（二）仪器和装置

减压蒸馏装置主要由加热、蒸馏、抽气（减压）以及安全保护和测压装置四部分组成。其装置安装、拆卸详见第二章。

1. 加热部分　热源的选择与常压蒸馏的要求一样。最好使用可以调压的电热套加热；若使用热浴，一般应控制浴温比待蒸馏液体的沸点（减压后）高 20~30℃。

2. 蒸馏部分　与常压蒸馏相似，主要由减压蒸馏瓶、冷凝管和接收器三部分组成。

（1）减压蒸馏瓶　又称克氏蒸馏瓶（以下简称克氏瓶），瓶上有两个颈，可减少瓶内液体沸腾时由于暴沸或产生泡沫而溅入冷凝管的现象。其中，侧颈安装温度计，其水银球的上限和支管的下限在同一水平线上；垂直的颈口通过磨口塞插入一根毛细管，其下端距瓶底 1~2mm，上端套有一段带螺旋夹的橡皮管，用以调节进入瓶内的空气量，使极少量的空气进入液体呈微小气泡冒出，作为液体沸腾的气化中心，使蒸馏平稳进行，避免液体过热产生暴沸溅跳现象，其作用类似于常压蒸馏的沸石。毛细管临用前应仔细检查，方法是将毛细管一端插入乙醚，用嘴在毛细管另一端轻轻吹气，若能冒出一连串的细小气泡，仿若一条细线，即可用；若不冒气，说明毛细管堵塞，不能使用；若冒出的气泡太大，说明毛细管太粗，使通入的空气太多，影响蒸馏装置的真空度或造成沸腾不正常，蒸馏液也会被急速的气流吹成雾状的液沫进入冷凝管，因此也不能使用。蒸馏沸点较高的物质时，最好用石棉绳或石棉布包裹克氏瓶的两颈，以减少散热。

克氏瓶的大小应根据待蒸馏液体的量进行选择，一般应使液体的体积占瓶容积的1/3～1/2。因为若装入的液体量过多，蒸馏时液体可能冲出，或液体飞沫被蒸气带出，混入馏出液中。

（2）冷凝管　冷凝管的选择同常压蒸馏法。若蒸馏的液体量不多且沸点甚高，或是低熔点的固体，也可不用冷凝管，而将克氏瓶的支管直接插入接收器。

（3）接收器　主要由接液管和接收容器两部分组成。①接液管：分为普通接液管、两尾或多尾接液管等。两尾或多尾接液管主要用于需要收集不同馏分而又不中断蒸馏的情况。接收时，只需转动多尾接液管，就可使不同的馏分流入指定的接收容器。普通接液管或多尾接液管的几个分支管应与橡皮塞相连后，再与接收容器相连。②接收容器：通常为厚壁、耐压的圆底容器，如圆底烧瓶、梨形瓶、抽滤瓶、厚壁试管等，不能用薄壁的平底容器如锥形瓶或平底烧瓶，以免由于器壁受压不均匀而发生负压爆炸，冲入的空气会粉碎整个仪器。

3. 抽气部分　实验室常用的抽气减压装置为水泵或机械泵。

（1）水喷射泵　又称水泵，由玻璃或金属制成，将抽气管接到自来水管上即可，适用于不需要很低压力（1.33～100kPa）时的蒸馏。水泵的效能与其构造、水压和水温有关。若构造好、水压高、水温低，则在室温下其所能达到的最低压力为当时的水蒸气压。表14-2列出了不同温度下水的蒸气压。

表14-2　水的饱和蒸气压

温度（℃）	0	5	10	15	20	25	30	35
蒸气压（kPa）	0.61	0.87	1.23	1.70	2.34	3.17	4.24	5.62

从上表可知，当水温在5℃时，水泵可达0.87kPa的真空度；当水温在20～25℃时，水泵最高只能达2.34～3.17kPa的真空度。

使用水泵时应注意以下事项。①应在接收器与泵之间安装一个安全瓶，以防止水压突然下降，水流倒吸。②停止时，应按"蒸馏完毕或中断"时的要求进行操作。③注意水泵内的清洁，否则会影响真空度。若有不洁物，可用手指塞住下管，逐渐开水，把不洁物冲走；或拆下，用浓硝酸或清洁液洗净。一般使用水泵时，系统的压力常维持在1.0～3.8kPa。

实验室最常用的水泵是循环水式真空泵。其操作简单，且使用循环水，可节约用水。但连续使用时间不能过长，否则会使循环水的水温升高太多，水的蒸气压增加，影响真空度。若需要长时间使用，应及时更换循环水，以降低水温。

（2）机械泵　又称真空泵、油泵，适用于需要很低压力（1.33×10^{-4}～1.33kPa）的蒸馏。油泵的效能与其材料、机械结构和油的质量有关。蒸馏时，若有挥发性的有机溶剂产生，其蒸气被泵中的油吸收后，会增加油的蒸气压，影响真空效能；若有酸性蒸气产生，会腐蚀油泵的机件；若有水蒸气产生，当其凝结后，会与油形成浓稠的乳浊液，破坏油泵的正常工作。因此，使用油泵时，必须采取一系列措施保护其不受污染，延长使用寿命，维护泵的性能，例如以下措施。①蒸馏系统和油泵之间必须装有吸收装置，如冷却阱、吸收塔等，用完应用塞子塞住，并应经常更换。②若能用水泵减压，应尽量使用水泵；若不能，则必须在蒸馏前先用水泵彻底抽去系统中的有机溶剂蒸气和挥发性杂质，再改用油泵。油泵切勿抽入低沸点物质，也不能用于蒸馏易分解的物质。③停止时，应按"蒸馏完毕或中断"时的要求进行操作。一般使用油泵时，系统的压力常维持在0.67～1.33kPa。

4. 安全保护和测压装置部分　若用水泵减压，应在接收器与泵之间安装一个安全瓶（图14-2）；若用油泵减压，应在接收器与泵之间依次安装安全瓶、冷却阱、压力计、吸收塔等保护装置，以免易挥发的有机溶剂、酸性物质和水汽进入油泵，污染用油、腐蚀机件，致使真空度降低。

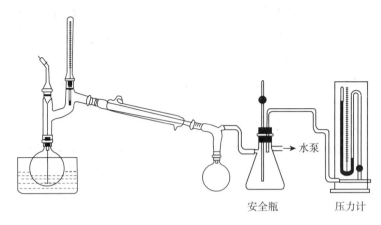

图 14 - 2　水泵的减压蒸馏装置

（1）安全瓶　一般用吸滤瓶，因其壁厚耐压。瓶上有一个放气活塞，主要用于调节系统的压力和放气，还可防止水压下降时水泵中的水倒吸至蒸馏装置内。

（2）冷却阱　又称捕集管，主要用于冷凝水蒸气和挥发性有机溶剂。冷却阱通常置于盛有冷却剂的广口保温瓶中，常用的冷却剂有冰－水、冰－盐、干冰等，可根据需要选用。

冷却阱

（3）水银压力计　主要用于测量系统的实际压力。分为开口式（图 14 - 3a）和封闭式（图 14 - 3b）两种。①开口式水银压力计：系统中的实际压力（真空度）应是大气压力与两臂汞柱高度之差（图 14 - 4）。优点是准确，缺点是读数方式麻烦且较笨重。②封闭式水银压力计：系统中的实际压力（真空度）应是两臂汞柱高度之差。测定时，将管后木座上滑动标尺的零点调整至右臂的汞柱顶端线上，此时的汞柱顶端线所指示的刻度即为系统的真空度。优点是轻巧且读数方便；但常因有残留空气或引入水或杂质，以致不够准确，需用开口式水银压力计校正。

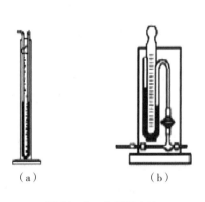

图 14 - 3　水银压力计

（a）开口式　（b）封闭式

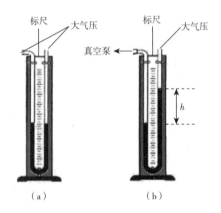

图 14 - 4　开口式水银压力计的读数

（a）两端都通大气　（b）一端接至真空蒸馏系统

水银压力计在使用时应注意：①避免水或其他污染物进入压力计，否则将严重影响准确度；②不要长时间工作，需要看压力时再开启活塞；③停止时，应按"蒸馏完毕或中断"时的要求进行操作。

（4）吸收塔　又称干燥塔，可吸收对泵有损害的各种气体或蒸气，借以保护减压设备。通常设三个，第一个装无水氯化钙或硅胶，主要用于吸收经冷却阱还未除净的微量残余水蒸气；第二个装粒状氢氧化钠或碱石灰，主要用于吸收酸性蒸气；第三个装石蜡片，主要用于吸收烃类蒸气。若蒸气含碱性物质或有机溶剂，应考虑增加碱性蒸气吸

干燥塔

收塔或有机溶剂蒸气吸收塔。

此外，减压蒸馏时，整个系统必须保证密封不漏气，因此还应注意：①选用的橡皮塞和孔道大小都要十分合适；②橡皮管要用厚壁的真空橡皮管；③最好使用磨口玻璃塞，且应涂上真空脂，即低蒸气压的油脂和蜡。涂脂时，用电吹风或小火温热，使油脂成半液体状态，然后在塞子上涂数条整齐的油脂线，插入转动使油脂均匀。

（三）操作和注意事项

减压蒸馏的操作步骤主要包括：安装装置→加料→前处理→减压与调压→接通冷凝水→加热→蒸馏和接收馏分→停止加热→通大气→关闭泵和冷凝水→拆除装置。

1. 安装装置 装置安装顺序同常压蒸馏法。安装前，应仔细检查克氏瓶和接收容器等玻璃仪器是否完好，有损伤或裂痕的严禁使用。由于减压蒸馏对装置的密封性要求较高，安装完成后应先空试系统是否紧密不漏气，再进行蒸馏，操作同正式蒸馏时一样。若不能达到所需的真空度，说明系统可能漏气（此时应排除泵本身效率的限制），应进行检查，方法为：首先将真空引管与安全瓶连接处的橡胶管折起来用手捏紧，观察压力计的变化，若压力立即下降，说明装置内有漏气点，应进一步检查装置，排除漏气点；若压力不变，说明自安全瓶以后的装置漏气，应依次检查安全瓶和泵。漏气点可用蜂蜡及松香各半的混熔蜡涂封。漏气点排除后，应重新空试，直至压力稳定且达到所需真空度后，才能进行蒸馏。

2. 加料

（1）将待蒸馏的液体通过玻璃漏斗或直接沿瓶颈壁倒入克氏瓶。

（2）塞上带毛细管的塞子。

3. 前处理 若待蒸馏的液体含低沸点杂质，且准备用油泵进行减压蒸馏，应先进行常压蒸馏除去，或先用水泵减压蒸去再使用油泵，以免损坏油泵。使用前，应先检查泵的性能，尤其是不常使用的泵。

4. 减压与调压

（1）旋紧克氏瓶上的螺旋夹，打开安全瓶上的放气活塞，接通冷凝水，开泵抽气。若用水泵抽气，应将水开至最大流量。

（2）关闭放气活塞，系统压力降低。从压力计上观察系统的真空度，通过调节放气活塞，使达到所需值。

（3）调节克氏瓶上的螺旋夹，使液体中有连续平稳的小气泡冒出，作为沸腾时的气化中心，相当于常压蒸馏的沸石。切勿彻底关闭螺旋夹，以免发生暴沸或其他意外事故。

5. 加热 待达到所需低压且压力稳定后，选择合适的热源，开始加热。当液体沸腾、蒸气到达温度计水银球部位时，温度计读数急剧上升。加热前应先接通冷凝水；不能用直火加热，必须用热浴加热。克氏瓶的圆球部位至少应有 2/3 浸入浴液，以保证受热均匀；切勿对未被液体浸盖的烧瓶壁或瓶颈进行加热，否则沸腾的液体将产生过热蒸气，使温度计所示温度高于沸点温度；经常观察压力计上所示压力，若不符，应立即调节。

6. 蒸馏 整个蒸馏过程中除密切注意温度变化外，还应注意压力的变化，以防漏气。在蒸馏完毕或蒸馏过程需要中断时，如调换毛细管、接收容器等，应先停止加热，移去热源，待系统稍冷后，慢慢打开安全瓶上的放气活塞，使系统与大气相通，然后慢慢松开克氏瓶上的螺旋夹，平衡内、外压力，使压力计的水银柱缓慢地回复原状，否则压力计的水银柱很快上升，可能冲破压力计。待系统内压与大气压平衡后，才能关闭泵，以防水泵内的水或油泵内的油倒流入系统。

7. 结束蒸馏 当所需馏分全部蒸出后，若依然维持原来的加热温度，不会再有馏分蒸出，温度计指示会骤然下降，此时应停止蒸馏。若继续升高加热温度，因一般液体或多或少含有一些高沸点杂质，温度计读数会显著上升。即使高沸点杂质含量极少，也不要蒸干，以免蒸馏瓶破裂或发生其他意外事故。

蒸馏结束后，应按"蒸馏完毕或中断"时的要求进行操作，然后关闭冷凝水，按安装装置的相反顺序拆除装置。为防止温度计因骤冷而发生炸裂，拆下的热温度计不要直接放到桌面上，而应放在石棉网上。

三、水蒸气蒸馏

水蒸气蒸馏是指将含有与水不相混溶的挥发性成分的物质与水共蒸馏，使挥发性成分随水蒸气一并馏出，经冷凝分取挥发性成分的方法。其优点为：将所需有机物在较低温度下从混合物中蒸馏出来，从而避免常压蒸馏时造成的损失，提高分离提纯的效率；操作和装置较减压蒸馏简单。因此，水蒸气蒸馏是分离和提纯液态或固态有机化合物的常用方法，尤其是反应产物中有大量树脂状杂质的情况下，效果较一般蒸馏或重结晶好。

水蒸气蒸馏特别适用于分离沸点很高且在沸点附近易分解、变色的物质，从不挥发的物质或不需要的树脂状物质中分离出所需的成分，以及从较多固体反应物中分离出被吸附的液体等。使用这种方法的被提纯物质必须满足以下条件：①不溶或几乎不溶于水；②在沸腾状态下与水长时间共存，不发生化学变化；③在100℃左右时必须具有一定的蒸气压，一般不小于1.33kPa。

（一）原理

若与水不相混溶的物质和水混合，当混合物的总蒸气压等于外界大气压时，混合物开始沸腾，此时的温度即为混合物的沸点。此沸点必定较任一个组分的沸点都低，即混合物的沸点低于水的沸点（100℃）。因此，水蒸气蒸馏能在常压及温度低于100℃时，将高沸点组分与水一起安全地蒸馏出来。例如：乙苯、苯胺、硝基苯的沸点分别为136.2℃、184.4℃、210.9℃，当其与水混合后，沸点分别降为92℃、98.4℃、99.2℃。混合物的沸点在蒸馏过程中保持不变，直到其中一个组分几乎完全蒸出，温度才上升至瓶中剩余液体的沸点。

（二）仪器和装置

水蒸气蒸馏装置（图14-5）主要由水蒸气发生器、热源、蒸馏瓶、冷凝管和接收器五部分组成。

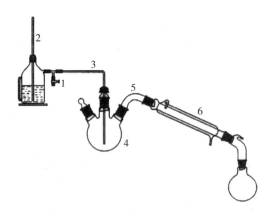

图14-5　水蒸气蒸馏装置
1. T形管　2. 水蒸气发生器　3. 水蒸气导出管　4. 蒸馏瓶　5. 蒸馏弯头　6. 冷凝管

1. 水蒸气发生器　一般由金属制成，也可使用短颈圆底烧瓶。其盛水量应为容积的3/4，若盛水过多，沸腾时水会冲至蒸馏瓶。加热前应加入2~3粒沸石。

水蒸气发生器侧面连的玻管，称液面计，与发生器相通，主要用于观察发生器内水面的高度。水蒸气发生器的瓶口配双孔塞子。其中一孔插入内径约 8mm 的水蒸气导出管，与蒸馏瓶上的水蒸气导入管通过一个 T 形管相连，三者之间的距离越短越好，以防止水蒸气的冷凝。T 形管的支管套入一短橡皮管，其上带一螺旋夹，可作为连通大气的安全开关，并用于及时排去冷凝下来的水滴。若 T 形管支管处水积聚过多，超过支管部分，应打开螺旋夹，将水放掉，以免影响水蒸气通过。另一孔插入长 1m、直径约 5mm 的玻管，称安全玻管，几乎插至发生器的底部，当容器内气压太大时，水可沿玻管上升，以调节内压。若蒸馏平稳进行，安全玻管中的水面将上下跳动；若系统中发生堵塞，安全玻管中的水面将迅速升高，从管的上口喷出，此时应立即打开 T 形管上的螺旋夹，然后移去热源，待排除堵塞后再继续蒸馏。

2. 热源 热源的选择同常压蒸馏法。

3. 蒸馏瓶 通常使用 500ml 以上的长颈圆底烧瓶，配双孔塞子，其中一孔插入水蒸气导入管，末端应弯曲，深入至接近瓶底 8 ~ 10mm 处，并垂直地正对瓶底中央；另一孔插入内径比导入管略大的蒸气导出管，弯曲约 30°，并伸出塞子约 5cm，末端与冷凝管相连。

蒸馏瓶的大小应根据待蒸馏液体的量进行选择，一般应使液体的体积不超过瓶容积的 1/3。蒸馏瓶的位置应向水蒸气发生器方向倾斜 45°，以防止瓶中液体因跳溅剧烈而冲入冷凝管，污染馏出液。

4. 冷凝管 冷凝管的选择同常压蒸馏法。

5. 接收器 接收器的组成和安装同常压蒸馏法。

（三）注意事项

水蒸气蒸馏的操作步骤主要包括：安装装置→加料→接通冷凝水→打开螺旋夹→加热→加紧螺旋夹→蒸馏和接收馏分→打开螺旋夹→停止加热→关闭冷凝水→拆除装置。

1. 安装装置 装置安装顺序同常压蒸馏法。

2. 加料 将待蒸馏物与少量水一起放入蒸馏瓶。蒸馏瓶中不需要加沸石。

3. 加热

（1）先接通冷凝水，打开 T 形管上的螺旋夹，再加热水蒸气发生器，直至有大量稳定的蒸气从带螺旋夹的橡皮管中逸出，即接近沸腾，然后加紧螺旋夹，此时水蒸气均匀地进入蒸馏瓶。

（2）为了使蒸气不致在蒸馏瓶中冷凝而积聚过多，必要时可在瓶下置一石棉网，用小火加热。

4. 蒸馏

（1）调节加热速度，控制馏出液的速度为每秒 2 ~ 3 滴，使蒸气能全部在冷凝管中冷凝下来。

（2）接收容器可用冷水浴冷却。

（3）若随水蒸气挥发的物质具有较高的熔点，冷凝后易析出固体，应调小冷凝水的流速，使其冷凝后仍保持液态。若已有固体析出并接近堵塞，可暂停冷凝水，甚至需要将冷凝水暂时放去，以使物质熔融后随水流入接收容器。当重新通入冷凝水时，应小心而缓慢，以免冷凝管因骤冷而破裂。若冷凝管已被堵塞，应立即停止蒸馏，并设法疏通，可用玻棒将堵塞的晶体捅出，或用电吹风的热风吹化结晶，也可在冷凝管夹套中灌入热水使晶体熔出。

（4）若要中断蒸馏或蒸馏完成后，一定要先打开 T 形管上的螺旋夹，使通大气，然后再停止加热，以免蒸馏瓶中的液体倒吸入水蒸气发生器。

5. 结束蒸馏 判断蒸馏完毕的方法为：馏出液由浑浊变为澄清；蒸馏瓶上层油层消失；收集几滴馏出液，加水摇动，观察不到油珠。

蒸馏完成后，应先打开 T 形管上的螺旋夹，使通大气，再停止加热，移去热源。待仪器冷却后，再关闭冷凝水，然后按安装装置的相反顺序拆除装置。

四、分子蒸馏

分子蒸馏是一种在高真空状态下进行的蒸馏方法。传统意义上的蒸馏是根据组分沸点的不同进行分离，而分子蒸馏是根据不同物质分子运动平均自由程的差别实现分离，因此在远低于液体沸点的温度下即可进行，更适用于高沸点和热敏性物质的分离。分子蒸馏技术被列入《当前国家重点鼓励发展的产业、产品和技术目录（2000 年修订）》，并在现代中药产业中得到了逐步的推广和应用，可与超临界流体萃取技术相提并论。

（一）基本原理

分子蒸馏是根据不同种类的液体分子受热从液面逸出后，在气相中运动平均自由程的不同来实现分离。分子运动自由程是指一个分子在相邻两次分子碰撞之间所经过的路程。任何一分子在运动过程中都在不断变化自由程，而在一定外界条件下，不同物质分子的自由程各不相同。在某时间间隔内，自由程的平均值称为平均自由程。

在高真空状态（一般为 10^{-1} Pa 数量级）下，通过加热，使能量足够大的分子逸出液面。不同分子的分子量不同，轻分子的分子运动平均自由程大，重分子的分子运动平均自由程小。若在离液面距离小于轻分子平均自由程而大于重分子平均自由程的位置处设置一个冷凝面，使气相中的轻分子在不与其他分子碰撞的情况下，能够直接到达冷凝板而不断被冷凝，从而破坏体系中轻分子的动态平衡，使混合液中的轻分子不断逸出；而气相中的重分子不能到达冷凝板，很快与液相趋于动态平衡，不再从液相中逸出，这样就可将液体混合物分离（图 14 - 6）。

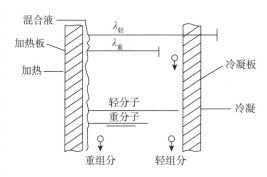

图 14 - 6 分子蒸馏的分离原理

（二）蒸馏过程

1. 分子从液相主体向蒸发面扩散　液相中的扩散速率是控制分子蒸馏速度的主要因素，因此，应尽量减薄液层厚度及强化液层的流动。

2. 分子从蒸发面（加热板）上自由蒸发　蒸发速率随温度升高而增大，但分离因素有时却随温度升高而降低，因此应以被加工物质的热稳定性为前提，选择经济、合理的蒸馏温度。

3. 分子从蒸发面向冷凝面飞射　在飞射过程中可能相互碰撞，也可能与残存在蒸发面与冷凝面之间的空气分子碰撞。由于蒸发分子远重于空气分子且大都具有相同的运动方向，它们自身碰撞对飞射方向和蒸发速率影响不大；而残气分子在两面间呈杂乱无章的热运动状态，故残气分子数目的多少是影响飞射方向和蒸发速率的主要因素。此时只要有合适的真空度，使蒸发分子的平均自由程大于或等于两面（蒸发面与冷凝面）之间的距离即可，而无需过度提高真空度。

4. 轻分子在冷凝面（冷凝板）上冷凝　首先应保证冷、热两面间有足够的温度差，一般为 70 ~ 100℃；其次，若冷凝面的形状合理且光滑，则认为冷凝可瞬间完成。因此，选择合适的冷凝器相当重要。

（三）必需条件

1. 轻、重分子的平均自由程必须要有差异，且差异越大越好。
2. 蒸发面与冷凝面的间距必须小于轻分子的平均自由程。

（四）主要特点

1. 操作温度低　分子蒸馏是根据不同种类分子的平均自由程的不同进行分离，只需蒸气分子能够从液相中逸出（挥发）即可，而不需达到沸腾状态。因此，分子蒸馏的温度远低于物质的沸点，并可在任何温度下进行，只要冷、热两面间存在温度差（一般为 70 ~ 100℃），就能达到分离的目的，这是分子蒸馏与普通蒸馏的本质区别。

2. 系统真空度高　平均自由程与真空压力成反比。要想获得足够大的平均自由程，必须降低蒸馏压强。因此，分子蒸馏的蒸馏压强很低，一般为 10^{-1} Pa 数量级，即高真空状态，这样物料不易氧化受损。

3. 受热时间短　分子蒸馏要求加热面与冷凝面的间距小于轻分子的平均自由程，使由液面逸出的轻分子几乎未经碰撞就到达冷凝面，因此受热时间很短，一般在几秒至几十秒之间，如在减压蒸馏条件下需受热 1h 分离的物质，分子蒸馏仅需十几秒，可减少物料热分解的概率。

4. 不可逆性　普通蒸馏是蒸发与冷凝的可逆过程，液相和气相间可形成互相平衡状态。而分子蒸馏过程中，从蒸发表面逸出的分子直接飞射到冷凝面上，中间不与其他分子发生碰撞，理论上没有返回蒸发面的可能性，因此，分子蒸馏是不可逆的。

5. 分离能力强　普通蒸馏的挥发度与组分的蒸气压之比有关，而分子蒸馏的挥发度与组分的蒸气压和分子量之比有关。在相同条件下，分子蒸馏的挥发度更高，分离程度也更高，因此常用于分离普通蒸馏难以分离的物质，特别适用于高沸点、高黏度、热敏性、易氧化物质的分离。并且，分离后有效成分高度富集，可提高产品质量。

6. 产品纯净安全　分子蒸馏可有效除去液体中的低分子物质（如有机溶剂、臭味等）、重分子物质（脱色，有效改善中药成品的色泽）和混合物中的杂质（纯化）；其分离过程为物理过程，可很好地保护被分离物质不被污染，特别是可保持天然提取物原来的品质。因此，分子蒸馏无毒、无害、无污染、无残留，终产品纯天然、无污染。

分子蒸馏与普通蒸馏的比较见表 14 – 3。

表 14 – 3　分子蒸馏与普通蒸馏的比较

参数	分子蒸馏	普通蒸馏
原理	根据分子平均自由程的不同进行分离	根据沸点的不同进行分离
操作温度	远低于沸点	沸点
系统真空度	高真空	常压或真空
受热时间	短	长
可逆性	不可逆	可逆
分离能力	强	弱

（五）仪器和装置

分子蒸馏装置主要由蒸发系统、加热系统、物料输入和输出系统、真空系统、冷凝系统和控制系统六部分组成。

1. 蒸发系统　包括单级、两级或多级分子蒸馏蒸发器和单级或多级冷却阱。其中，分子蒸馏蒸发器是该系统的核心，主要有三种类型。

（1）降膜式　结构简单（图 14 – 7），液膜较厚，分离效率低。它主要依靠重力成膜，很难保证所有的蒸发表面都被液膜均匀覆盖，液体流动时常发生翻滚现象，产生的雾沫也常溅到冷凝面上，影响分离效果。目前已很少使用。

（2）刮膜式　结构复杂（图14-8），液膜较薄，分离效率高。它主要依靠刮板成膜，既保证液体能够均匀覆盖在蒸发表面，又可使下流液层得到充分搅动，从而强化物料的传热和传质过程，提高分离效能。目前，国内外均以转子刮膜式为主。

（3）离心式　结构最复杂（图14-9），液膜很薄，分离效率最高。它主要依靠离心力成膜，液膜极薄且分布均匀，蒸发速率和分离效率很高，受热时间更短，物料热裂解的概率低，处理量更大。因此，此类型更适用于工业化连续性生产。

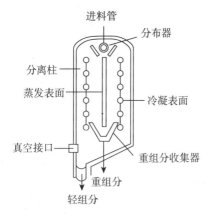

图14-7　降膜式分子蒸馏蒸发器

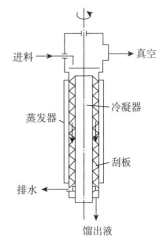

图14-8　刮膜式分子蒸馏蒸发器

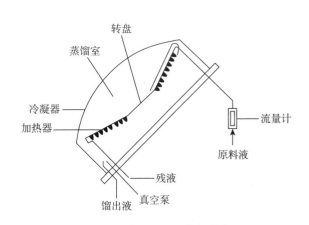

图14-9　离心式分子蒸馏蒸发器

2. 加热系统　为物料提供加热能源。热源主要有蒸气加热、电加热、导热油加热和微波加热等类型。

3. 物料输入和输出系统　包括储罐、计量泵、输送泵（级间输料泵和物料输出泵）等。主要完成装置的连续进料与排料功能。

4. 真空系统　包括冷却阱、油扩散泵和旋片式真空泵，应根据物料的特点进行选择。由于分子蒸馏通常在极高真空状态下操作，该系统也是全套装置的关键之一。

5. 冷凝系统　主要是提供水冷却的冷凝器。冷凝表面与蒸发表面之间的距离必须介于轻、重分子平均自由程之间，才能完成分子蒸馏的全过程。

6. 控制系统　通常要求实现全套装置参数的自动控制或电脑控制，即对装置中以上几部分的技术参数实现全机控制，以达到最高的分离效率、分离精度和最低的能耗。

五、亚沸蒸馏

一般的蒸馏方法都需要在液体的沸腾温度下进行。由于沸腾的液泡破裂，会有液体和液体微粒混入蒸气，加之未蒸馏的液体会沿器壁爬行，都将使蒸馏产物受到污染，影响馏出液的纯度。

亚沸蒸馏是指液体在低于沸点的条件下缓慢蒸发，以避免沸腾带出母液的蒸馏过程。一般采用红外辐射或电热丝管加热，热源功率很小，可使液体在沸点以下进行蒸馏。由于蒸馏时温度低，既不会因沸腾而在蒸气中夹带液滴造成污染，容器的蒸气部位又可保持干燥状态，避免液体沿器壁向上爬行而造成污染。

亚沸蒸馏常用于制备高纯水，其装置为石英亚沸蒸馏器（图 14 – 10）。该法既可避免玻璃杂质的污染，又可将气液分离完全，因而水质极高，所得高纯水的电阻率高达 16MΩ·cm 以上，且几乎不含金属杂质，见表 14 – 4。

石英亚沸蒸馏器

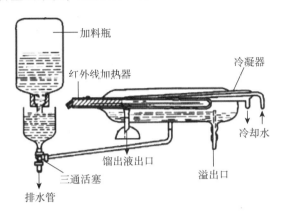

图 14 – 10　石英亚沸蒸馏器

表 14 – 4　亚沸高纯水中金属离子的含量

金属离子	Ca^{2+}	Mg^{2+}	Mn^{2+}	Fe^{2+}	Cu^{2+}	Zn^{2+}	Al^{3+}	Co^{2+}	Ni^{2+}	Cr^{2+}	Cd^{2+}	Pb^{2+}	Na^+
含量（μg/L）	0.25	0.1	0.1	0.2	0.02	0.05	0.15	0.2	0.12	0.15	0.01	0.01	0.1

亚沸蒸馏还可用于提纯液体试剂，如制备特级纯盐酸、硫酸、硝酸、高氯酸、氨水和有机溶剂等。

六、平衡蒸馏

平衡蒸馏，又称闪急蒸馏或闪蒸，是液体混合物连续通过节流闪蒸（即高压的饱和液体进入低压的容器后，由于压力的突然降低，使饱和液体一部分变成饱和蒸气），使气液达到一次平衡的蒸馏过程。它是一种连续、定态的单级蒸馏方法。首先将混合液置于密闭的蒸馏釜（图 14 – 11），加热至分离器压力下混合液的泡点（又称始沸点，是液体混合物处于某压力下刚开始沸腾的温度，即出现第一个气泡时的温度。一般低于沸点。纯化合物的泡点就是沸点）以上，然后通过节流阀将压力骤然降低至预定压力后进入分离器。由于压力突然降低，过热状态的混合液发生自蒸发，部分液体迅速气化，达到平衡后将气、液两相在分离器中分开。从顶部得到易挥发组分浓度较高的气相产物，从底部得到难挥发组分浓度较高的液相产物。

平衡蒸馏的过程稳定、连续，因而生产能力大；但因受相平衡关系的制约，分离程度不高，不能得到高纯产物，仅用于物质的粗分离。平衡蒸馏和简单蒸馏均为单级蒸馏操作过程，即一次部分气化蒸出产物，通常用于混合物中各组分挥发度相差较大且分离精度要求又不高（粗分离）的场合。二者的区别在于简单蒸馏是间歇、时变的过程，一次性加物料进行蒸馏，到规定指标后收集馏出液，适用于产量较小的间歇生产；而平衡蒸馏是连续、定态的过程，连续加物料进行蒸馏，连续收集馏出液，适用于产量较大的连续生产。

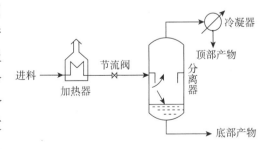

图 14 – 11　平衡蒸馏装置

>>> 知识链接 o--•

超临界流体萃取蒸馏法

在不断增加气体的压力时，气体会转化成液体，对于某一特定的物质而言总存在一个临界温度和临界压力，物质由一种状态转变为另一种状态时的条件即为临界点。在临界点以上的范围内，物质状态处于气体和液体之间，这个范围之内的流体成为超临界流体。压力流体萃取以超临界流体作为萃取剂，从固体或液体中萃取出某种高沸点或热敏性成分，以达到分离和提纯的目的。用超临界萃取方法提取天然产物时，一般用 CO_2 作萃取剂。

作为一种高新技术，超临界流体萃取将传统的蒸馏和有机溶剂萃取合为一体，可以这样设想：蒸馏是利用物质在流动气体中蒸气压的不同进行蒸发分离；液 – 液萃取是利用溶质在不同溶液中溶解能力的差异进行分离；而超临界流体萃取是通过超临界状态的流体，利用被萃取物质在不同蒸气压下具有不同的化学亲和力与溶解能力进行分离、纯化的操作，即此过程同时利用了蒸馏和萃取的现象。

◎ 第二节　分　馏

分馏是指应用分馏柱对各组分沸点相近的混合物进行分离的方法。普通蒸馏只能分离各组分沸点相差较大（至少相差30℃）的混合物，对沸点相近的混合物难以进行分离，虽可经多次蒸馏可达到较好的分离效果，但比较麻烦。若使用分馏，可使原先需要多次重复的普通蒸馏，一次得以完成，大为方便。实际上，分馏就是多次蒸馏，其分离原理和过程均与普通蒸馏相似，所不同的是分馏利用分馏柱，使冷凝、蒸发过程由一次变成多次，大大提高了蒸馏的效率。精密的分馏装置能将沸点相差 $1 \sim 2℃$ 的混合物分开。分馏分为简单分馏和精密分馏。

一、简单分馏

（一）基本原理

分馏就是利用分馏柱实现多次重复蒸馏的过程。分馏柱内，当上升的蒸气与下降的回流液接触时，二者之间发生热量交换，上升的蒸气部分冷凝，放出热量，使下降的回流液部分气化。沸点较高的组分易被冷凝，因此，上升的蒸气中，高沸点组分被冷凝，低沸点组分仍呈蒸气上升；而下降的回流液中，低沸点组分受热气化，高沸点组分仍呈液态。结果为，蒸气中低沸点组分增加，而回流液中高沸点组分增加。如此经过多次的热量交换，低沸点组分不断上升，最后被蒸馏出来，而高沸点组分不断流回至加热的容器中，从而将沸点不同的组分分离。因此，分馏实际就是混合液在分馏柱内进行反复多次的气化和冷凝，即反复多次的简单蒸馏。分馏时，柱内不同高度的组分不同，相距越远，组分的差别就越大，即沿着分馏柱存在组分梯度。

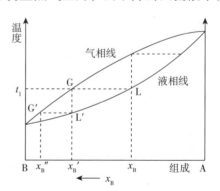

图14 – 12　沸点 – 组成曲线图

要了解分馏的原理，最好应用恒压下的沸点 – 组成曲线图（称相图，表示两组分体系中相的变化情况）。首先测定在各温度、气液平衡状况下的气相和液相的组成，然后以横坐标表示组成，纵坐标表示温度，作出沸点 – 组成曲线图（图14 – 12）。图中组成为 x_B 的液体（L）在 t_1 温度时沸腾，与 L 平衡的蒸气（G）的组成为 x_B'（组分 B 的含量 $x_B' > x_B$）。若将 G 冷凝成相同组成的液体（L'），则与 L' 重新达成平衡的蒸气（G'）的组成为 x_B''（组分 B 的含量 $x_B'' > x_B' > x_B$）。如此反复多次，气相中组分 B 的含量逐渐增大，最终可获得接近纯 B 的气相。

（二）影响分馏效率的因素

分馏的关键在于选择适当的分馏柱。分馏柱是一根长而垂直、柱身有一定形状的空管，或在管中填充特制的填料，其目的是增大液相和气相接触的面积，利于热交换，从而提高分离效率。影响分馏柱分馏效率的因素主要如下。

1. 理论塔板数 分馏柱中一次气化与冷凝的热力学平衡过程，即相当于一次普通蒸馏，这个效果称为一个理论塔板。理论塔板数就是为完成分离要求所需的理论塔板的数量，表示分馏柱进行普通蒸馏的次数。它是决定分馏效率的主要指标，也是衡量分馏柱优劣的重要标志。分馏柱的理论塔板数越高，分离能力越强。

2. 理论塔板高度 与一个理论塔板数所相当的分馏柱的有效高度，称理论塔板高度（height equivalent of theoretical plate，HETP）。高度相同的分馏柱，理论塔板高度越小，理论塔板数就越大，即分离次数越多，分馏柱的分离效率越高。

3. 回流比 是指在单位时间内从分馏柱顶冷凝返回的回流液与从柱顶馏出的馏出液的体积之比。回流比越高，蒸气冷凝返回分馏柱的比例越大，分馏效率越高；但若回流比过高，收集到的馏出液量太少，分馏速度太慢。因此，回流比应选择适当，才能将不同沸点的组分分离完全。一般回流比应为分馏柱理论塔板数的 $1/10 \sim 1/5$。

4. 蒸发速率 是指在单位时间内到达分馏柱顶的量，常用 ml/min 表示。在理论塔板数、理论塔板高度和回流比相同时，蒸发速率越大的分馏柱，分馏越快。

5. 压力降差 是指分馏柱两端的蒸气压力差，表示柱的阻力大小。它取决于分馏柱的大小、填料、蒸发速率等。压力降差越小越好，蒸气容易上升。若压力降差大，蒸馏瓶内的压力比分馏柱顶的压力高很多，液体沸腾的温度高，易导致对热敏感的物质分解。

6. 附液 也称滞留液，是指分馏时留在柱中（包括填料上）的液体的量。附液量越少越好，最大不应超过任一被分离组分体积的 10%。若附液量太大，无法分离较少体积的液体化混合物。

7. 液泛 是指分馏速度增大到某一程度，上升的蒸气可将下降的液体顶上去，冲入冷凝管，从而破坏回流，在柱中形成液体翻滚的状态。分馏开始前，应先在全回流的情况下液泛 $2 \sim 3$ 次，使分馏柱中的填料充分湿润后，才能正常发挥其分馏效率；但在分馏进行过程中又要防止液泛，以免破坏回流和回流比而降低分馏效率。

8. 柱的保温（热补偿） 分馏过程中，若保温不好，柱身散热，造成部分热量损失，使上升的蒸气与冷凝下降的回流液之间难以达到气-液两相的平衡。因此，必须对分馏柱进行适当的保温。方法是将分馏柱用石棉绳、玻璃布等保温材料包裹，外面用铝箔覆盖，可减少柱内热量的散失以及风和室温的影响，保持柱内适宜的温度梯度，使分馏平稳进行，并提高分馏效率，同时，可防止回流液体聚集在柱内而减少液体与上升蒸气的接触，以及防止造成"液泛"现象。

9. 分馏柱的高度 分馏柱越高，蒸气与回流液接触的机会也越多，效率就越高；但不宜过高，以免收集到的馏出液量少，分馏速度慢。因此，分馏柱高度的选择应适当。

10. 填料 不同填料的效率不同，可根据被分离物质的性质和分离的要求进行选择。常用的填料有玻璃珠、短玻管、陶瓷管、金属丝、金属网、金属片、金属环等。

（1）玻璃珠、短玻管等 较简单，效率较低，但宜于处理腐蚀性物质。

（2）金属丝、金属网等 通常绕成固定的形状使用，如单圈或多圈螺旋形（图 14-13a）、三角形

（图 14 - 13b）、网状（图 14 - 13c）、圈状、波形（图 14 - 13d）、马鞍形等，效率较高。

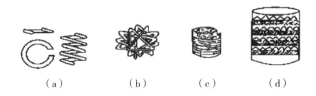

（a）　　　　（b）　　　（c）　　　　（d）

图 14 - 13　分馏柱中常用的填料

（a）单圈或多圈螺旋形　（b）三角形　（c）网状　（d）波形

上述因素之间密切联系并相互制约。为提高分馏效率，应综合各因素，合理选择条件，绝不能只考虑单一因素而忽略其他因素，否则达不到分离精制的目的。

综上所述，分馏柱应选择适当，若分馏效率太低，达不到分离的目的；若分馏效率太高，由于回流比大，分流速度慢，会浪费太多时间和热量，而且好的分馏柱价格昂贵，盲目使用会造成浪费。一个理想的分馏柱应具备以下条件：①理论塔板数较大；②理论塔板高度尽可能小；③压力降差尽可能小；④附液量尽可能小；⑤分馏应快而精。

（三）仪器和装置

实验室常用的简单分馏装置与普通蒸馏装置基本相同，主要由热源、蒸馏器（一般用圆底烧瓶）、分馏柱、冷凝管、接收器五部分组成。区别在于，简单分馏装置是在蒸馏瓶上方加装一个分馏柱，相当于蒸馏装置的蒸馏头。

简单分馏柱种类较多，常用的有刺形分馏柱（又称韦氏分馏柱，图 14 - 14a）和填充式分馏柱（图14 - 14b）。

1. 韦氏分馏柱　为一根分馏管，中间一段每隔一定距离向内深入三根向下倾斜的刺状物，在柱中相交，该刺状物在分馏柱内的部分是封闭的，在分馏柱壁上是开放的，和大气相通，每堆刺状物间排列成螺旋状。其结构简单，不需要填料，比填充式分馏柱黏附的液体少。但它比同样长度的填充式分馏柱效率低，一般为 2 ~ 3 个理论塔板数，HETP 为 7 ~ 10cm，适用于分离量少且沸点差距较大的物质。

2. 填充式分馏柱　柱内填充具有大表面积的惰性填料。其效率较高，适于分离沸点差距较小的物质。填充时应遵守适当紧密且均匀的原则，填料之间保持一定的空隙，否则会降低其应有的分离效率。

这些简单分馏柱的分馏效率相对较低，仅约相当于两次普通蒸馏。分馏柱底部常放一些玻璃丝，以防止填充物下坠进入蒸馏瓶。

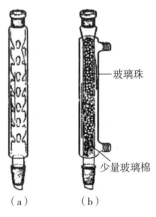

——玻璃珠

少量玻璃棉

（a）　　　　（b）

图 14 - 14　简单分馏柱

（a）韦氏分馏柱

（b）填充式分馏柱

（四）操作和注意事项

1. 安装装置　安装前，应先将所有玻璃仪器干燥。简单分馏装置的安装方法、安装顺序与蒸馏装置相同。详见第二章第四节。

2. 操作　简单分馏操作与蒸馏操作大致相同。

（1）将待分馏的混合物放入蒸馏瓶，加入 2 ~ 3 粒沸石。

（2）分馏柱外围用保温材料包裹。

（3）先接通冷凝水，然后选用合适的热源加热，液体沸腾后要注意调节浴温，使蒸气慢慢升入分馏柱，10 ~ 15min 后蒸气到达柱顶（可用手摸柱壁，若烫手，表示蒸气已达该处）。

（4）当冷凝管中有馏出液滴出后，调节加热速度，控制馏出液的速度为每 2 ~ 3 秒 1 滴。待低沸点组分蒸完后，再渐渐升高温度，当第二个组分蒸出时，会产生沸点的迅速上升。待第二个组分蒸完后，再逐渐升高温度，当第三个组分蒸出时，又会产生沸点的迅速上升。依此类推，直到所有组分全部蒸出。除非混合物中各组分的沸点相差很大，否则不可能将各组分严格分馏，一般会有相当大的中间馏分。因此，若想分出较纯的组分，一般应进行二次分馏。

3. 注意事项

（1）分馏一定要缓慢进行，应控制好恒定的分馏速度（每 2～3 秒 1 滴），由蒸气冷凝自动在柱内保持适当的温度梯度。要控制好分馏速度，就应选择合适的热源，一般以油浴为佳。若加热过快，柱内没有温度梯度，不但分馏效率差，还会使分馏柱内的液体凝结过多，堵住蒸气上升的通道，甚至造成液泛；若加热太慢，分馏柱便会变成回流冷凝器，蒸不出任何物质。

（2）应选择合适的回流比，即应使相当量的液体沿分馏柱流回蒸馏瓶，才能使上升的蒸气和下降的液体充分进行热交换，从而使易挥发组分尽量上升、难挥发组分尽量下降，以达到更好的分馏效果。

（3）必须尽量减少分馏柱的热量损失和温度波动，分馏柱应用保温材料包裹保温，若有条件或对柱温要求较高，可采用保温器保温。

二、精密分馏

精密分馏，简称精馏，分离效率更高，分离效果更好，主要用于分馏沸点相距很近的液体混合物。

（一）基本原理

精馏的原理与简单分馏相同，其分离效率的高低主要取决于分馏柱的性能。

（二）仪器和装置

实验室常用的精馏装置（图 14 – 15）主要由分馏柱、分馏头、保温器、加热器、蒸馏器和接收器六部分组成。

1. 分馏柱　主要有空管式和填充式两种。一般空管式效率较低，实验室常用的是填充式分馏柱。

2. 分馏头　主要用于冷凝蒸气和控制回流比，并可测定馏出液的沸点。分馏头主要有全冷凝式（图 14 – 16a）和部分冷凝式（图 14 – 16b）两种。目前实验室大多采用全冷凝式分馏头。

（1）**全冷凝式分馏头**　先使上升至分馏头顶的蒸气全部冷凝成为液相，然后在分馏头下部分成馏出液和回流液两部分。两部分液量之比（即回流比）可由活塞或自动电磁阀来调节。

（2）**部分冷凝式分馏头**　又称气相回流分馏头，将气相分成两部分冷凝，一部分冷凝回流，另一部分通过活塞再冷凝后馏出。活塞通过控制蒸气流量，调节馏出液量，进而调节回流比。

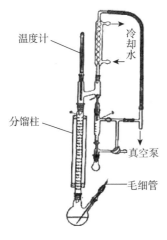

图 14 – 15　精密分馏装置

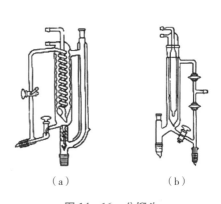

图 14 – 16　分馏头

（a）全冷凝式　（b）部分冷凝式

3. 保温器　分馏时柱内进行着多次气液热交换，因此，要维持这种动态平衡，保温十分必要，若保温不好，柱效会大大降低。若分馏温度较低或分馏要求较低，如简单分馏，使用保温材料包裹分馏柱即可达到初步的保温目的。精馏时，分馏柱应附有保温器，常用的有电加热保温夹套和镀银真空保温套两种。

（1）电加热保温夹套　在分馏柱外套上一个直径比分馏柱略大的玻管（即加热管），管上绕有电阻丝，用调压变压器控制保温。在加热管外，再套上一个保温玻管（即保护套管）。

（2）镀银真空保温套　即分馏柱外夹套，经镀银、热处理并抽真空封口而成。镀银层上留有透明空隙，以便观察柱内分馏情况。此种保温套便于操作，保温效果良好，但分馏温度超过140℃时效率有所降低。

（三）操作和注意事项

1. 安装装置　精馏对装置安装的要求比较严格，对其各项参数如理论塔板数、理论塔板高度、回流比、蒸发速率等，应进行专项测定计算，否则无法达到分离精制的目的。热源比普通蒸馏要求高，主要应均匀、稳定、可调，不受或很少受风力、气温等外界因素的影响。蒸馏瓶采用两颈瓶，中间的瓶颈装上分馏柱，侧面的瓶颈装上温度计，在各部分连接磨口处涂上润滑脂。瓶内放一大小合适的搅拌子，瓶下用电磁搅拌器搅拌。若不使用电磁搅拌器，常压分馏时应在瓶内加沸石，减压分馏时应在瓶颈内装毛细管。分馏柱使用前应用溶剂回流清洗柱体，并测定分馏柱理论塔板数。

2. 液泛　在蒸馏瓶内加待蒸馏液体，加入量约为蒸馏瓶体积的1/2。通常采用油浴加热。关闭分馏头与接收器之间的活塞，先以较快的加热速度使之沸腾，蒸气较多时，可在分馏柱内形成液柱，液柱不断上升，浸满整个填料造成液泛，使填料表面充分润湿。液泛之后，停止加热，液柱下降至柱身2/3处，再加热使之重新液泛，一般反复操作2～3次即可。润湿的填料可正常发挥其分馏效率。若为玻璃填料或空管式分馏柱，可省去液泛操作。

3. 平衡分馏柱　液泛之后，调节柱温，使之与最低沸点组分的沸点温度相同或稍近。调节加热速度，使蒸馏瓶和分馏柱内气、液两相的温度逐渐稳定下来。若使用电加热保温夹套分馏柱，还需控制夹套加热温度，使之不变。观察回流量，直至上述各因素稳定后，即达到分馏柱的平衡。

4. 分馏并接收馏分　平衡分馏柱之后，调节回流比，按沸点高低接收各馏分。每一组分应按馏头、馏分和馏尾分别接收。分馏过程中应稳定操作，防止液泛等现象。一旦出现液泛，应停止接收馏分，待操作稳定，重新达到平衡后，再恢复接收馏分。

答案解析

┤目标测试├

一、单选题

1. 在实验室中用减压蒸馏提纯液体化合物时，接收器可选用（　　）。

　　A. 锥形瓶　　　　　　　　　　B. 圆底烧瓶

　　C. 平底烧瓶　　　　　　　　　D. 容量瓶

2. 水蒸气蒸馏时，馏出物的温度计读数（　　）。

　　A. 稍高于水的沸点

　　B. 等于水的沸点

　　C. 稍低于水的沸点

　　D. 无法确定

3. 水蒸气蒸馏时，被蒸馏液体的量不能超过圆底烧瓶容积的（　　）。

    A. 1/3   B. 2/3   C. 1/2   D. 1/5

4. 停止减压蒸馏时，正确的操作顺序是（　　）。

    A. 通大气、关泵后停止加热

    B. 边通大气、边关泵后停止加热

    C. 边通大气、边关泵、边停止加热

    D 停止加热后再通大气，最后关泵

5. 在以苯甲醛和乙酸酐为原料制备肉桂酸的有机实验中，水蒸气蒸馏时蒸出的物质是（　　）。

    A. 肉桂酸   B. 苯甲醛

    C. 碳酸钾   D. 乙酸酐

二、填空题

1. 蒸馏装置中，温度计的正确位置是_____。

2. 能用水蒸气蒸馏的有机化合物应满足三个基本条件：_____、_____和_____。

3. 共沸物具有确定的组成和确定的沸点，由于其_____相同，不能用分馏的方法进行分离提纯。

三、简答题

1. 简述分馏与蒸馏的关系。

2. 常用的冷凝管有哪几种？如何选择？

书网融合……

本章小结   题库

第十五章 色谱法

PPT

学习目标

知识目标

1. 掌握 薄层色谱、柱色谱及高效液相色谱法分离、鉴定化合物的基本原理、基本操作和注意事项。

2. 熟悉 常用吸附剂、固定相的性质及适用范围。

3. 了解 纸色谱法的原理及影响因素。

能力目标 通过本章的学习，具备色谱实验操作的基本能力以及灵活运用不同色谱方法解决实际问题的能力。

色谱法（chromatography）是利用混合物中各成分在某一物质中吸附或溶解性能（分配）等的不同，使混合物中各组分随着流动的液体或气体（称流动相）通过另一种固定不动的固体或液体（称固定相），进行反复的吸附或分配作用，从而使各组分分离的方法。该法尤其适用于物理、化学性质十分相近的物质的分离。目前，色谱法已成为分离、纯化和鉴定各种类型有机化合物的重要实验技术，在有机化学、生物化学和医药学等领域中已得到广泛应用。

色谱法有多种分类方法，如根据操作方式的不同，可分为薄层色谱、纸色谱、柱色谱和高效液相色谱等；根据固定相和流动相相对极性的大小，可分为正向色谱和反相色谱。还有其他分类法，不再叙述。

第一节 薄层色谱法

薄层色谱（thin layer chromatography，TLC）是一种具有微量、快速、简便及能使用腐蚀性显色剂等优点的分离分析方法，在实验室中最为常用。可用于化合物分离和鉴定、跟踪反应进程以及柱色谱的先导（即为柱色谱摸索最佳条件）等方面。薄层色谱按分离原理的不同，主要分为吸附薄层色谱和分配薄层色谱。本节主要介绍使用最为广泛的吸附薄层色谱。

一、基本原理

吸附薄层色谱是将吸附剂均匀涂在玻板或某些高分子薄膜上作为固定相，经干燥、活化后点上待分离样品，用适当极性的溶剂作为展开剂。当展开剂在吸附剂上展开时，由于样品中各组分被吸附剂吸附能力的不同，发生连续的吸附和解吸过程，被吸附能力弱的组分随展开剂较快地向前移动，被吸附能力强的组分则移动较慢。利用各组分在展开剂中溶解能力和被吸附剂吸附能力的不同，最终将各组分彼此分开。吸附色谱的分离效果主要决定于吸附剂、展开剂和被分离化合物的性质。如果各组分本身有颜色，则薄层板干燥后会出现一系列高低不同的斑点；如果本身无色，则可用显色剂或在特殊光源下使之显色，以确定斑点位置。薄层板上混合物的每个组分上升的高度与展开剂上升的前沿之比，称该化合物的比移值（R_f值），如图 15-1 所示。对于同一化合物，在同一色谱条件下，其 R_f 值应是一样的，因此

可用 R_f 值初步鉴定化合物。

$$比移值(R_f) = \frac{原点至色谱斑点中心的距离}{原点至展开剂前沿的距离}$$

$$R_f^1 = \frac{2.5}{10} = 0.25, R_f^2 = \frac{6.8}{10} = 0.68$$

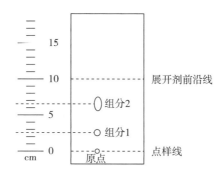

图 15 – 1 R_f 值计算示意图

二、吸附剂的选择

(一)选择原则

吸附剂的种类是影响薄层色谱效果的重要因素,其选择应遵循以下原则。

1. 应具有最大的比表面积和足够的吸附能力,对待分离的不同物质应有不同的吸附能力。

2. 应具有可逆的吸附性,既能吸附样品成分,也能被溶剂把样品成分从它的表面解析下来。

3. 与溶剂及样品组分不会发生化学反应。

4. 在展开剂中不溶,对展开剂不起破坏和分解作用。

5. 吸附剂按极性的不同,分为极性吸附剂和非极性吸附剂。吸附力的强弱规律可概括如下:极性吸附剂易吸附极性物质,非极性吸附剂易吸附非极性物质。极性吸附剂,吸附能力与化合物的极性成正比。化合物的极性大、与吸附剂的作用强,随展开剂移动慢,R_f 值小;反之,化合物的极性小、与吸附剂的作用弱,随展开剂移动快,R_f 值大。各类有机化合物与极性吸附剂亲和能力的大小顺序大致为:羧酸 > 醇 > 酚 > 胺 > 酯、醛、酮 > 卤代烃 > 醚 > 烯烃 > 烷烃。

(二)常用吸附剂的性质与适用范围

薄层色谱常用的吸附剂有硅胶、氧化铝、硅藻土、纤维素、聚酰胺等。活性炭的吸附性太强,本身为黑色,不便于观察,因此很少用于色谱。

1. 硅胶 是应用最广泛的一种极性吸附剂。具有多孔性的硅氧环(—Si—O—Si—)的交联结构,其骨架表面的硅醇基(—Si—OH)能通过氢键与极性或不饱和分子相互作用,因此,硅胶显微酸性,适用于酸性或中性成分的分离。硅胶的吸附能力主要取决于硅胶中硅醇基的数目,硅醇基数目的多少与含水量有关,随着含水量的增加,硅醇基数目减少,吸附能力降低。若吸水量超过 17%,吸附力极弱,不能用于吸附色谱,只能用作分配色谱的载体。当硅胶加热至 100~110℃ 时,其表面所吸附的水分能可逆地被除去。因此,当以硅胶作为吸附剂时,一般需加热活化,但活化温度不宜过高,以防止硅胶表面的硅醇基脱水缩合转变为硅氧烷结构而失去吸附能力。

薄层色谱常用硅胶可分为以下几种。

(1)硅胶 G 含有制作黏合剂用的石膏。

(2)硅胶 GF254 含有石膏和荧光指示剂。在 254nm 波长的紫外光照射下能显示出黄绿色荧光。

适用于不易显色或用显色剂能引起化学变化或在紫外光下无荧光，但对254nm波长的紫外光有吸收的化合物的分离。

（3）硅胶H　不含有石膏及其他有机黏合剂。适用于分离与石膏有作用的化合物。

（4）硅胶HF254　不含有石膏及其他有机黏合剂，含有荧光指示剂，在254nm波长的紫外光照射下能显示出黄绿色荧光。

（5）反相硅胶　是在普通硅胶的基础上进行化学反应，将硅醇基上羟基的H取代为不同长度的碳链的硅胶。根据碳链长度的不同，可分为R_p18、R_p8和R_p2（R_p后的数字为键合烷基的碳数），键合的碳链越长，吸附剂的极性越小。反相薄层色谱比较适合分离极性较大的化合物，化合物极性越大，被吸附的能力越弱，R_f值越大。

2. 氧化铝　为微碱性吸附剂，适用于亲脂性物质的分离制备。氧化铝具有较高的吸附容量，价格低廉，分离效果好，因此应用也较广泛。氧化铝通常可按制备方法的不同分为碱性、中性和酸性三种。在使用氧化铝做薄层色谱时，要注意选择适当活性及适当酸碱度的产品。

（1）碱性氧化铝　可应用于碳氢化合物的分离。

（2）中性氧化铝　适用于醛、酮、醌、某些苷类及酸碱溶液中不稳定的酯、内酯等化合物的分离。

（3）酸性氧化铝　适用于天然及合成的酸性色素以及醛、酸的分离。

3. 聚酰胺　是通过酰胺基聚合而成的一种高分子化合物，含有大量酰胺基团，可以与酚类、醌类、硝基化合物等形成氢键而被吸附，这种氢键的强弱决定被分离物与聚酰胺薄膜之间吸附能力的大小，因吸附能力不同而达到分离的目的。具有灵敏度高、分辨力强、快速、操作方便等优点，已被广泛应用于各种化合物的分析。

（三）吸附剂颗粒大小

供薄层色谱用的吸附剂的粒度比柱色谱要小得多，标签上有专门说明，不可与柱色谱吸附剂混用。其颗粒大小，一般要求粒径为$10\sim40\mu m$。颗粒太大，表面积小，吸附量少，样品随展开剂移动速度快，斑点扩散较大，分离效果不好；颗粒太小，样品随展开剂移动速度慢，斑点不集中，效果也不好。

三、展开剂的选择

展开剂是影响薄层色谱分离度的重要因素。展开剂的选择主要根据吸附剂的性能、吸附剂对样品的吸附能力、溶剂的溶解度和溶剂的极性等因素综合考虑。一般按照"极性物质易溶于极性溶剂，非极性物质易溶于非极性溶剂"的相似相溶原理来选择展开剂。一般来说，对于极性吸附剂，溶剂的展开能力与其极性成正比，展开剂的极性越大，对化合物的展开能力越强。一般常用展开剂极性的大小次序为：己烷或石油醚＜苯＜三氯甲烷＜乙醚＜乙酸乙酯＜丙酮＜乙醇＜甲醇＜乙酸＜水。

理想的展开剂应对所测成分有良好的溶解性，可使成分间分开，待测组分的R_f在$0.2\sim0.8$之间；不与待测组分或吸附剂发生化学反应；沸点适中，黏度较小，展开后组分斑点圆且集中。在选择展开剂时，通常是先选用一种单一的溶剂进行展开，如对于溶于三氯甲烷的样品可先选用三氯甲烷为展开剂进行展开，如被分离成分的R_f值在0.8以上，则可考虑用一种极性小的溶剂或在原来的溶剂中加入适量极性小的溶剂进行展开；如被分离成分的R_f值在0.2以下，则使用或加入极性较大的溶剂进行展开。例如，当用三氯甲烷展开时，R_f值在0.2以下，则可加入不同比例的甲醇。混合溶剂最好新鲜配制。

四、一般操作方法

主要包括制板、活化、点样、展开、显色、R_f值的计算等步骤。分述如下。

（一）薄层板的制备

在实验过程中可根据需要选择市售的商品薄层板，也可自制薄层板。

1. 市售薄层板　临用前一般应在 105～110℃ 活化 30min。聚酰胺薄膜不需活化。铝基片薄层板可根据需要剪裁，但须注意剪裁后的薄层板底边的硅胶层不得有破损。如在存放期间被空气中杂质污染，使用前可用三氯甲烷、甲醇或二者的混合溶剂在展开缸中上行展开预洗，105～110℃ 活化，置干燥器中备用。

2. 自制薄层板　按是否加黏合剂分为软板和硬板，不加黏合剂的称为软板，加黏合剂的称为硬板。薄层板制备的好坏直接影响色谱的结果，因此，薄层应尽量铺得均匀，厚度在 0.5～1mm 之间。

（1）薄板的准备　薄板可以是玻板、塑料膜或铝箔，其中最常用的是玻板。薄板在使用前需预先洗净，烘干，以保持薄层板表面光滑、洁净。否则，铺板时会发生吸附剂或支持剂脱落的现象。

（2）软板的铺制　软板也称为干板，是不加黏合剂，将吸附剂干粉直接均匀地铺在玻板上制成的，常以氧化铝作为吸附剂。这种薄层板制作简单，展开快，但是样品展开点易扩散，板上的吸附剂极易吹散，不易保存。具体制作方法如下。

①选用直径约为 0.5cm 的玻棒（管）一根，根据薄层的厚度（一般为 0.4～1mm）在其两端绕胶布数圈。

②将吸附剂干粉倒在玻板上，固定玻板一端以防玻璃推进时移动。

③将玻管压在玻板上，将吸附剂干粉由一端推向另一端即成。

（3）硬板的铺制　硬板又称为湿板，是将吸附剂加黏合剂和水或其他液体后，均匀地铺在玻板上，再经烘干而成的薄层板。可用专门的薄层制板器，也可用手工，均能得到满意的效果。下面主要介绍手工涂布制板的方法。

①首先将吸附剂和黏合剂调制成浆状。常用的黏合剂有煅石膏和羧甲基纤维素钠。将煅石膏在 120～140℃ 烘烤 2～4h，过 150～200 目筛，加至吸附剂中，用量一般为 10%～15%，混匀后再加水适量调制成浆状备用；或用 0.2%～0.5% 的羧甲基纤维素钠水溶液适量调制而成。一般 1 份固定相需用 3 份水（或加有黏合剂的水溶液），置于研钵中，沿同一方向研磨混合，去除表面的气泡后，即得。

②涂布：将调制好的浆料倒入涂布器，在玻板上平稳地移动涂布器进行涂布（厚度为 0.2～0.3mm）。或将适量调制好的浆料直接倒在薄板上，用研棒涂匀，然后用手轻轻震动至平，使薄层表面平坦光滑。10g 硅胶约可铺制 5cm×20cm 的玻板 3 块。

③取下涂布好的薄层板，置水平台上，于室温晾干，待活化后置干燥器中备用。

（4）注意事项

①铺板时，尽可能将吸附剂铺均匀，不能有气泡或颗粒。

②铺板时，吸附剂的厚度不能太厚，也不能太薄。太厚，展开时会出现拖尾；太薄，样品分不开。

③湿板铺好后，应置水平台上自然晾干，切勿快速干燥，否则薄层板会出现裂痕。

④薄层板使用前应检查其均匀度，在反射光或透射光下检视，表面应均匀、平整、光滑、无麻点、无气泡、无破损及污染。

（二）薄层板的活化

吸附剂的活性取决于吸附剂的含水量，含水量越高，活性越低，吸附剂的吸附能力越弱；反之，吸附能力强。所谓活化就是在高温下除去水分，增强吸附剂的吸附能力。不同的吸附剂需要不同的活化条件。待硅胶薄层板自然干燥后，再放入烘箱，逐渐升温，活化温度以 105～110℃，活化 30min 为宜。将活化后的薄层板放在干燥器内备用，以防吸湿失活而影响分离效果。当分离某些易吸附的化合物时，可不用活化。吸附剂的含水量与活性等级的关系如表 15-1 所示。

表 15 – 1 吸附剂含水量与活性等级的关系

活性等级	I	II	III	IV	V
硅胶含水量	0	5%	15%	25%	38%
氧化铝含水量	0	3%	6%	10%	15%

一般常用的是 II 级和 III 级吸附剂，I 级吸附性太强，而且易吸水。而 IV 级硅胶的含水量已超过 17%，吸附力极弱，不能用于吸附色谱，只能用作分配色谱的载体。

（三）点样

1. 样品的制备 先将待分离样品用适当溶剂溶解，将其配制成适宜浓度的溶液（样品要完全溶解）。

2. 点样位置的确定 在距离薄层板一端 1～1.5cm 处，用铅笔轻轻地画一条横线作为点样时的起始线（画线时不能将薄层板表面破坏），根据待分析样品的数量平均分配样品间隔，保证样品间隔均匀、美观。点间距离可视斑点扩散情况确定，相邻斑点应互不干扰，一般不小于 8mm，以 1～1.5cm 为宜。

3. 点样操作 用内径小于 0.5mm 的玻璃毛细管吸取样品溶液，垂直地轻轻地触及薄层板的起始线，然后立即抬起，注意勿损伤薄层表面，如果一次点样量不够，可待溶剂挥发后，再触及第二次、第三次。点样时应做到"少量多次"，即每次点的样品量要少些，点的次数可以适当多一些，这样可以保证样品点既有足够的浓度，又比较小。点样方式可以分为圆点状点样和条带状点样两种。圆点状样品点扩散直径不应超过 3mm，条带状宽度一般为 5～10mm，否则样点过大，造成拖尾、扩散等现象，影响分离效果。点好样品的薄层板待溶剂挥发后再放入色谱缸进行展开。

4. 注意事项

（1）样品最好使用与展开剂极性相近并易挥发的有机溶剂（如乙醇、甲醇、三氯甲烷等）溶解，避免用水溶解，因水分子与吸附剂的相互作用力较强，当它占据吸附剂表面上的活性位置时，就使吸附剂的活性降低，而使斑点扩散。如果被分离样品在极性较小的溶剂中溶解度小，可先将被分离样品用一种易溶的溶剂配成浓溶液，然后再选用一种极性小的溶剂进行稀释。

（2）点样量的多少，需要经过预试验，因为所需样品的量与显色剂的灵敏度、吸附剂的种类、薄层的活度、样品的复杂程度以及样品的分离难易程度等有关。样品量太少，样品中含量少的成分不易被检出；但样品量过大，则会造成斑点太大、斑点相互交叉、拖尾以及样品量超载等问题。

（3）如果做定量分析，需要用刻度精密的微量移液管或微量注射器点样，以保证加样的准确性。

（4）在展开过程中溶剂不断从色谱板表面蒸发，其蒸发速率从色谱板中间到两边逐渐增加，特别是用混合溶剂作展开剂时，溶剂的挥发性不同，中间与两边溶剂的比例也不同，这就使得同一化合物出现中间与两边比移值的差异，这种现象称为边缘效应。因此，点样时，两端的点样点要离薄层板的两边有一定距离，至少离两端 1cm，以减少边缘效应的发生。

（5）点样时必须注意不能损伤薄层表面。

（6）薄层板在空气中不能放置太久，否则会因吸潮而降低活性，应贮藏在干燥器中。

（四）展开

1. 展开缸的选择 薄层的展开需要在密闭的器皿（平底和双槽色谱缸、标本缸等）中进行。平底和双槽色谱缸均有三种规格，即带不锈钢或玻璃盖的 20cm×20cm、20cm×10cm、10cm×10cm。根据薄层板的大小，选用不同的色谱缸。

2. 展开缸的预饱和 展开缸预先用展开剂饱和，可减少边缘效应的发生。可在缸中加入足够量的展开剂，必要时可在壁上贴两条与缸一样高、宽的滤纸条，一端浸入展开剂，密封缸顶盖，保持 15～

30min，使系统平衡。

3. 薄层板的预饱和　薄层板在展开前，在色谱缸内放置一定时间，使溶剂的蒸气达到饱和后再展开，也可避免边缘效应产生。在使用平底色谱缸时，可将色谱缸一端垫高，将薄层板放在垫高的一端，饱和后展开时可将另一端垫高，薄层板就可以接触展开剂进行展开。如果需要用与展开剂不同的溶剂蒸气（如挥发性酸或碱等）饱和薄层板时，可在平底色谱缸中放置盛有某种挥发性溶剂的小杯，效果也非常理想。双槽色谱缸则可将展开剂置于一侧槽中，另一侧槽内可放置待饱和薄层板或另一种饱和蒸气用的溶剂，具有节省展开剂、便于预饱和等优点。

4. 展开操作　在密闭的色谱缸内进行。做薄层色谱的展开方式有平行、上行和下行等多种方式。对于不含黏合剂的软板，只适合在扁平缸内做近水平式（板与水平成10°~20°角）的上行或下行展开。含黏合剂的硬板适合上行展开方式。具体操作为：将点有样品的薄层板一端浸入展开缸中的展开剂，浸入展开剂的深度以距原点5mm为宜（切勿将样点浸入展开剂），密封缸盖，展开剂因毛细管效应而沿薄层上升。样品中组分随展开剂在薄层中以不同的速度自下而上移动而分离。当展开剂前沿到达板的3/4左右高度（如：20cm的薄层板，展距一般为10~15cm）时，取出，尽快用铅笔在展开剂上升的前沿画上记号。将薄层板置室温下，使溶剂自然挥发或用电吹风吹干或烘箱烘干，待检测。

5. 注意事项

（1）配制混合展开剂时，应选择合适的量器将各组成溶剂移入分液漏斗，充分振摇使其混匀，放置，如果分层，取用体积大的一层作为展开剂。绝对不能将各组成溶液直接倒入色谱缸，应通过振摇色谱缸来配制展开剂。使用混合不均匀的展开剂和没有分液的展开剂，会造成色谱的失败。不同的分析对各组成溶剂比例的准确度有不同的要求，尽量达到实验室仪器的最高精确度，例如：取1ml溶剂，应使用1ml的单标移液管。

（2）展开时，难免要打开盖子将薄层板放入展开剂，动作应尽量轻、快（最好选择双槽的色谱缸）。

（3）点好样品的薄层板一定要待溶剂挥发后再放入色谱缸进行展开，否则会破坏展开效果。

（五）显色与检视

展开结束后，先在日光下观察有无有色的斑点，然后再在紫外光下观察有无荧光斑点或对紫外光有吸收的暗斑，最后再用显色剂显色。因显色剂显色条件的不同，有的喷洒显色剂后立即就能显色，有的需加热至一定温度才能显色。理想的显色应灵敏度高，斑点颜色稳定，斑点与背景的对比度好，斑点的大小及颜色的深度与物质的量成正比。但在样品组成并不完全已知的情况下，通用显色方法显得尤为重要。通用显色方法所用显色剂主要有浓硫酸和碘蒸汽，适用于各类化合物的显色，但不是专一性显色剂。在显色时注意以下几点。

1. 在喷雾显色时，对不加黏合剂的薄层要小心操作，以免吹散吸附剂。

2. 对以羧甲基纤维素钠作为黏合剂的薄层，在用浓硫酸等腐蚀性显色剂显色后，应注意薄层板加热时间和温度，防止因糊化而影响显色效果。

3. R_f值的计算：样品经色谱分离后，某成分从原点至该成分斑点中心的距离与从原点至展开剂前沿距离的比值称为该成分的比移值（R_f值），实际上它是表示某成分经色谱分离后在色谱中相对位置的一个数值。化合物的R_f值与所用吸附剂或支持剂的类型、规格及活度，展开剂的极性、组成及溶剂的纯度等实验条件有关。因此，在叙述某化合物的比移值时一定要注明所用的吸附剂、展开剂等实验条件。对于某成分的鉴定常采用样品与化学对照品共薄层的方法来进行。一般R_f值应在0.2~0.8，最理想的为0.4~0.5。

（六）记录

薄层色谱图像一般可采用摄像设备拍摄，以光学照片或电子图像的形式保存；要求不高时，可在实验记录本中用简易画图方式记录；也可用薄层扫描仪扫描记录相应的色谱图。

第二节　纸色谱法

纸色谱法是以纸为载体，以纸所含水分或其他物质为固定相，用展开剂进行展开的分配色谱，主要用于混合物的分离、鉴定及含量测定。由于纸色谱对亲水性较强组分的分离效果较好，特别适用于亲水性化合物如糖和氨基酸等的分析。纸色谱的优点是操作简单，价格便宜，分离效果往往优于薄层色谱，且比薄层板易于保存；缺点是展开时间长，这是因为展开过程中，溶剂的上升随着高度的增加而减慢。

一、基本原理

纸色谱属于分配色谱的一种。它的分离作用不是靠滤纸的吸附作用，而是以滤纸（纤维素）为惰性载体（支持剂），以吸附于纤维滤纸中的水或有机溶剂作为固定相，当与固定相不混溶的流动相（展开剂）流经滤纸时，因被分离的各成分在两相之间的分配系数不同，随着流动相移动的速率也不一样，易溶于流动相的成分移动快，从而得以分离。

按固定相和流动相相对极性的不同，纸色谱分为正相纸色谱和反相纸色谱。若固定相的极性比展开剂的极性大，称正相纸色谱；若固定相的极性小于展开剂的极性，称反相纸色谱。正相纸色谱中，被分离化合物的极性越大，在流动相中的分配系数越小，R_f 值越小；反相纸色谱中，被分离化合物的极性越大，在流动相中的分配系数越大，R_f 值越大。

二、滤纸的选择与处理

色谱用的滤纸必须符合下列要求：①滤纸的薄厚应均匀，无折痕，滤纸纤维松紧适宜，展开剂移动的速度适中；②必须具有一定的纯度，展开后不形成棕色前沿、鬼斑和条痕，展开后区带集中，溶剂前沿平直。

市售色谱用的滤纸基本符合上述要求。国内生产的滤纸分为快速、中速和慢速三类，在滤纸盒上分别用白带（快速）、蓝带（中速）和红带（慢速）作为标志。可根据实验要求来选择滤纸类型，一般情况下，以中速滤纸使用较多。滤纸的外形有圆形和方形，圆形滤纸的直径规格有 7cm、9cm、11cm 和12.5cm；方形滤纸有 30cm×30cm 和 60cm×60cm。

滤纸的纹路对展开也有影响，一般将滤纸裁剪成条形时，应顺着纤维排列的方向。在裁剪滤纸时，要把周边裁剪整齐，不能留毛边。还要注意防止手垢和汗渍等污染滤纸。

三、展开剂的选择

能否获得满意的纸色谱结果，往往与展开溶剂的选择是否得当有一定相关性。应根据待分离物质的结构类型和特点来选择适合被分离物质的展开剂。一个理想的展开溶剂系统应具备以下几个条件。

1. 纯度要高：即便有微量的杂质存在，也会相当大地改变被分离物质的 R_f 值，在溶剂移动过程中也会形成杂质的浓集区域而影响检出。

2. 不与被分离物质发生化学反应。

3. 为便于纸色谱尽快干燥，在溶剂系统中最好不使用高沸点的溶剂。

4. 有一定的化学稳定性：在展开过程中容易被氧化的溶剂不宜作为展开剂。

5. 展开剂应对待分离物质有适当的溶解度：溶解度太大，待分离物质会随展开剂跑到前沿；溶解度太小，则会留在原点附近，使分离效果不好。R_f 值最好在 0.4 ~ 0.6 之间。

6. 斑点应该圆整，不拖尾。

四、一般操作方法

纸色谱的操作过程与薄层色谱相似，所不同的是，薄层色谱需要吸附剂作为固定相，而纸色谱只用一张滤纸或在滤纸上吸附相应的溶剂作为固定相。并且，纸色谱的载样量比薄层色谱更小些。纸色谱的操作步骤分为滤纸的处理、样品处理、点样、展开、显色和结果处理（计算 R_f 值）等步骤。分述如下。

（一）滤纸的处理

用于纸色谱的滤纸，质地应均匀平整，具有一定机械强度。

1. 用于下行法的色谱滤纸　取色谱滤纸，按纤维长丝方向切成适当大小的纸条，在距纸条上端适当距离处用铅笔画一点样基线，必要时可将滤纸下端切成锯齿形，便于展开剂滴下。

2. 用于上行法的色谱滤纸　滤纸长约 25cm，宽度则按需要而定，必要时可将滤纸卷成筒形；点样基线距底边 2.5cm。

（二）样品处理

用于色谱分析的样品要求初步提纯，如氨基酸的测定不能含大量盐类、蛋白质，否则互相干扰，分离不清。固体样品应尽可能避免用水作溶剂，因水作溶剂时斑点易扩散。一般选用乙醇、丙酮、三氯甲烷等作溶剂；最好是选用与展开剂极性相近的溶剂。

（三）点样

点样技术对获得良好的色谱图具有很大的影响。与薄层色谱中的点样相似，用内径约 0.5mm 的毛细管或微量注射器吸取试样溶液，轻轻接触滤纸，控制样点直径不超过 3mm，如样点直径过大，则会导致分离不清或出现拖尾。为了控制斑点的大小，可以待溶剂挥发后再点第二次。由于溶解样品的溶剂可起到展开剂的作用，对于较稀的样品溶液，点样时被分离物质常可形成空心圆。空心圆的原点展开后，斑点易形成肾脏形状（即斑点像要分开的两个斑点）。所以，点样时样品溶液的体积要小。样品点样次数过多是造成原点空心圆的一个主要原因，这是因为在纸色谱展开之前，总是先将原点的溶剂挥散。因此，应尽可能地选用一些对样品溶解度大的溶剂来溶解样品，这样可以使样品溶液的浓度较高，有利于减少点样的次数。

（四）展开

纸色谱需在密闭色谱缸中展开。在色谱缸中加入适量展开剂，等待 15min 左右，使容器内的空气被溶剂蒸气所饱和，然后将点好样的滤纸悬挂在色谱缸中，展开剂液面应在起始线以下。按展开方式的不同，纸色谱分为上行、下行和径向三种，上行法比较常用。上行法是将色谱纸垂直挂在展开容器中，下端浸在展开剂中，如图 15 – 2 所示。展开剂经毛细管的作用，沿滤纸移动进行展开，展开至规定距离后，取出滤纸，用铅笔小心画出溶剂前沿，然后将滤纸晾干或吹干。

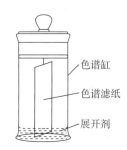

图 15 – 2　纸色谱上行法装置示意图

上行法又可分为单向展开和双向展开两种。一般对于成分较简单的样品，单向展开已能达到分离目的；而对于组分较复杂的样品，由于其中某些斑点的重叠，需进行双向展开。双向展开常用正方形滤纸，先在滤纸相邻两边各画一条底线，相交于一点，即为原点。在此点上点加样品溶液，先用一种展开剂沿滤纸的一个方向展开，取出干燥后，获得一个色谱图。然后更换另一种展开剂，沿着与第一次展开方向垂直的方向进行第二次展开，得到另一个方向的色谱图，即得双向色谱图。

（五）显色和结果处理（计算 R_f 值）

展开结束后，取出滤纸，在展开剂到达的前沿处画线做一记号。如为有色样品斑点，可直接观察；呈荧光的样品，则在紫外灯光下观察斑点，并记录其颜色、荧光强度和斑点位置；对无色且无荧光性质的样品，根据化合物的性质，喷上显色剂，找出斑点位置，计算 R_f 值。但要注意纸色谱的显色剂不能含有硫酸等腐蚀性的酸，以防止加热过程中滤纸变黑。

常见纸色谱斑点拖尾现象有以下几种情况。

（1）点样量过多，样品量超过点样处滤纸所载荷溶剂能够溶解的能力。

（2）某些物质可以形成多个电离形式，且各自有其不同的 R_f 值，因而在滤纸上造成连续拖曳。对这种情况可使用碱性或酸性的展开系统，抑制其电离即可消除。

（3）当被分离的物质能溶于显色剂时，如显色剂用量过多，可使斑点模糊或拖长。

》 第三节　柱色谱法

利用色谱柱将混合物中各组分分离开来的操作过程称为柱色谱，曾称柱层析。色谱柱填充固定相的量远远大于薄层色谱，因此，柱色谱可用于分离量比较大（克数量级）的物质，一般以制备或半制备为目的。目前，经典柱色谱法主要用于分离纯化，如中药活性成分的分离纯化及不同分子量的多肽、蛋白质的分离等。柱色谱是色谱技术的一类，依据其作用原理又可分为吸附柱色谱、分配柱色谱、凝胶排阻柱色谱和离子交换柱色谱，其中以吸附柱色谱应用最广。以下只介绍吸附柱色谱的相关问题，其操作方法也可作为其他类型柱色谱的参考。

一、基本原理

在柱状玻管中装入有适当吸附性能的固体物质（如硅胶、氧化铝等）作为固定相，此玻管称为色谱柱。将待分离物质加到色谱柱中吸附层的上端，再选用单一溶剂或混合溶剂作为流动相，以一定的速度从上端通过色谱柱。由于固定相对混合物中各组分吸附能力的差异，各组分被吸附在色谱柱的不同部位，经过流动相一定时间的洗脱，各组分经过反复多次的吸附和解吸作用而产生差速迁移，与固定相吸附力小的组分位于柱的下端，而与固定相吸附力大的组分位于柱的上端，从而达到彼此分离的目的。

不同化合物被硅胶和氧化铝吸附的能力与分子的极性有关。在实际工作中，应认真考虑被分离化合物中各组分的分子结构，预测其吸附能力，这对于正确选择吸附剂和洗脱剂都是有帮助的。硅胶和氧化铝是极性吸附剂，根据"相似者易于吸附"的经验规律，化合物分子含有极性越大的基团时，化合物的极性越强，吸附剂对其吸附力越强，流出色谱柱的速度就越慢。极性吸附剂对各种化合物的吸附性顺序为：酸、碱＞醇、胺＞酯、醛、酮＞芳香族化合物＞卤代物、醚＞烯＞饱和烃。

二、吸附剂的选择

吸附柱色谱的吸附剂与薄层色谱相似，主要分为极性吸附剂和非极性吸附剂。极性吸附剂常用的为硅胶、氧化铝等。由于样品被吸附在吸附剂颗粒表面，颗粒大小应当均匀。粒度越小，表面积越大，吸附能力就越强；但颗粒太小，洗脱剂的流速就太慢。因此，应根据实际分离需要而定。柱色谱使用的吸附剂的颗粒比薄层色谱粗些，通常采用直径为 0.07～0.15mm 的颗粒。吸附剂的用量要根据被分离样品的组成及其是否容易分离而确定。一般来说，吸附剂的用量应为待分离样品量的 20～50 倍。若样品所含成分的性质很相似，难以分离，其吸附剂的用量可达 100 倍或更高。

三、洗脱剂的选择

洗脱剂是将被分离物质从吸附剂上洗脱下来所用的溶剂。在柱色谱分离中，洗脱剂的极性大小和对被分离物质中各组分的溶解度大小对于分离效果非常重要。对于极性吸附剂，一般来说，洗脱剂的极性越大，其洗脱能力就越强。洗脱剂的选择一般是通过薄层色谱实验来确定的。值得注意的是，薄层色谱的条件并不能直接照搬到柱色谱中去，薄层色谱只能提供最初的起始洗脱剂和更换的洗脱剂。在选用洗脱剂时，应从低极性溶剂开始，然后逐步增加洗脱剂的极性，使吸附在吸附剂上的成分逐个被洗脱下来，从而达到分离的目的。通常的做法是：先用石油醚、三氯甲烷、乙酸乙酯等单一的溶剂进行展开，如果最前沿斑点的 R_f 值在 0.2～0.3，则该溶剂可以作为最初的起始溶剂。洗脱剂的用量往往较大，故最好使用单一溶剂以利于回收，只有在选不出合适的单一溶剂时才使用混合溶剂。混合溶剂一般由两种可以无限混溶的溶剂组成，先以不同的配比在薄层板上试验，根据分离效果选取最佳配对溶剂。如果必须在色谱过程中改变洗脱剂的极性，不能将一种溶剂迅速换成另一种溶剂，而应当将极性稍大的溶剂按一定的百分比逐渐加到正在使用的溶剂中去，逐步提高其比例，直至所需要的配比。其目的在于避免后面的色带洗脱过快，追上前面的色带，造成交叉带。但如果两色带间有很宽阔的空白带，不会造成交叉，则亦可直接换成后一种溶剂。所以，应根据具体情况灵活运用。常用洗脱剂的极性按如下次序递增：己烷、石油醚 < 二氯甲烷 < 三氯甲烷 < 乙酸乙酯 < 丙酮 < 乙醇 < 甲醇 < 水。

在选用洗脱剂时，除了分离效果外，还应当考虑：①洗脱剂在常温至沸点的温度范围内可与被分离物质长期共存，不发生任何化学反应；②沸点较低以利于回收；③毒性较小，操作安全；④价格低廉，来源方便。

四、色谱柱的选择

色谱柱的尺寸应根据吸附剂的用量和性质而定。其直径与高度之比则根据被分离化合物的分离难易而定，一般在 1∶10～1∶20 之间。若比值太小，则分离效果较差；比值较大，分离效果较好，但流速慢，洗脱时间长。并且，样品长时间吸附在吸附剂上会使样品中某些成分发生变化，将过长柱子填装均匀的难度也较大，故对于复杂样品的分离常先使用短而粗的柱子进行粗分离，然后对经过粗分离且成分相对简单的样品再选用细而长的柱子进行分离。所用色谱柱的柱长应比装入吸附剂的高度再长一些，以备存有一定量的洗脱剂。为了防止溶剂的挥发及减少溶剂的加入次数，色谱柱上可装一个玻璃瓶或分液漏斗存储洗脱剂。

五、一般操作方法

主要包括装柱、上样、洗脱、样品收集及鉴定等步骤。分述如下。

（一）装柱

装柱即色谱柱填装过程。色谱柱要求填装均匀，且不带有气泡。若松紧不一致，则被分离物质的移动速度不规则，影响分离效果。

1. 色谱柱的准备 色谱柱是一根带有活塞的玻管，使用时应检查其是否漏液及转动是否灵活。吸附色谱所有的洗脱剂一般均为有机溶剂，因有机溶剂可溶解玻璃塞上起润滑和密封作用的凡士林，不能使用凡士林。现在一般多用聚四氟乙烯塞子的玻管，聚四氟乙烯具有抗酸抗碱、抗各种有机溶剂的特点，几乎不溶于所有的溶剂。同时，聚四氟乙烯具有耐高温的特点，它的摩擦系数极低，密封性较强。装柱前应先将色谱柱洗净、干燥，垂直固定在铁架上，有的色谱柱柱底有石英砂，如果没有石英砂，则在柱底铺一层玻璃棉或脱脂棉，将一支干净的长玻棒轻轻推至柱底狭窄部位，不要压得太紧（注意：棉球塞太紧会严重影响洗脱液的流速）；再在脱脂棉上盖一层厚约 0.5cm 的石英砂（也可以不加），然后进行装柱。装柱的方法有湿法装柱和干法装柱两种。

2. 湿法装柱　将吸附剂置于烧杯中，加入洗脱剂中极性最低的洗脱剂，充分搅拌，以除去吸附剂内的气泡，在柱内先加入约 1/5 柱高的洗脱剂，再将调好的吸附剂在搅拌下缓缓加入柱内（加入速度不宜过快，以防止带入气泡），同时，打开下旋活塞，在色谱柱下面放一个干净且干燥的锥形瓶，接收洗脱剂。当装入的吸附剂有一定高度时，洗脱剂下流速度变慢，待所用吸附剂全部装完后，用流下来的洗脱剂转移残留的吸附剂，并将柱内壁残留的吸附剂淋洗下来。在此过程中，用质软的物质（如：洗耳球、套有橡皮管的玻棒等）轻轻敲打色谱柱，以使色谱柱填充均匀并有助于吸附剂带入的气泡外溢。吸附剂要一次加完，全部吸附剂加完后，在吸附剂上端覆盖一层滤纸或厚约 0.5cm 的石英砂，目的是：①使样品均匀地流入吸附剂表面；②当加入洗脱剂时，可以防止吸附剂表面被破坏。在整个装柱过程中，柱内洗脱剂的高度始终不能低于吸附剂最上端，否则柱内会出现裂痕和产生气泡，影响分离效果。如果发现柱中已经形成了气泡，应设法排除；若不能排除，则应倒出重装。装好的吸附柱各层材料的分布如图 15 – 3 所示。

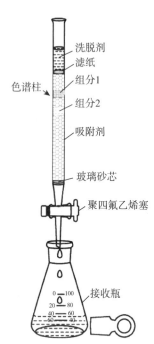

图 15 – 3　柱色谱分离装置示意图

3. 干法装柱　在色谱柱上端放一个干燥的玻璃漏斗，将吸附剂倒入漏斗，使其成一细流连续不断地通过漏斗流入柱，同时轻轻敲打色谱柱柱身，使其填充均匀紧密。填装完毕后，打开下端活塞，然后沿管壁轻轻倒入洗脱剂（在洗脱剂倒入时，严防吸附剂被冲起），待吸附剂湿润后，在吸附剂上面盖一层滤纸或厚约 0.5cm 的石英砂。再继续敲击柱身，使石英砂上层成水平。干法装柱容易产生气泡，分离时有沟流现象，特别是硅胶、氧化铝产生的溶剂化作用，容易在柱内形成细缝，所以这两种吸附剂用湿法装柱较好。

为了使色谱柱装得更加均匀，提高分离效果，同时也为了除去吸附剂含有的杂质，通常是色谱柱装好后，先不急于上样品，而是先用洗脱剂洗脱 1 个柱体积。

（二）上样

上样即加入供试品的过程，有湿法上样和干法上样两种方法。

1. 湿法上样　先将样品溶解于用作首次使用的洗脱剂的溶剂中，如果样品在首次使用的洗脱剂中溶解度小，可以用另一种极性较小的其他溶剂，但溶剂的极性要尽可能小，否则会降低分离效果，并有可能导致分离失败（需完全溶解，不得有颗粒或固体）。溶液的体积不能过大，体积太大往往会使色谱带分散不集中，影响分离效果，通常样品的体积不要超过色谱柱保留体积的 10%。先将色谱柱中吸附剂面上的多余洗脱剂放出，再用滴管将样品溶液沿着色谱柱内壁慢慢加入，在加入样品时勿使柱面受到扰动，以免影响分离效果。用少量溶剂洗涤样品瓶，再加至色谱柱内。湿法上样具有吸附剂对样品的死吸附较少和样品回收率较高、方便等优点，是实验室常用的上样方法。

2. 干法上样　将待分离样品用少量易溶的有机溶剂溶解在蒸发皿中，加入少量吸附剂，体积不要过大，通常不要超过色谱柱中吸附剂用量的 10%，否则会造成死吸附过多和大量样品进入多孔性吸附剂内部，影响分离效果和降低样品的回收率。但样品体积也不宜太小，样品体积太小会造成溶液过浓，同样也会影响分离效果。边加边搅拌，待吸附剂已完全被样品溶液湿润时，在水浴上挥干溶剂，研磨成细粉后，小心加至柱子的顶层，要注意在样品加入时不要使柱面受到扰动。

（三）洗脱

上样后，打开活塞将液体慢慢放出，当液面与柱面相平时，加入洗脱剂。洗脱过程中，柱内不断发生溶解、吸附、再溶解、再吸附。被吸附的物质被溶剂解吸，随着溶剂向下移动，遇到新的吸附剂时，该物质又被吸附，后来流下的新溶剂再次使该物质溶解而向下移动。如此反复解吸、吸附，经过一段时间，该物质向下移动至一定距离，此距离的长短与吸附剂对该物质的吸附力及溶剂对该物质，其溶解能力有关，分子结构不同的物质，其溶解度和吸附能力不同，移动距离也不同，吸附力较弱的易解吸，移动距离较大。经过一定时间，各物质形成了各种区带，每一个区带可能是一种纯物质，也可能是几种极性相似成分的混合物，如果被分离物质是有色的，就可以清楚地看到色带。随着洗脱剂向下移动，最后各组分按吸附力的不同有规律地流出色谱柱，样品中的不同成分被分离开。

色谱带分开的过程也就是样品分离的过程。在此过程中应注意以下几点。

（1）样品量少时，洗脱剂可用滴管加入；样品量多时，用滴液漏斗作储存洗脱剂的容器。

（2）在洗脱过程中，应先使用极性最小的洗脱剂洗脱，然后逐渐加大洗脱剂的极性，使洗脱剂的极性在柱中形成梯度，以形成不同的色带环。

（3）在洗脱过程中，控制滴加速度可得到更好的效果。一般控制流速为每秒 1~2 滴（与柱体积的大小有关）。若样品在柱内的下移速度太快，柱中交换达不到平衡，影响分离效果；但也不能太慢，因为吸附表面活性较大，时间太长会造成某些成分被破坏，使色谱带扩散，影响分离效果。若流出速度过慢，可适当加压。

（4）在洗脱过程中，必须注意不能使吸附剂表面液体流干，否则会使色谱柱中进入气泡或形成裂缝。

（四）样品收集及鉴定

用试管或锥形瓶按一定的体积收集洗脱液，每份洗脱液的收集体积应根据吸附剂的用量和样品分离难易程度的具体情况而定，通常每份洗脱液的量约与柱的保留体积或吸附剂的用量大体相当。如所用硅胶的量为 50g，则每份洗脱液收集的体积约为 50ml。若所用洗脱剂的极性较大或被分离成分的结构很相近，则每份的收集量应适当减少。

为及时了解洗脱液中各洗脱部分的情况，以便调节收集体积的多少和选择或改变洗脱剂的极性，多采用薄层色谱进行监控。根据色谱结果，可将成分相同的洗脱液合并或更换洗脱剂。采用薄层色谱的方法来检查洗脱液的分离情况，既可在回收溶剂之前，也可在回收溶剂之后，应根据具体情况而定。回收溶剂后，用易溶的溶剂溶解，在放置过程中有可能会析出单一成分，如仍为几种成分的混合物，则需进行进一步柱色谱或用其他方法分离。

以下现象严重影响分离效果，必须尽力避免以下情况。

（1）色带过宽，界限不清　造成的原因可能是色谱柱的直径与高度比选择不当，或吸附剂、洗脱剂选择不当，或样品在柱中停留时间过长。但更常见的是在加样时造成的。若在样品溶液加至柱中后，没有打开下部活塞，使样品溶液降至吸附剂表面，就急于加洗脱剂冲洗柱壁，造成样品溶液大幅度稀释，或过早加大量洗脱剂洗脱，必然造成色带过宽。

（2）色带倾斜　正常情况下，柱中的色带应是水平的。而倾斜的色带，是在前一个色带尚未完全流出时，后面色带的前沿已开始流出，所以不能接收到纯粹的单一组分。造成色带倾斜的原因是吸附剂的顶面装得倾斜或柱身安装不垂直。

（3）气泡　产生气泡的原因可能是脱脂棉中的空气未挤净，其后升入吸附剂中形成气泡，也可能是吸附剂未充分湿润溶胀，在柱中与洗脱剂作用发热而形成；但更常见的是在装柱或洗脱过程中洗脱剂流出速度过快，液面下降至吸附剂沉积面之下，使空气进入吸附剂内部滞留而成。当柱内有气泡时，大量洗脱剂顺气泡流下，在气泡下方形成沟流，使后一色带前沿的一部分突出伸入前一色带，从而使两色带难以分离。所以，在装柱及洗脱过程中应始终保持吸附剂上面有一段溶剂。

第四节　高效液相色谱法

高效液相色谱法（high performance liquid chromatography，HPLC）是在经典液相色谱法的基础上发展起来的一种新型分离分析技术。该技术使用的固定相（吸附剂）是全多孔微粒，装填在小口径、短不锈钢柱内，流动相（洗脱剂）是通过高压输液泵输入色谱柱，使得溶质在固定相的传质、扩散速率大大加快，从而在短时间内获得高柱效和高分离能力，加上高灵敏度检测器和计算机辅助分析系统，使得 HPLC 法具有分离效能好、选择性高、检测灵敏度高、分析速度快、操作自动化等特点，而且由于它使用了非破坏性检测器，样品被分析后，可实现回收。同时，HPLC 还保持了经典液相色谱对样品通用范围广、可供选择的流动相种类多等优点，可用于分离和检测各种化学物质，如药物、天然产物、蛋白质、核酸等。

一、基本原理

HPLC 法和经典液相柱色谱法在分析原理上基本相同，即以液体为流动相，采用高压输液系统，将流动相输入装有高效固定相的色谱柱，由于柱内溶质在固定相和流动相之间的分配系数、亲和力、吸附力或分子大小不同引起排阻作用的差别而得以分离，分离的组分进入检测器进行检测，从而实现对试样的分析。

二、高效液相色谱仪

高效液相色谱仪可分为分析型和制备型，它们的性能各异，应用范围不同，但其基本组件相似。目前用计算机控制的高效液相色谱仪，其自动化程度高，既能控制仪器的操作参数（如溶剂梯度洗脱、流动相流量、柱温、自动进样、洗脱液收集、检测器功能等），又能对获得的色谱图进行收缩、放大、叠加，以及对保留数据和峰高、峰面积进行处理等，为色谱分析工作者提供了高效率、功能全面的分析工具。高效液相色谱仪的主要组成部分为：贮液装置（以贮液器为主）、输液系统（以高压输液泵为主）、进样系统、分离系统（以色谱柱为主）、检测系统（以检测器为主）、组分收集装置、数据记录与处理系统。其中，高压输液泵、色谱柱、检测器是高效液相色谱仪中的三大关键部件。图 15-4 为高效液相色谱仪的基本组成示意图。各组成部件的作用与性能简介如下。

（一）贮液装置

贮液装置主要是贮液器，有的配有真空脱气装置。贮液器是用来存放流动相的容器，供给符合要求的流动相以完成分离分析工作。贮液器的材料应耐腐蚀、对洗脱液呈化学惰性，可由玻璃、不锈钢、聚四氟乙烯等材料制成。贮液器的放置位置要高于泵体，以便保持一定的输液静压差。使用过程中贮液器应密闭，以防溶剂蒸发引起流动相组成的变化，还可防止空气中 O_2、CO_2 重新溶解于已脱气的流动相中。

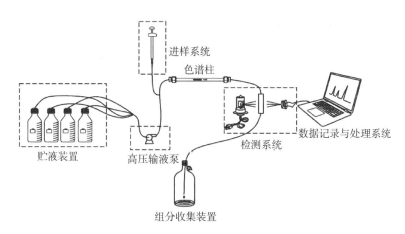

图 15 – 4　高效液相色谱仪主要组成结构

　　HPLC 所用的溶剂在放入贮液器之前必须经过滤膜过滤，除去溶剂中可能含有的机械性杂质，以防输液管道或进样阀产生阻塞现象。所用的流动相在使用前必须进行脱气，以除去其中溶解的气体，防止在洗脱过程中当流动相由色谱柱流至检测器时因压力降低而产生气泡，从而影响色谱柱的分离效率，影响检测器的灵敏度、基线的稳定性等。脱气方法可采用离线超声震动、加热回流等方式，配有真空脱气装置的色谱仪可实现在线真空脱气。

（二）高压输液泵

　　高压输液泵是高效液相色谱仪输液系统中的重要部件，用于将流动相和样品输入色谱柱和检测器，从而使样品得以分析，其性能的好坏直接影响整个仪器和分析结果的可靠性。高压输液泵应具备以下特点：泵体材料耐化学腐蚀；能在高压下连续工作；输出流量范围宽；输出流量稳定、重复性高。伴随高压输液泵，还需配备管道过滤器和脉动阻尼器等辅助设备、梯度洗脱装置等。

（三）进样系统

　　进样装置是将分析样品引入色谱柱的装置，要求重复性好，死体积小，保证中心进样，进样时色谱柱压力、流量波动小，便于实现自动化等。高效液相色谱中的进样方式可分为隔膜进样、阀进样、自动进样器进样等。

（四）色谱柱

　　色谱柱是分离系统的核心，被称为高效液相色谱仪的"心脏"。因为色谱的核心问题是分离，分离是在色谱柱中完成的，色谱柱的设计（包括柱型、结构、填料和装填方法）对现代液相色谱的发展起着关键性作用。为了适应不同的分离分析要求，色谱柱有不同的柱型、柱材料及规格。

　　温度对保留时间、溶剂的溶解能力、色谱柱的性能、流动相的黏度等都有影响。柱温是液相色谱的重要参数，精确控制柱温可提高保留时间的重复性。因此，通常情况下色谱柱都是连接在柱恒温箱里，以保证在理想的温度下工作。

（五）检测系统

　　检测器是检测系统的主要部件，用于监测经色谱柱分离后的组分浓度的变化，被称为色谱仪的"眼睛"，其性能直接关系着定性定量分析结果的可靠性和准确性。目前常用的检测器有紫外吸收检测器、折光指数检测器（又称示差折光检测器）、荧光检测器、蒸发光散射检测器等。不同的检测器具有不同的工作原理及仪器结构。

（六）组分收集装置

　　经过检测器的分离物质多数情况下作为废液流入收集器统一处理。如果所进行的色谱分离不是为了纯粹的色谱分析，而是为了做其他波谱鉴定或为获取少量试验样品的小型制备，分离的组分收集是必要的。组分收集器便于用微处理机控制，按预先规定好的程序，或按时间，或按色谱峰的起落信号逐一收集和重复多次收集。

（七）数据记录与处理系统

现代高效液相色谱仪多用微处理机控制，这通常是一台专用的计算机，其功能主要有两方面：一是作为数据处理机，例如输入定量校正因子，按预先选定的定量方法（归一化、内标法和外标法等），将面积积分数换算成实际的成分分析结果，或者给出某些色谱参数；二是作为控制机，控制整个仪器的运转，例如按预先编好的程序控制冲洗剂的选择、淋洗梯度、流速、柱温、检测波长、进样和数据处理。所有指令和数据通过键盘输入，结果在阴极射线管或绘图打印机上显示出来。更新一代的色谱仪应当具有某些人工智能的特点，即能根据已有的规律自动选择操作条件，根据规律和已知的数据、信息进行判断，给出定性定量结果。

高效液相色谱仪的工作过程为：高压泵将贮液器中的流动相经过进样器带入色谱柱，当注入待分离样品时，流动相将样品一并带入色谱柱进行分离，然后依先后顺序进入检测器，记录与检测系统将检测器输出的信号记录下来，即得到色谱图，流动相和样品从色谱仪出口流出，被组分收集器收集。

三、固定相和流动相的选择

利用高效液相色谱分离样品，要根据样品中成分的分子量、种类、极性、数量等特点选择合适的色谱柱固定相及流动相。

（一）固定相

色谱柱是 HPLC 的心脏，其中的固定相是保证高效液相色谱柱高效和高分离度的关键，须满足颗粒小且均匀、传质快、机械强度高、耐高压、化学稳定性好等要求。而且，固定相材料键合基团的表面覆盖度和键合类型等因素都将影响待测组分的保留行为和分离效果。只有了解不同类型的色谱柱固定相的特点，才可以选择合适的色谱柱。HPLC 的固定相可以按材料的化学组成进行分类，也可以按材料的结构和形状进行分类。

1. 按化学组成分类 微粒硅胶（无机材料）、高分子微球（有机材料）和微粒多孔碳（有机/无机材料）是几种主要的、常用的类型。$3 \sim 10 \mu m$ 微粒硅胶和以此为基质的各种化学键合固定相是目前高效液相色谱填料中占统治地位的化学类型。这是由于硅胶具有良好的机械强度，容易控制的孔结构和表面积，较好的化学稳定性和表面化学反应专一等优点。硅胶基质固定相的一个主要缺点是只能在 pH $2 \sim 8$ 范围内的流动相条件下使用。碱度过大，特别是当有季铵离子存在时，硅胶易于破碎溶解。酸度过大，连接有机基团的化学键容易断裂。高分子微球是另一类重要的液相色谱填料，大部分的基质化学组成是苯乙烯和二乙烯基苯的共聚物，也有聚乙烯醚、聚酯类型的。高分子填料的主要优点是能耐较宽的 pH 范围如 pH $= 1 \sim 14$，化学惰性好，主要用于离子交换色谱、凝胶渗透色谱等。但一般来说，高分子填料柱的效率比硅胶基质的低得多，往往还需要升温操作，在不同溶剂中的收缩率也不同。微粒多孔碳填料是由聚四氟乙烯还原或石墨化碳黑制成的，优点在于完全非极性的均匀表面，是一种天然的"反相"填料，可以在 pH > 8.5 的条件下使用；其缺点是机械强度较差，对强保留溶质的柱效较低，有待进一步改进。其他一些填料，例如氧化铝，耐高 pH 条件的能力比一般硅胶好，但硅烷化后不稳定；硅藻土、磷酸锆键合相等也有少量使用。

2. 按结构和形状分类 可分为薄壳型和多孔微粒型两种。薄壳型填料是 20 世纪 60 年代中期出现的一种填料，是在 $40 \mu m$ 左右的玻璃球表面覆盖一层 $1 \sim 2 \mu m$ 厚的硅胶层，形成许多向外开放的孔隙。这样孔浅了，传质就快了，柱效得以提高（和经典液相色谱相比）；但柱负荷太小，所以很快就被 5 ～ 10μm 全孔硅胶所代替。现在只用于预净化或预浓缩柱上，或用于某些简单的混合物分离。另外，还有在玻璃球表面涂聚酰胺和离子交换膜的。多孔微粒型如全孔微粒硅胶孔径一般为 6 ～ 10nm，比表面积为 $300 \sim 500m^2/g$。就形状来说，有球形的，也有非球形的。一般认为球形硅胶有较大的渗透性，柱压较小。此外，球形规整，相对不容易破碎，这些对于制备键合相都是十分有利的。

（二）流动相

在固定相确定好的前提下，选择合适的流动相是重要的一环。在 HPLC 中，流动相具有携带样品前进和给样品提供分配相的双重作用。流动相对样品的分离有巨大的影响。在 HPLC 中，流动相通常是一些有机溶剂、水溶液和缓冲溶液等。溶剂的选择应考虑分离、检测、输液系统的承受能力及色谱分离的目的等各方面因素。一般流动相的选择条件要与检测器、色谱系统相适应，还要考虑溶剂的纯度、毒性和可压缩性等因素。溶剂的极性也是选择的重要依据。常用溶剂的极性大小顺序为：水 > 甲酰胺 > 乙腈 > 甲醇 > 乙醇 > 丙醇 > 丙酮 > 二氧环己烷 > 四氢呋喃 > 甲乙酮 > 正丁醇 > 乙酸乙酯 > 异丙醚 > 二氯甲烷 > 三氯甲烷 > 溴乙烷 > 苯 > 二硫化碳 > 环己烷 > 己烷 > 煤油。为获得极性合适的溶剂，常采用二元或多元组合溶剂。

四、分离类型的选择

在根据分离样品的特点基本确定了固定相和流动相的前提下，分离类型也就大致确定了。HPLC 的分离类型，按分离机制的不同可分为吸附色谱法、分配色谱法（正相色谱法和反相色谱法）、离子交换色谱法、分子排阻色谱法四种基本类型，另外还有离子色谱法、胶束色谱法、手性色谱法、亲和色谱法等。不同分离方法都有各自的适用范围，具体选用哪一种分离方法较为合适取决于分离分析的目的、试样的性质、试样量的多少、现有设备条件等。

目前，在液 - 液分配色谱法的基础上发展起来的化学键合相色谱法（chemically bonded phase chromatography，CBPC）应用最广泛。CBPC 是将各种不同的有机基团通过化学反应的方法以共价键连接到色谱载体表面上，形成均一的、牢固的单分子薄层而制成化学键合固定相，进而发展成键合相色谱法。化学键合固定相对各种极性溶剂都有良好的化学稳定性和热稳定性。由它制备的色谱柱柱效高、使用寿命长、重现性好，几乎对各种类型的有机化合物都呈现良好的选择性，并可用于梯度洗脱操作，因而获得日益广泛的应用，在 HPLC 中占有极重要的地位。

五、一般操作方法

（一）分离方法及固定相的确定

综合分析试样特点及实验条件，确定分离方法。

1. 根据试样的相对分子量确定　试样相对分子质量小于2000，可考虑选择吸附、分配及离子交换色谱法；试样相对分子质量大于2000，则考虑用分子排阻色谱法较佳。

2. 根据试样的溶解性确定　样品可溶于水且属于能解离的物质，采用离子交换色谱为宜；样品溶于烃类，采用吸附色谱；如果样品溶于四氯化碳，则大多数可采用常规的正相、反相或吸附色谱分离；如果样品既溶于水，又溶于异丙醇，采用反相色谱。

3. 根据试样的具体类别确定　试样为酸、碱化合物，采用离子交换色谱或离子对色谱；样品为脂肪族或芳香族，可采用正相、反相或吸附色谱；分离位置异构体一般采用吸附色谱，对映异构体用手性色谱；分离同系物可用正相色谱。

4. 根据试样的极性确定　分离极性化合物采用正相色谱，常用氨基、氰基键合相；分析非极性和中等极性的化合物采用反相色谱，最常用的固定相是十八烷基键合相。

当分离方法确定了，选择以何种填料为固定相的色谱柱就基本确定了，但同时还需根据分析或分离的目的考虑色谱柱的柱长、内径、粒径、孔径、颗粒形状等物理性质及相应的化学适应性等。

（二）流动相的确定与处理

流动相与固定相之间存在一定的关系。根据分析试样及色谱柱的情况，选择和配制适当的流动相。

1. 若选择正相键合相色谱法，流动相常以饱和烷烃，如正己烷、正庚烷为基础溶剂，加入适当的极性调节剂来调节溶剂的极性。若分离的选择性不好，则改用其他组别的溶剂来改善选择性。若二元溶剂不行，还可考虑使用三元或四元溶剂体系。

2. 若选择反相键合相色谱法，流动相一般以极性最强的水为基础溶剂，加入一定量的有机溶剂作极性调节剂。甲醇是最常用的有机溶剂，其次是乙腈和四氢呋喃。有机溶剂的比例增加，流动相的洗脱能力增强。一般以水和甲醇或乙腈组成的二元溶剂就能满足多数分离分析的要求，尤其是甲醇－水体系黏度小、价格低，是反相键合相色谱法最常用的流动相。反相色谱常采用梯度洗脱，使各组分都在适宜条件下获得良好分离。

3. 若选择反相离子抑制色谱法，流动相需控制在一定 pH 范围内，这是为了抑制弱酸、弱碱样品组分的解离，使它们以分子形式存在。因此，分析弱酸样品时，通常在流动相中加入少量弱酸；分析弱碱样品时，通常在流动相中加入少量弱碱。对于常规色谱柱，注意调节流动相的 pH 在 2～8 之间，超出此范围可能使键合相的基团脱落，或腐蚀仪器的流路系统。

4. 若选择反相离子对色谱法，影响样品组分保留值和分离选择性的因素主要是离子对试剂的种类和浓度、流动相的 pH 值以及流动相中有机溶剂的种类和比例。流动相有机溶剂常用甲醇－水、乙腈－水系统，流动相所含有机溶剂的比例越高，组分的容量因子值越小；离子对试剂的电荷应与样品离子的电荷相反。分析碱类或带正电荷的物质，常选用带负电荷的离子对试剂，如十二烷基磺酸钠；分析酸类或带负电荷的物质，常用带正电荷的离子对试剂，如氢氧化四丁基铵。流动相 pH 的选择应有助于样品组分的完全离解，最大限度地形成中性离子对化合物，从而改善酸、碱样品的保留值和分离选择性。

流动相选择好后，要在测试前进行处理。根据选择的流动相，用合适的滤膜过滤流动相并进行一段时间的脱气处理，然后将流动相装入贮液器，将贮液器通过管线与色谱仪高压输液泵连接。

（三）检测器的确定

HPLC 的检测器种类很多，针对样品性质的不同，可以选择适合的检测器。在紫外－可见光区有吸收的化合物，如芳烃与稠环芳烃、芳香氨基酸、核酸、甾体激素、羟基与羰基化合物等，可选择紫外检测器。若组分无紫外吸收，如糖类、高分子化合物、高级脂肪酸及甾体等，可选择蒸发光散射检测器。对于含量极低的痕量组分，若能产生荧光或其衍生物能发出荧光，则可选择灵敏度较高的荧光检测器。有电活性质的，则可选择电化学检测器。

（四）洗脱方式的选择

HPLC 洗脱方式有等度洗脱和梯度洗脱两种。等度洗脱是在同一个分析周期内流动相组成保持恒定，适合组分较少、性质差别不大样品的分离和分析。但是对于组分数目较多、性质相差较大的复杂混合物，必须采用梯度洗脱方式。梯度洗脱是在一个分析周期内，程序控制流动相组成（如溶剂的极性、离子强度、pH 值等）的改变，使各组分都在适宜的条件下获得良好分离。梯度洗脱可以采用二元混合溶剂或多元混合溶剂。梯度洗脱所用的溶剂纯度要求更高，以保证良好的重现性。要注意溶剂的互溶性，不相混溶的溶剂不能用作梯度洗脱的流动相。有些溶剂在一定比例内混溶，超出范围后就不互溶，使用时更要注意。当有机溶剂和缓冲液混合时，还可能析出盐的晶体，尤其使用磷酸盐时须特别小心。

混合溶剂的黏度常随组成而变化，因而在梯度洗脱时常出现压力的变化。例如甲醇和水的黏度都较小，当二者以相近比例混合时黏度增大很多，此时的柱压大约是甲醇或水为流动相时的两倍。因此，要注意防止梯度洗脱过程中压力超过输液泵或色谱柱能承受的最大压力。

样品分析前必须进行空白梯度洗脱，以辨认溶剂杂质峰，如洗脱过程中基线漂移较大，亦可对色谱图进行空白扣除处理。梯度洗脱特别适用于极性范围很宽的混合物的分离。它的主要优点是：可以缩短分析时间，提高分离度；改善峰形，提高峰的对称性，减少峰的区域宽度，使微量组分易被检出，降低最小检出量，提高检测灵敏度。

（五）样品的预处理

HPLC 中样品的预处理是为了使其符合所选定的分离方法。样品预处理直接关系到 HPLC 分析的成本和速度，样品预处理的主要目的有：除杂质，纯化样品；将待测物有效地从样品中释放出来；使被测物浓缩达到最低检测限以上；通过衍生化将待测物转变成便于测定的形式，提高检测灵敏度或使分离更好。样品的预处理还包括选择合适的滤膜过滤，过滤的目的是除悬浮颗粒物、除气体和促进溶剂混匀。然后转移到样品瓶内，置于色谱仪的样品室中。

（六）高效液相色谱工作站的准备、检查与测试

根据待测样品的特点选择合适的色谱柱，将色谱柱连接。打开 HPLC 工作站（包括计算机系统和色谱仪），连接好流动相管道，连接检测系统。进入计算机控制界面主菜单，进行系统排气、冲洗通路、设定分析方法、进样分析。自动分析系统。在设置好方法后，会自动完成全过程。测试结束后，按规定操作方法结束工作。

>> 知识链接 o----------------------------------

超高效液相色谱

超高效液相色谱（ultra performance liquid chromatography，UPLC）是在高效液相色谱（HPLC）的基础上发展、成熟起来的一种新型液相色谱技术。UPLC 的原理与 HPLC 基本相同，改变的地方主要有以下两点。

1. 色谱柱粒径差异 HPLC 色谱柱采用 $3 \sim 10 \mu m$ 的硅胶填料，而 UPLC 的色谱柱多采用 $1.7 \sim 3 \mu m$ 的填料，有效改善了硅胶柱的速度、灵敏度及分离度。

2. 超高压输液泵的使用 由于使用的色谱柱粒径减小，使用时所产生的压力也自然成倍增大。故 UPLC 的输液泵也相应改用超高压输液泵。

与传统的 HPLC 相比，UPLC 的速度、灵敏度及分离度均有大幅提高，因而缩短了分析时间，减少了溶剂用量，降低了分析成本。UPLC 目前主要应用于药物分析、生化分析、食品分析、环境样品检测等领域。在同样条件下，UPLC 能分离出的色谱峰量明显高于 HPLC，因而，UPLC 尤其对中药成分分析及分离的发展是一个极大的促进。

答案解析

目标测试

一、单选题

1. 薄层色谱常用的固定相,其颗粒大小一般要求粒径为( )。

    A. $10 \sim 40\mu m$ B. $20 \sim 40\mu m$

    C. $5 \sim 50\mu m$ D. $40 \sim 60\mu m$

2. 在高效液相色谱流程中,试样混合物在( )中被分离。

    A. 检测器   B. 记录器

    C. 色谱柱   D. 进样器

3. 根据分离原理,硅胶柱色谱属于( )。

    A. 分配色谱   B. 吸附色谱

    C. 离子交换色谱   D. 排阻色谱

二、填空题

1. 薄层板如在存放期间被空气中的杂质污染,使用前可用_____、_____或二者的混合溶剂在展开缸中上行展开预洗,_____℃活化,置干燥器中备用。

2. 色谱法中,将填入玻管内静止不动的一相称为_____,自上而下运动的一相称为_____,装有_____的柱子称为_____。

3. 色谱柱的直径与高度之比则根据被分离化合物的分离难易而定,一般在_____之间。

4. 在薄层板上,混合物中每个组分上升的高度与展开剂上升的前沿之比称为该化合物的_____。

5. 柱色谱中,造成色带倾斜的原因是_____,或_____。

三、简答题

1. 柱色谱与薄层色谱有哪些相同点和不同点?

2. 简述高效液相色谱仪的主要部件及其作用。

书网融合……

      本章小结   题库

第十六章 熔点测定及温度计校正

PPT

◉ 学习目标

知识目标

1. **掌握** 毛细管法和显微熔点法测定熔点的基本方法、基本操作及注意事项。
2. **熟悉** 温度计校正的常用方法。
3. **了解** 熔点测定的意义和应用；温度计校正的原因。

能力目标 通过本章的学习，具备晶体物质熔点测定实验操作的基本能力；培养认真观察、团结协作和实事求是的科学精神。

熔点是化合物最重要的物理性质。熔点的测定可用于鉴别固体有机化合物，还可以作为该物质的纯度标志，有些纯有机化合物还作为温度计校正时测量温度的标准物质。因此，熔点测定是理化实验中最常用到的技术，是理化实验必须掌握的一项基本技能。

第一节 熔点的测定

一、基本原理

一般认为，将一个结晶固体化合物加热，由固态转变为液态时的温度称为该化合物的熔点。严格的定义应为固－液两态在大气压下达到平衡状态时的温度。纯粹的有机化合物一般都有固定熔点。即在一定压力下，固－液两相之间的变化都是非常敏锐的，初熔至全熔的温度差一般为 0.5～1℃（熔点范围，称熔距或熔程）。如混有杂质，则其熔点下降，且熔距也拉长。少数有机化合物在加热尚未达到其熔点前，即进行局部分解，分解物的作用与可溶性的杂质相似，故这一类化合物没有恒定的熔点。

图 16-1（a）所示为晶体物质的蒸气压与温度的关系。曲线 SM 表示物质固相的蒸气压与温度的关系，曲线 ML 表示液相的蒸气压与温度的关系，曲线 SM 的变化速率（即固相蒸气压随温度的变化速率）大于曲线 ML 的变化速率，两曲线相交于 M 点，此时固－液两相的蒸气压相等，且固－液两相平衡共存，这时的温度（T_M）为该物质的熔点。图 16-1（b）显示，当含杂质时（假定两者不形成固溶体），根据拉乌尔（Raoult）定律可知，在一定的压力和温度条件下，在溶剂中增加溶质，导致溶剂蒸气分压降低，图中固－液两相交点 M_1 即代表含有杂质的化

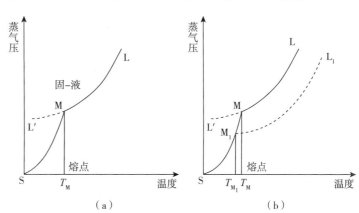

图 16-1 晶体物质的蒸气压与温度的关系
（a）纯晶体 （b）含有杂质的晶体

合物在达到熔点时的固 – 液相平衡共存点，T_{M_1} 为含杂质时的熔点，显然此时的熔点较纯粹者低。

加热纯固体化合物的过程中，有一段时间温度不变，即固体开始熔化直至固体全部转化为液体这一阶段，固体全部转化为液体之后继续加热，温度就会线性上升。以上说明纯粹的有机化合物有固定而又敏锐的熔点，同时，要想精确测定熔点，则在接近熔点时升温的速度不能太快，必须严格控制加热速度，以每分钟升高 1 ~ 2℃ 为宜。混合物的熔点比混合前各自的熔点降低，熔距增大。

二、熔点的测定方法

熔点测定的常用方法有毛细管熔点测定法和显微熔点测定法，其中，毛细管熔点测定法的两种实验手段为采用 b 型管和熔点仪测定。

（一）毛细管熔点测定法

中华人民共和国国家标准 GB617 –88《化学试剂熔点范围测定通用方法》规定了用毛细管法测定有机试剂熔点的通用方法，适用于晶体或粉末物熔点的测定。这种方法的特点是操作简便、便于观察、试剂用量少、节省测定时间，是目前实验室教学中普遍采用的方法。

1. 毛细管的制取 毛细管也称为熔点管，玻璃毛细管的规格为：厚质中性玻璃，内径 0.9 ~ 1.1mm，壁厚 0.10 ~ 0.15mm，长 120mm。使用时，只要从中间截断就成为 2 根熔点管。实验前，应当手持毛细管，逐根对着光亮，察看其封口端部位是否严密，是否有缝隙，以免测试时渗漏进浴油而导致实验失败。

2. 样品的干燥、研磨与填装 取待测的固体样品 0.1 ~ 0.2g（应事先经过干燥并仔细地研磨成很细的粉末）置于干净表面皿上，聚成小堆。将毛细管的开口端向粉末堆中插几次，使样品进入毛细管。另取一支 30 ~ 40cm 的玻管，垂直竖立在一块干净的表面皿上，将毛细管开口端向上，由玻管上口投入，使其自由落下，这样反复操作几次，直至样品的高度为 2 ~ 3mm 时为止。黏附在管外的样品要擦去，以免污染浴液。装入的样品一定要研细、夯实，如果有空隙，则传热不均匀，影响测定结果。

一种样品的熔点至少要测定 3 次，每一次测定都必须用新的毛细管新装样品，所以该样品的熔点管也要准备 3 支以上。若所测定的是易分解或易脱水的样品，还应将已装好样品的毛细管开口端进行熔封。

3. 熔点测定装置 第一种装置，也是目前实验室中较为广泛使用的熔点测定装置，即 b 型管（又称 Thiele 管或提勒管）。如图 16 – 2 所示，将 b 型管固定在铁架台上，装入浴液，液面高度以刚刚超过上侧管 1cm 为宜。测定熔点在 150℃ 以下的有机物，可选用石蜡油、甘油；测定熔点在 300℃ 以下的，可采用有机硅油作为浴液。然后安装好附有熔点管的温度计。注意温度计刻度值应置于塞子开口侧并朝向操作者。毛细管应贴附在温度计侧面，而不能在正面或反面，以利于观察。

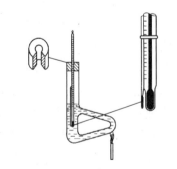

图 16 – 2 b 型管熔点测定装置

第二种熔点测定装置是电加热熔点仪，如图 16 – 3 所示，为 RY –1 型熔点测定仪。RY –1 型熔点仪采用水银温度计测量，指针式电压表调节加热功率，仪器经电子加热熔点毛细管，通过调节电压大小来控制升温速度，通过放大镜观察明亮视野下晶体的熔化过程。该熔点仪的熔点可测范围：50 ~ 300℃。测量精度：1℃。电源：220V，500Hz。升温速度：62V 时 1℃/min，70V 时 2℃/min，78V 时 4℃/min，84V 时 6℃/min。

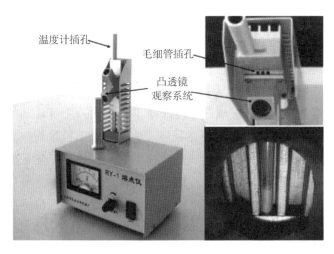

温度计插孔
毛细管插孔
凸透镜
观察系统

图 16 – 3 RY – 1 型熔点测定仪

4. 仪器的使用 使用 b 型管测熔点，先用酒精灯在 b 型管下侧管处来回加热，然后固定在上、下侧管的转弯处给热载体加热。在测定已知熔点的样品时，开始时升温速度可以快些（每分钟上升约 5℃），在距离熔点 15 ~ 10℃时，调整火焰使每分钟上升 1 ~ 2℃，越接近熔点，升温速度应越缓慢，每分钟 0.2 ~ 0.3℃（为了保证有充分时间让热量由管外传至毛细管内而使固体熔化，升温速度是准确测定熔点的关键，升温太快，所测熔点偏高；另一方面，观察者不可能同时观察温度计所示读数和试样的变化情况，只有缓慢加热才可使此项误差减小）。

使用电加热熔点仪测熔点，需将待测毛细管装入测量孔，接通电源，打开开关，调节电压至 70V，开始升温至预定熔点前 20℃时，调节电压至 62V 以下，并注意观察，记录样品的初熔温度及全熔温度。关闭开关，拿出毛细管放至指定的位置。待温度下降至所需温度后，再重复上述测量过程。

5. 观察记录 用毛细管法测熔点，在加热升温后，应密切注意温度计的温度变化情况。在接近熔点范围时，样品的状态发生显著的变化，可形成三个明显的阶段。第一阶段，原为堆实的样品出现软化、塌陷，似有松散、塌落之势，但此时还未有液滴出现，还不能认为是初熔温度，尚需有耐心，缓缓地升温。第二阶段，在样品管的某部位开始出现第一个液滴，其他部位仍旧是软化的固体，即已出现明显的局部液化现象，此时的温度即为观察的初熔温度（t_1）。第三阶段，继续缓慢升温，液化区逐渐扩大，密切注视最后一小粒固体消失在液化区内，此时的温度为完全熔化时的温度，即为观察的终熔温度（t_2）。该样品的熔点范围为 $t_1 ~ t_2$。此时可停止加热，取出温度计，将测定过的毛细管取下弃去，待热源温度下降至熔点范围以下 30℃后，再换上装有样品的第二支毛细管，插上温度计，依上法操作。每个样品平行测 3 次，记录每次数据，给出结论。

6. 注意事项

（1）熔点管本身要干燥，管壁不能太厚，封口要均匀。

（2）样品一定要干燥、研成细粉，填装时一定要夯实，管外样品一定要擦拭干净。

（3）升温速度不宜过快。

（4）已测过熔点的样品，经冷却后，虽然固化，但也不能用于第二次测定。因为有些物质受热后会发生部分分解，还有些物质会转变成不同熔点的其他结晶形式。

（5）采用 b 型管测熔点，固定熔点管的橡胶圈不可浸没在浴液中，以免被浴液浴胀而使熔点管脱落。测定后热的浴液必须冷却至室温后，方可倒入回收瓶。用完后的温度计应用废纸或滤纸擦去滤液，冷却后再用冷水冲洗。严禁取出后立即用冷水冲洗，以防止温度计炸裂。

（二）显微熔点测定法

利用显微熔点测定仪（图16-4）测定晶体的熔点，可测量微量及高熔点（常温至320℃）试样的熔点，可以清楚地观察样品在加热中变化的全过程，如结晶的失水、多晶的变化及分解等。

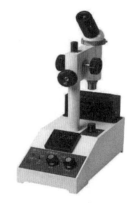

测定时，待测的固体样品应事先经过干燥，并仔细地研磨成很细的粉末，置于干燥器内备用。测定熔点时，先将玻璃载片洗净擦干，放在一个可移动的支持器内，将微量待测样（不多于0.1mg）放在载玻片上，注意不可堆积，从镜孔可以看到一个个晶体外形即可。调节仪器使载玻片上的试样位于电热板的中心空洞上，用一载玻片盖住试样。调节镜头，使显微镜焦点对准试样，开启加热器，用变压器调节加热速度，开始升温速度可快一些，当温度接近试样熔点时，控制温度上升的速度为每分钟1～2℃。当试样的结晶棱角开始变圆时，是熔化的开始（t_1），结晶形状完全消失是熔化的完成（t_2），记录温度t_1～t_2。

测定熔点后，停止加热，稍冷，用镊子夹走载玻片，将一厚铝板盖放在加热板上，加快冷却，然后清洗载玻片，以备再用。

图16-4　显微熔点仪

显微熔点测定仪的熔点测定温度范围一般在20～320℃。测定温度在20～120℃，测量误差不大于1℃；测定温度在120～220℃，测量误差不大于2℃；测定温度在220～320℃，测量误差不大于3℃。

根据上述的同样原理，可以用放大镜、加热板及温度计制成比较简单的微量熔点测定装置。

>>> **知识链接** o- -

低熔点物质的应用

我们平时所说的物质的熔点，通常是指纯净的物质。但在现实生活中，大部分的物质都是含有其他物质的，比如在纯净的液态物质中溶有少量其他物质，即使数量很少，物质的熔点也会有很大的变化。例如水中溶有盐，熔点就会明显下降，饱和食盐水的熔点可下降至约-22℃。北方的城市在冬天下大雪时，常常向公路的积雪上撒盐，只要这时的温度高于-22℃，足够的盐总可以使冰雪融化，这也是一个熔点在日常生活中的应用。

低熔点合金的应用也很广泛。低熔点合金熔体材料的熔点温度一般为60～200℃。熔体是采用一定比例的铋、镉、锡、铅、镉、铟等元素作为主要成分，组成不同的共晶型低熔点合金，它们的熔点根据配比的不同而异。新型的低熔点合金材料常被广泛用作医疗防辐射专用模具、焊料，以及电器、蒸汽、消防、火灾报警等装置中的保险丝、熔断器等热敏组件等。

- -o

第二节　温度计的校正

用上述方法测定的熔点常会与实际熔点之间有一定的差距，原因是多方面的，温度计的影响是其中一个重要因素。通常所使用的温度计大多数不能测量出绝对正确的温度，它们的读数总是有一定的误差，这可能是由于温度计的质量引起的。例如，一般温度计中的毛细管孔径不一定是很均匀的，有时刻度也不够精确。其次，温度计刻度划分为全浸式和半浸式两种。全浸式温度计的刻度是在温度计的汞线全部均匀受热的情况下刻出来的，而在测定熔点时仅有部分汞线受热，因而暴露在热浴外的汞线温度较全部受热者为低。另外，长期使用的温度计，玻璃也可能发生变形而使刻度不准。

温度计刻度的校正方法有两种。

一、标准温度计比较法

选用一支标准温度计与要进行的校正的温度计比较。这种方法比较简单。将要校正的温度计与标准温度计并排放在石蜡油或浓硫酸热浴中，两支温度计的水银球要处于同一水平位置，加热，并用搅拌棒不断搅拌，使温度均匀，控制温度上升速度为 $1 \sim 2℃/min$（不宜过快）。每隔5℃，迅速而准确地记录两支温度计的读数。计算出 Δt。

二、纯有机化合物熔点测定校正法

采用纯有机化合物的熔点作为校正的标准，选择数种已知熔点的纯有机化合物作为标准样品，以实测的熔点为纵坐标，以实测熔点与标准熔点的差值为横坐标作图，可得校正曲线，利用该曲线能直接读出任一温度下的校正值。严格地说，为了得到正确的熔点，仅这样校正还不够，还要对温度计外露段所引进的误差进行读数校正。校正玻璃温度计的标准化合物如表 16 – 1 所示。

表 16 – 1　一些标准有机化合物的熔点

化合物名称	熔点（℃）	化合物名称	熔点（℃）
对甲苯胺	43.7	水杨酸	159.8
二苯甲酮	48.1	磺胺	166
1 – 萘胺	50	磺胺二甲嘧啶	200
偶氮苯	69	蒽	216
萘	80.3	糖精钠	229
香草醛	83	咖啡因	237
乙酰苯胺	114.3	氮芴	246
苯甲酸	122.4	酚酞	265
非那西丁	136	蒽醌	285

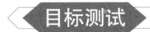

答案解析

一、判断题

1. 用 b 型管法测熔点时，使温度计水银球中点、样品中点以及 b 型管上、下支管中点位于同一水平线，这个位置温度比较稳定。（　）

2. 毛细管熔封时，手指不断捻动毛细管，使其受热均匀。（　）

3. 混合样品的填装：可以先填装一种药品，再装另一种药品。（　）

4. b 型管法测熔点，测第二支样品时，待浴温降至待测物熔点以下约20℃，方可进行。（　）

5. 检查毛细管是否封得严密，可以用水根据毛细现象来判断。（　）

6. 晶体在从固态向液态转化的过程中，温度是不断上升的。（　）

二、填空题

1. 熔点测定的方法有＿＿＿＿＿法和＿＿＿＿＿法。

2. 在测量某种纯的化合物的熔点时，从开始溶化到完全溶化是一个温度范围，这个温度范围的大小称为_____或_____，一般为_____℃。

3. 根据拉乌尔定律，在溶剂中增加溶质，溶剂蒸气分压_____，导致化合物熔点_____。

4. 在一定压力下，当固体物质含有杂质时，其熔点_____，熔距_____。

书网融合……

本章小结

题库

第十七章　pH 计

PPT

学习目标

知识目标

1. **掌握**　常用 pH 计的使用及维护方法。

2. **熟悉**　pH 计的结构；常见标准缓冲液的配制、保存方法。

3. **了解**　pH 计的基本特点；pH 复合电极的基本结构。

能力目标　通过本章的学习，具备 pH 计等实验仪器操作的基本能力；培养实事求是的科学态度、探索精神和创新意识。

一、pH 值与 pH 计

（一）pH 值

定义为水溶液中氢离子活度（α_{H^+}）的负对数。虽然待测物的电离常数、介质的介电常数和液体接界电位等诸多因素均可影响氢离子活度即 pH 值的准确测量，但若能在使用中合理维护电极、按要求配制标准缓冲液和正确操作 pH 计，用标准缓冲液进行仪器标定，选用合适的测量条件，用 pH 计法测定溶液的 pH 值仍具有精确、快捷、方便等优点，应用广泛。

（二）pH 计

又称酸度计，是用于实验室精密测定溶液酸度（pH 值）和电极电位（mV）的电位计，当将"pH – mV"量程选择置于"pH"档时，可将电动势直接转换成 pH 值输出。目前广泛使用的 pHS – 3B 型、pHS – 3C 型等 pH 计的结构、功能和使用方法大同小异。现以 pHS – 3C 型为例介绍 pH 计的结构、原理。

pHS – 3C 型 pH 计由主机和复合电极组成，主机上有选择、温度、斜率和定位四个旋钮或按键。仪器的外观结构如图 17 – 1 所示。

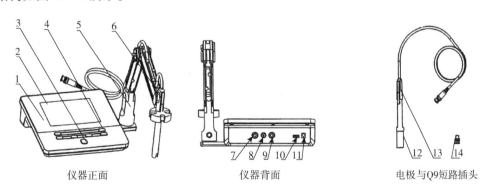

图 17 – 1　pHS – 3C 型 pH 计

1. 机箱　2. 显示屏　3. 电源开关　4. 功能选择按钮或旋钮　5. 多功能电极架　6. 电极

7. 接地接线柱　8. 测量电极接口　9. 参比电极接口　10. 仪器调试端口　11. DC 9V 电源插口

12. 电极保护瓶　13. pH 复合电极　14. Q9 短路插头

（三）pH 复合玻璃电极

构造如图 17 - 2 所示。

1. H⁺选择性玻璃 由含一定比例氧化钙、氧化钠的特殊玻璃吹制而成，呈球形，膜厚在 0.1 ~ 0.2mm，电阻值 < 250MΩ（25℃）。

2. 内参比电极 为银/氯化银（Ag/AgCl）电极，主要作用是引出电极电位，要求其电位稳定，温度系数小。

3. 内参比溶液 0.1mol/L 盐酸溶液，玻璃电极与参比电极构成电池建立零电位的 pH 值，主要取决于内参比溶液的 pH 值及氯离子浓度。

4. 外参比电极 为银/氯化银电极，作用是提供与保持一个固定的参比电极电位，要求电位稳定，重现性好，温度系数小。

5. 参比电极的内部溶液 浓度一定的氯化钾溶液。

6. 多孔固体 是外参比溶液和被测溶液的连接部件，要求渗透量稳定，通常用砂芯材质的。

7. 玻璃支持管 是支持电极的玻璃管体，由电绝缘性优良的铅玻璃制成，其膨胀系数与电极 H⁺选择性玻璃一致。

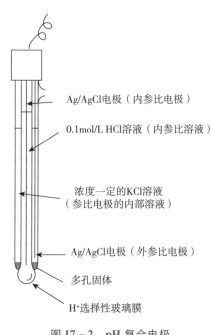

Ag/AgCl电极（内参比电极）

0.1mol/L HCl溶液（内参比溶液）

浓度一定的KCl溶液
（参比电极的内部溶液）

Ag/AgCl电极（外参比电极）

多孔固体

H⁺选择性玻璃膜

图 17 - 2　pH 复合电极

8. 电极壳 是支持玻璃电极和液体接界，盛放外参比溶液的壳体，通常由聚碳酸酯（PC）塑压成型或由玻璃制成。PC 塑料在有些溶剂中会溶解，如四氯化碳、三氯乙烯、四氢呋喃等。如果测试中含有以上溶剂，就会损坏电极外壳，此时应改用玻璃外壳的 pH 复合电极。

9. 电极导线 为低噪音金属屏蔽线，内芯与内参比电极连接，屏蔽层与外参比电极连接。

二、基本原理

（一）膜电位的产生

1. 响应机制 玻璃膜的水化、H⁺ - Na⁺（或其他一价阳离子）交换平衡和 H⁺扩散平衡是产生玻璃电极膜电位的三个主要过程。

2. 膜电位

$$E_{膜} = K + \frac{2.303RT}{F}\lg\frac{\alpha_{外}}{\alpha_{内}}$$

3. pH 玻璃电极电位

$$E_{玻} = E_{内参比} + E_{膜} = K + \frac{2.303RT}{F}\lg\frac{\alpha_{外}}{\alpha_{内}}$$

$$= K - \frac{2.303RT}{F}\mathrm{pH}$$

（二）测量原理

以玻璃电极为指示电极，饱和甘汞电极（SCE）为参比电极，与待测溶液组成原电池；或用复合玻璃电极与待测溶液组成电池，均可表示为：

$$(-)\mathrm{Ag,AgCl}\mid\mathrm{HCl}\mid 玻璃膜 \mid 试液(\alpha_{H^+}) \parallel \mathrm{KCl}（饱和）\mid \mathrm{Hg_2Cl_2,Hg}(+)$$

$$\mid\ \leftarrow\ 玻璃电极\ \rightarrow\ \mid\qquad\qquad \mid\ \leftarrow\ 甘汞电极\ \rightarrow\ \mid$$

$$E = E_{SCE} - E_{玻} = E_{SCE} - \left(E_{AgCl/Ag} + E_{膜} \right)$$

在 25℃时，电池电动势为：$E = K' + 0.0592pH$。

（三）定量方法

通常采用两次测量法，即在相同条件下，首先采用测量已知的 pH 标准缓冲液，然后测量待测试液的 pH_x。

$$pH_x = pH_s + \frac{E_x - E_0}{0.059}$$

三、pH 值的测量

不同生产厂家或种类不同的 pH 计，电极标定、操作步骤各有不同，具体应严格按照其使用说明书进行。现以 pHS‒3C 型 pH 计为例，介绍其使用方法。

（一）pHS‒3C 型 pH 计的使用 🅔微课

1. 安装　电极杆装入电极杆插座，调节电极夹至适当位置。将复合电极夹在电极夹上。取下电极前端的电极保护瓶，拉出电极上端橡皮套，使其漏出上端小孔，用蒸馏水清洗电极头，再用滤纸吸干。

2. 开机　在测量电极插座处插上复合电极，将电源线插入电源插座，按下电源开关，电源接通后，指示灯亮，屏幕出现读数（与数字多少无关），预热 30min。调节仪器量程选择旋钮至 pH 档或按 "pH/mV" 键使 pH 指示灯亮，即进入 pH 测量状态。

3. 标定（校准）　pHS‒3C 型 pH 计的标定可分为一点标定法（常规法，又称定位法，用于粗略测量）、两点标定法（斜率法）及多点标定法（精密法，用于精密测量）。通常采用二点标定法进行标定，以 pH = 6.86 作为第一点，以 pH = 4.01 或 pH = 9.18 作为第二标定点。

（1）**旋钮式**　将清洗并擦干的电极插入 pH = 6.86 的标准缓冲液，调节温度补偿旋钮至当前溶液温度，将定位旋钮调至读数稳定为 6.86，定位完成。

将电极再次清洗、擦干，插入 pH = 4.01 的标准缓冲液，调节斜率旋钮至示数稳定为 4.01。

（2）**按键式**　按 "标定" 键进入标定状态。将清洗并擦干后的电极放入标准缓冲液 1（pH = 6.86），同时用温度计测定溶液温度。按 "设置" 键，通过 "▲" 或 "▼" 设置当前温度。按 "确认" 键完成温度值设置后，仪器返回标定状态。至读数稳定为 6.86 后，按 "确认" 键，即完成 1 点标定，此时仪器显示当前温度下的标准缓冲液 1 的 pH 值。再将电极清洗并擦干，放入标准缓冲液 2（pH = 4.01），至读数稳定为 4.01 后，按 "确认" 键，共完成 2 点标定，此时仪器显示当前温度下的标准 pH 值。若需多点标定，则更换其他标准缓冲液，重复以上标定操作。

注意：标定工作结束后，在测量过程中，斜率和定位旋钮（按键）就不应再动。对使用频繁的 pH 计，一般在 24h 内，仪器不需再次定标。如遇到下列情况之一，则需要重新标定：①溶液温度与标定时的温度有很大的变化；②电极在空气中暴露过久，如半小时以上；③定位或斜率调节器被误动；④换用了新的电极；⑤测量浓酸（pH < 2）或浓碱（pH > 12）之后；⑥所测溶液 pH 值超出标定时所用标准缓冲液 pH 范围，且距其中任一 pH 较远时；⑦测量 pH < 7 的氟化物溶液或较浓的有机溶液之后。

4. pH 值的测定　经标定过的仪器，进入 pH 测量状态即可用于测定被测溶液的 pH 值。视被测溶液与标定溶液温度相同与否，测量步骤也有所不同。

（1）被测溶液与标定的标准缓冲液温度相同时，测量步骤为：用蒸馏水洗电极，再用被测溶液清洗一次。将电极浸入被测溶液，至示数稳定，读数。

（2）被测溶液和标定的标准缓冲液温度不同时，测量步骤为：用蒸馏水洗电极，再用被测溶液清洗一次。用温度计测出被测溶液的温度值。在温度调节模式下，调节"温度"旋钮或按键至待测溶液的温度值。将电极插入待测溶液，至示数稳定，读数。

5. 关机 测定完毕，清洗电极并擦干，给复合电极装上电极保护瓶（3mol/L KCl）；关闭仪器电源，盖上防尘罩，进行仪器使用情况登记。

（二）电极的使用与维护

目前实验室使用的电极都是复合电极，其优点是使用方便，不受氧化性或还原性物质的影响，且平衡速度较快。使用时，将电极加液口上所套的橡胶套和下端的橡皮套全取下，以保持电极内氯化钾溶液的液压差。现简介电极的使用与维护。

1. 复合电极不用时，应在 3mol/L 的 KCl 溶液中保存，切忌用洗涤液或其他吸水性试剂浸洗。

2. 使用前，检查玻璃电极前端的球泡。正常情况下，电极球泡内充满溶液，透明且无裂纹，无气泡存在。清洗电极后，不要用滤纸擦拭玻璃膜，而应用滤纸吸干，避免损坏玻璃薄膜、产生交叉污染而影响测量精度。

3. 使用时，电极的球泡部分应全部浸入溶液。测量浓度较大的溶液时，尽量缩短测量时间，测量中注意电极的 Ag/AgCl 内参比电极应浸入球泡内氯化物缓冲溶液，避免出现数字乱跳现象。

4. 电极不能用于强酸、强碱、脱水性介质（如无水乙醇、重铬酸钾）或其他腐蚀性溶液的测定。用后仔细清洗，防止被测液黏附在电极上而污染电极。

5. 注意电极的出厂日期，存放时间过长的电极性能将变差。

（三）标准缓冲液的选择、配制与保存

1. 标准缓冲液的选择 常用标准缓冲液有草酸盐标准缓冲液、邻苯二甲酸盐标准缓冲液、磷酸盐标准缓冲液、硼砂标准缓冲液及氢氧化钙标准缓冲液等。

标准缓冲液一般先用 pH =6.86 定位，再用接近被测溶液 pH 值的缓冲液，如被测溶液为酸性时缓冲液应选 pH =4.01，被测溶液为碱性时则选 pH =9.18 的缓冲液调斜率。标准缓冲液在不同温度时的 pH 值见表 17 -1。在标定前应特别注意待测溶液的温度，以便正确选择标准缓冲液并进行标定。

表 17 -1　常用标准缓冲液在不同温度时的 pH 值

温度（℃）	草酸盐	邻苯二甲酸盐	磷酸盐	硼砂	氢氧化钙
0	1.67	4.01	6.89	9.46	13.43
5	1.67	4.00	6.95	9.40	13.21
10	1.67	4.00	6.92	9.33	13.00
15	1.67	4.00	6.90	9.27	12.81
20	1.68	4.00	6.88	9.22	12.63
25	1.68	4.01	6.86	9.18	12.45
30	1.68	1.02	6.85	9.14	12.30
35	1.69	4.02	6.84	9.10	12.14
40	1.69	4.04	6.84	9.06	11.98
45	1.70	4.05	6.83	9.04	11.84
50	1.71	4.06	6.83	9.01	11.71
55	1.72	4.08	6.83	8.99	11.57
60	1.72	4.09	6.84	8.96	11.45

2. 标准缓冲液的配制

（1）pH 标准物质应保存在干燥的地方，如混合磷酸盐 pH 标准物质在空气湿度较大时就会发生潮解，一旦出现潮解便不可使用。

（2）配制 pH 标准溶液应使用新煮沸并放冷的蒸馏水（煮沸 15～30min，除去溶解的二氧化碳，并在冷却过程中应避免与空气接触，以防止二氧化碳污染）。

（3）标准缓冲液可参照表 17－2，在实验室中用 pH 标准物质进行配制。也可以直接选购由专业生产厂商生产、经过认证的标准缓冲液。

表 17－2　pH 标准缓冲液（25℃）

名称	配制	pH 值
草酸盐标准缓冲液	精密称取在 54℃±3℃ 干燥 4～5h 的草酸三氢钾 12.71g，加水使溶解并稀释至 1000ml	1.68
邻苯二甲酸氢盐标准缓冲液	精密称取在 115℃±5℃ 干燥 2～3h 的邻苯二甲酸氢钾 10.21g，加水使溶解并稀释至 1000ml	4.01
磷酸盐标准缓冲液	精密称取在 115℃±5℃ 干燥 2～3h 的无水磷酸氢二钠 3.55g 与磷酸二氢钾 3.40g，加水使溶解并稀释至 1000ml	6.86
硼砂标准缓冲液	精密称取硼砂 3.81g（注意避免风化），加水使溶解并稀释至 1000ml，置聚乙烯塑料瓶中，密塞，避免空气中的二氧化碳进入	9.18
氢氧化钙标准缓冲液	于 25℃，用无二氧化碳的水和过量氢氧化钙经充分振摇制成饱和溶液，取上清液使用。因本缓冲液是 25℃时的氢氧化钙饱和溶液，临用前需核对溶液的温度是否在 25℃，否则需调温至 25℃再经溶解平衡后，方可取上清液使用。存放时应防止空气中的二氧化碳进入。一旦出现浑浊，应弃去重配	12.45

注：为保证 pH 值的准确度，上述标准缓冲液必须使用 pH 基准试剂配制。

3. 标准缓冲液的保存　配制好的缓冲溶液应注意贮存。碱性 pH 标准缓冲液（pH＝9.18、pH＝10.01、pH＝12.46 等），应装在聚乙烯瓶中，其余标准缓冲液贮存在玻璃瓶或聚乙烯瓶中；瓶盖严密盖紧，在低温环境 5～10℃下可保存 6 个月左右，如发现有浑浊、发霉或沉淀现象，不能继续使用。在高于 10℃的环境中，缓冲溶液可使用 2～3 天，对于 pH＝7.00、pH＝6.86、pH＝4.01 三种溶液，使用时间可以稍长一些；对于 pH＝9.18 和 pH＝10.01 溶液，由于吸收空气中的二氧化碳，其 pH 值比较容易变化，应注意时效。

（四）注意事项

pH 计在使用时，应严格按仪器的使用说明书操作，并注意下列事项。

1. 仪器安装环境要求　仪器应在干燥、无腐蚀性气体的环境中使用，应避免高温及蒸汽；应放置在有足够承受力的水平台面上；应确保本仪器有良好的接地，以防触电；仪器使用时周围应无振动源存在，否则会影响测量精度；电极接口必须保持清洁、干燥，忌与酸、碱、盐溶液接触。

2. 开机　每次开机前，检查仪器后面的电极插口，确定连接有测量电极或者短路插头，否则可能损坏仪器的高阻器件。

3. 温度补偿　仪器每一 pH 示值间隔相当于（$2.303RT/F$）V，其值随待测溶液的温度而变。因此，pH 计上均有温度补偿功能，测量前需将温度补偿置于待测溶液温度，以便消除标定温度差异产生的测量误差。

4. 测量　测量时，接入电极的导线应保持静止，避免测量数据不稳定。

5. 测试完成　测试完样品后，所用电极应清洗后妥善保存；将 pH 计的输入端口接上保护插头，以避免损坏。

>>> **知识链接** o--

在线 pH 传感器——多功能在线 pH 计

在线 pH 传感器是一种设计可用于工业过程中连续测量的 pH 分析仪器，能在苛刻的条件下进行准确测量，并承受高温清洗和消毒。使用智能传感器管理（ISM）技术的在线 pH 探头可提供预测性诊断，有助于减少维护工作量并确保在线 pH 测量的正常运行时间。

随着在线 pH 传感器的发展，在线 pH 测量已广泛应用于火电、化工化肥、冶金、环保、制药、生化、食品和自来水等溶液 pH 值的连续监测。显示清晰、操作简易和测试性能优良使其具有很高的性价比。

--- •

目标测试

答案解析

一、单选题

1. pH 玻璃电极膜电位的产生是由于（　　）。

    A. H^+ 得到电子　　　　　　　　　　B. 溶液中 Na^+ 与 H^+ 交换

    C. H^+ 在溶液和水化层间转移　　　　D. 电子转移

2. pH 测量中使用的指示电极是（　　）。

    A. 甘汞电极　　　　　　　　　　　　B. pH 玻璃电极

    C. Ag/AgCl 电极　　　　　　　　　　D. 滴汞电极

3. 直接电位法测 pH 值，一点法定位时应选择（　　）。

    A. 缓冲液　　　　　　　　　　　　　B. 已知 pH 的样品液

    C. 标准 pH 溶液　　　　　　　　　　D. 与样品 pH 相近的标准缓冲液

4. 用玻璃电极作指示电极，测量 pH 约为 10 的试液，标定 pH 计时最合适的标准缓冲液为（　　）。

    A. pH = 4.00 的邻苯二甲酸氢钾溶液　　B. pH = 6.86 的混合磷酸盐溶液

    C. pH = 9.18 的硼砂溶液　　　　　　　D. pH = 12.46 的饱和 $Ca(OH)_2$ 溶液

二、填空题

1. 常用标准缓冲液有_____、_____、_____、_____、_____等。

2. 产生膜电位的机制主要有_____、_____、_____三个过程。

三、简答题

1. 使用 pH 计测量溶液 pH 时，必须使用标准缓冲液，其原因是什么？

2. 电极用毕，应对玻璃电极或复合玻璃电极做何处理？应怎样存放？

3. 测量样品溶液 pH 值时，选择标准缓冲液的原则是什么？

书网融合……

本章小结

微课

题库

第十八章　旋光仪

PPT

学习目标

知识目标

1. 掌握　旋光物质溶液的旋光度、比旋度与浓度之间的关系；旋光仪的结构；旋光度的测量方法。

2. 熟悉　旋光仪的日常维护方法、使用注意事项。

3. 了解　旋光仪的工作原理。

能力目标　通过本章的学习，具备旋光仪等实验仪器操作的基本能力；培养实事求是的科学态度、探索精神和创新意识。

一般光源发出的光，其光波在垂直于传播方向的一切方向上振动，这种光称为自然光，或称非偏振光。只在一个方向上有振动的光，称平面偏振光。

一、旋光度与比旋度

许多有机化合物具有光学活性，即平面偏振光通过其液体或溶液时能引起旋光现象，使偏振光的平面向左或向右发生旋转，这种物质称为旋光物质。使偏振光的平面旋转的度数，称旋光度 α。在旋光性物质中，使偏振光向左旋转的，称左旋性物质，用（−）表示；使偏振光向右旋转的，称右旋性物质，用（＋）表示。

物质的旋光度与测定时所用溶液的浓度、样品管长度、湿度、所用光源的波长及溶剂的性质等因素有关。常用比旋度（也称旋光率或比旋光度）$[\alpha]_\lambda^t$ 表示物质的旋光性，即在一定的波长与温度下，偏振光透过每 15ml 含有 1g 旋光性物质的溶液且光路长为 1dm 时测得的旋光度。

溶液的比旋度与旋光度的关系：

$$[\alpha]_\lambda^t = \frac{\alpha}{c \cdot l}$$

式中，$[\alpha]_\lambda^t$ 表示旋光性物质在 t℃、光源波长为 λ 时的比旋度，α 为旋光度，c 为溶液浓度，l 为旋光管的长度。表示比旋光度时，通常还需标明测定时所用的溶剂。

通过研究物质的旋光性，尤其是定量测定，可以获知物质的浓度、含量及纯度等信息。因此，测定物质的旋光度、比旋度常作为物质定量分析的重要项目。药物分析中，比旋度主要用于鉴别或检查光学活性药品的纯杂程度，亦可用于测定光学活性药品的含量。

二、基本原理

常用的旋光仪分为圆盘式手动目视旋光仪、自动旋光仪两类。现以圆盘手动式目视旋光仪（图 18 −1）为例说明旋光仪的工作原理。

旋光仪的基本结构包括光源、起偏镜、旋光管（旋光物质）、检偏镜四部分，如图 18 −2 所示。其主要元件是两块尼柯尔（Nicol）棱镜，用于产生平面偏振光的尼柯尔棱镜称为起偏镜，另一尼柯尔棱

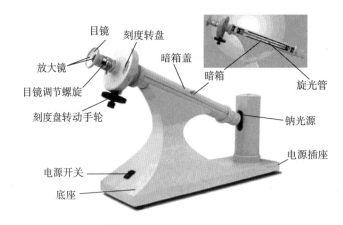

图 18 – 1　手动目视旋光仪

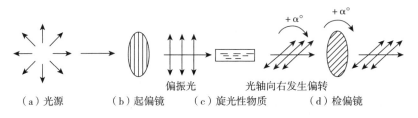

图 18 – 2　旋光仪的工作原理

镜则为检偏镜。如果两块尼柯尔棱镜的晶轴互相平行，则平面偏振光可以全部通过两块棱镜；如果两镜晶轴互相垂直，则由起偏镜出来的偏振光完全不能通过检偏镜；如果两镜的晶轴夹角在 0° ~ 90° 之间，则平面偏振光能部分通过检偏镜。通过调节检偏镜，能使透过的平面偏振光的光线强度在最强和零之间变化。

当装有旋光物质溶液的旋光管放置在晶轴平行的起偏镜和检偏镜之间时，由于旋光物质会使入射偏振光的振动平面旋转一定角度，偏振光不能完全通过检偏镜；只有将检偏镜也相应地旋转一定角度，才能使偏振光全部通过，此时，检偏镜旋转的角度就是该旋光物质的旋光度。如果检偏镜旋转方向是顺时针，称右旋，α 取正值；反之称左旋，α 取负值。

为了减少误差，提高观测的准确性，仪器中在起偏镜后放置一狭长的石英片，使目镜中能观察到三分视野，如图 18 – 3 所示。其中，（c）图明暗度较暗且相同，三分视野消失，选择这一视野作为仪器的测量零点，在测定旋光度读数时均以它为标准。

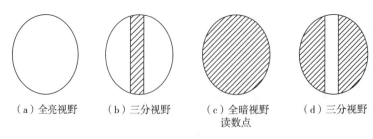

图 18 – 3　读数点的确定与视野的关系

目视旋光仪的读数系统包括刻度盘和放大镜。一般采用双游标读数，以消除刻度盘的偏心差。刻度盘共有 360 格，每格为 1°，游标分为 20 格，每格等于刻度盘 19 格，故用游标可直接读数至 0.05°，如图 18 –4 所示。

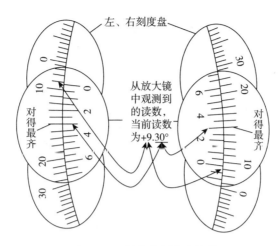

图 18-4 旋光仪刻度盘读数

三、旋光度的测量

(一) 手动旋光仪

1. 仪器预热 先接通电源,开启旋光仪上的电源开关,预热15min。使钠光灯发光强度稳定。

2. 零点校正 将旋光管用蒸馏水冲洗干净,再装满蒸馏水,旋紧螺帽,擦干外壁的水分后放入旋光仪。转动刻度盘,使目镜中三分视野界线消失,观察刻度盘的读数是否在零点处,若不在零点,说明仪器存在零点误差,需测量三次取平均值作为零点校正值。

3. 样品测定 取出旋光管,将蒸馏水倒出,用待测溶液洗涤2~3次。然后在旋光管中装满该待测溶液,擦干外壁后放入仪器。转动刻度盘,使目镜中三分视野界线消失(与零点校正时相同),记录此时刻度盘的读数,加上(或减去)校正值即为该溶液的旋光度。

4. 结束测定 全部测定结束后,取出旋光管,倒出溶液,先用自来水冲洗,再用蒸馏水洗净,晾干存放。关闭旋光仪电源。

(二) 自动旋光仪

1. 自动旋光仪的构造 (图18-5)

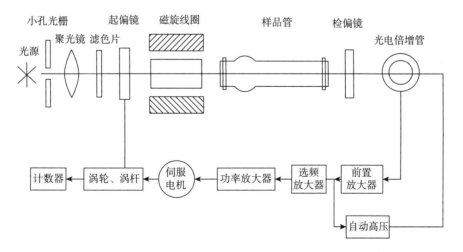

图 18-5 自动旋光仪的基本构造

2. 自动旋光仪的使用

（1）将旋光仪接于 220V 交流电源。开启电源开关，约 10min 后，钠光灯发光正常，即可开始工作。

（2）检查旋光仪零位是否准确，即在旋光仪中未放试管或放进充满蒸馏水的试管时，观察零度时视野亮度是否一致。如不一致，说明有零位误差，应在测量读数中减去或加上该偏差值。或放松度盘盖背面的四只螺钉，微微转动度盘盖进行校正（只能校正约 0.5° 的误差，误差较大的应送厂检修）。

（3）选取长度适宜的试管，注满待测试液，装上橡皮圈，旋上螺帽至不漏水为止。螺帽不宜旋得太紧，否则玻璃护片会产生应力，影响读数准确性。然后将试管两头残余溶液擦干后再进行测定，以免影响观察清晰度及测定精度。

（4）测定旋光读数：转动度盘、检偏镜，在视野中觅得亮度一致的位置，再从刻度盘上读数。读数是正的，为右旋物质；读数是负的，为左旋物质。

（5）采用双游标读数法，可按公式 $Q = (A + B)/2$ 求得结果（A 和 B 分别为两游标窗读数值）。如果 $A = B$，且刻度盘转至任意位置都符合等式，则说明旋光仪不存在偏心差（一般出厂前，旋光仪均做过校正）。

（6）旋光度和温度也有关系。对大多数物质，用 $\lambda = 589.3\text{Å}$（钠黄光）测定，当温度升高 1℃ 时，旋光度减少约 0.3%。对于要求较高的测定工作，最好能在 20℃ ± 2℃ 的条件下进行。

（三）旋光仪的维护

1. 旋光仪应放在通风干燥和温度适宜的地方，以免受潮发霉。

2. 旋光仪连续使用时间不宜超过 4h。若使用时间较长，中间应关熄 10 ~ 15min，待钠光灯冷却后再继续使用，或用物理降温减少灯管受热程度，以免亮度下降和寿命降低。

3. 试管用后要及时将溶液倒出，用蒸馏水洗涤干净，揩干藏好。所有镜片均不能用手直接揩擦，应用柔软绒布擦拭。

4. 旋光仪停用时，应将防尘罩套上。若需要装箱，应按固定位置放至箱内并压实。

（四）注意事项

1. 旋光度与温度有关。溶液温度每升高 1℃，旋光度减少约 0.3%。如果测定一些旋光度受温度影响大的物质，温度控制尤为重要。在准确度要求较高的测试工作中，环境温度一般需要控制为 20℃；测定前应将旋光仪及样品置 20℃ ± 0.5℃ 的恒温室中或规定温度的恒温室中，也可用恒温水浴保持样品室或样品测试管恒温 1h 以上，再进行测定。

2. 未开电源前，应检查样品室内有无异物，钠光灯源开关是否在规定位置，示数开关是否在关的位置，仪器放置位置是否合适。钠光灯启辉后，仪器不应再搬动。

3. 开启钠光灯后，正常起辉时间至少为 20min，发光才能稳定，测定时钠光灯尽量采用直流供电，使光亮稳定。如有极性开关，应经常于关机后改变极性，以延长钠灯的使用寿命。

4. 旋光管的长度分为 1dm 和 2dm 两种，在实验中可以根据待测溶液的浓度和旋光度的大小来选用。一般浓度和旋光度较小时，应该选择较长的试管，以获得较高的测量精度。

5. 将装有蒸馏水或空白溶剂的测定管放入样品室，测定管中若混有气泡，应先使气泡浮于凸颈处，通光面两端的玻璃应用软布擦干。测定时应尽量固定测定管放置的位置及方向，做好标记，以减少测定管及盖玻片应力的误差。

6. 测定前，旋光仪调零时，必须重复按动复测开关，使检偏镜分别向左或向右偏离光学零位。通过观察左、右复测的停点，可以检查仪器的重复性和稳定性。如误差超过规定，仪器应维修后再使用。

7. 同一旋光物质，在不同溶剂或不同 pH 值条件下测定时，可能发生缔合、溶剂化或解离等不同情况，使比旋度（旋光率）产生变化，甚至改变旋光方向，因此，测定时必须使用规定溶剂。

8. 浑浊或含有小颗粒的溶液不能测定，必须先将溶液离心或过滤，并弃去初滤液后再进行测定。对于遇可见光照射时其旋光度会发生较大变化的物质，必须注意避光操作。如放置时间对旋光度影响较大，应在规定时间内进行测定。

9. 测定空白溶液或供试液零点时，均应读取读数三次，取平均值。在每次测定前，应用空白溶剂校正零点，测定后再核对零点有无变化，如发现零点变化很大，则应重新测定。

10. 测定结束时，应将旋光管洗净、晾干，放回原处。仪器应避免灰尘落入并放置于干燥处，样品室内应放少许干燥剂防潮。

>> **知识链接** •---

液晶显示器

液晶显示器也是利用旋光现象制成的。显示器所用的液晶分子一般是具有棒状结构的偶极分子，制造时在液晶盒两个外表面贴起偏片和检偏片，对液晶盒的两个内表面进行处理，使盒内的液晶分子成螺旋状排列，光通过这种螺旋结构时，偏振面会发生旋转。当在液晶盒上外加电压时，电场力使偶极分子重新排列，改变了原有的螺旋结构，使旋光率减小或旋光性消失；撤去电场后，靠分子间的作用力，又会恢复螺旋结构。因此，可通过电场控制光线通过液晶的旋光度，进而控制通过检偏片的光强度。若干这种液晶单元组合在一起，由外信号控制每个单元的亮度，就构成了显示器。

---•

目标测试

答案解析

一、单选题

1. 旋光仪的结构中，需要的尼科尔棱镜个数为（　　）。

　　A. 1　　　　　　　B. 2　　　　　　　C. 3　　　　　　　D. 4

2. 可将入射光分为互相垂直的两束平面偏振光的是（　　）。

　　A. 起偏镜　　　　　　　　　　　　　B. 检偏镜

　　C. 目镜　　　　　　　　　　　　　　D. 物镜

3. 旋光仪测定过程中，下列视野中可作为仪器的测量零点，在测定旋光度读数时均作为标准的是（　　）。

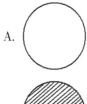
A.

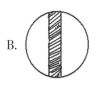
B.

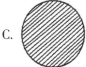
C.

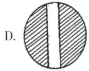
D.

4. 采用双游标读数的目的是（　　）。

    A. 消除随机误差

    B. 使读数更清晰

    C. 消除刻度盘偏心差

    D. 对焦

二、填空题

1. 旋光仪的基本结构包括_____、_____、_____、_____。

2. 使入射偏振光的振动平面所旋转的角度称为旋光物质的_____，将检偏镜旋转使偏振光全部通过的角度就是该旋光物质的_____，如果检偏镜旋转方向是_____，称右旋，α 取_____。

三、简答题

1. 若旋光管中的液体内有气泡，是否会影响实验数据？应如何操作？

2. 实验中，为什么用蒸馏水来校正旋光仪的零点？实验结束后，为什么必须将旋光管洗净？

3. 在旋光度的测量中，为什么要对零点进行校正？它对旋光度的精确测量有什么影响？

4. 旋紧旋光管的套盖时，用力过大会影响测量结果吗？

书网融合……

本章小结　　　　题库

第十九章　紫外－可见分光光度计

PPT

学习目标

知识目标

1. 掌握　紫外－可见分光光度计的一般性能检验及操作方法。

2. 熟悉　吸收池配对和校正值测定的方法。

3. 了解　紫外－可见分光光度计的组成。

能力目标　通过本章的学习，具备紫外－可见分光光度计等实验仪器操作的基本能力；培养实事求是的科学态度、探索精神和创新意识。

一、紫外－可见分光光度法与紫外－可见分光光度计

1. 紫外－可见分光光度法　是基于物质吸收紫外或可见光，引起分子中价电子跃迁而产生的分子吸收光谱与物质组分之间的关系建立起来的分析方法。该法是在 190～800nm 波长范围内测定物质的吸光度，用于鉴别、杂质检查和定量测定的方法。

2. 紫外－可见分光光度计　是用于测量和记录待测物质对紫外－可见光的吸光度及紫外－可见吸收光谱，并进行定性、定量以及结构分析的仪器，又称紫外－可见吸收光谱仪。

如图 19－1 所示，各种型号的紫外－可见分光光度计基本上都是由五个部分组成：①光源（钨灯、卤钨灯、氘灯、氙灯）；②单色器（滤光片、棱镜、光栅）；③吸收池（石英、玻璃）；④检测器（光电池、光电管、光电倍增管、二极管阵列）；⑤信号显示系统（指针式、数字式、PC 机）。

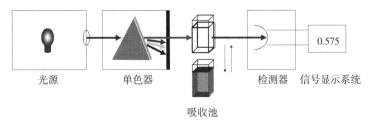

图 19－1　紫外－可见分光光度计的结构

单色器由入口、出口狭缝，色散元件和准直镜等组成，其中，色散元件是关键性元件，主要有棱镜和光栅两类。单色器将来自光源的复色光分解为单色光，并提供所需波长。单色光经吸收池后，透射光进入检测器被转换成电信号进行检测，测量数据由信号显示系统输出。

常见的紫外－可见分光光度计根据光度学分类，可分为单光束和双光束两种；根据测量中提供的波长数，又可分为单波长和双波长分光光度计（图 19－2）。

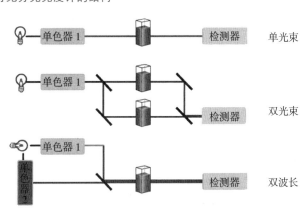

图 19－2　紫外－可见分光光度计的类型

紫外－可见分光光度计的发明

1852 年，比尔（Beer）参考布给尔（Bouguer）于 1729 年和朗伯（Lambert）于 1760 年所发表的文章，提出了分光光度的基本定律，这就是著名的朗伯－比尔定律。1854 年，杜包斯克（Duboscq）和奈斯勒（Nessler）等人将此理论应用于定量分析化学领域，并且设计了第一台比色计。到 1918 年，美国国家标准局制成了第一台紫外－可见分光光度计。此后，紫外－可见分光光度计经不断改进，又出现了自动记录、自动打印、数字显示、微机控制等各种类型的仪器，使光度法的灵敏度和准确度不断提高，其应用范围也不断扩大。

二、基本原理

物质对紫外－可见光的吸收程度随光的波长的不同而变化，通过测定物质在不同波长处的吸光度，并绘制其吸光度与波长的关系图，即得被测物质的吸收光谱。从吸收光谱中，可以确定最大吸收波长 λ_{max} 和最小吸收波长 λ_{min}。

物质的吸收光谱具有与其分子结构相关的特征性，故可以通过将特定波长范围内样品的光谱与对照光谱或对照品的光谱进行比较，或通过确定最大吸收波长、两个特定波长处的吸光度比值而对吸光物质进行定性鉴别。

紫外－可见吸收的强弱又与吸光物质的量有关。在一定的条件下，吸光物质对单色光的吸收符合朗伯－比尔定律，即

$$A = \varepsilon bc$$

式中，A 为吸光度；b 为液层厚度（即吸收池厚度），单位为 cm；c 为吸光物质的浓度，单位为 mol/L；ε 为摩尔吸光系数，单位为 L/（mol·cm）。由上式可知，当 b、ε 一定时，吸光物质的吸光度与其浓度 c 呈线性关系。因此，可根据吸收强度对物质做定量测定。常用的定量方法有标准曲线法、标准对照法、吸光系数法等。

三、操作规程

（一）UV1102 型紫外－可见分光光度计

1. 开机　打开主机电源，打开计算机电源，仪器开始逐项自检。如各项检查均正常，则每项显示 OK 后，仪器自检完成，屏幕自动显示菜单"Main Menu"窗口；如存在故障，该检查项显示不通过，并显示相应的故障说明，此时应排除故障后，方能进行测定。

2. 测量

（1）光谱扫描　①模式选择：选择主菜单"Main Menu"下的子菜单"Wavelength Scan"项。②参数设置：在"Wavelength Scan"项下，设置扫描波长范围、测定模式、纵坐标范围和扫描速度，点击"0（End Setting）"完成参数设定。进入基线扫描界面，出现"Wavelength Scan/ Baseline Correction"字样。③基线扫描：将参比池装空白溶液，放于样品室吸收池架上，置于光路中，按"Start"键，开始基线扫描，出现"Please wait"字样，至"Please wait"字样消失，表示基线扫描完毕。④光谱扫描：将样品池装对照品溶液，放于样品室吸收池架上，置于光路中，按"Start"键，开始对照品溶液进行光谱扫描，出现"Executing"字样，直到"Excuting"字样消失，表示对照品光谱扫描完毕，并显示出对照品溶液光谱图。⑤峰检测：在光谱图下方选择"Process"项，然后在"Process"界面选择"Peak"项，

显示光谱图中峰的波长和吸光度，记录波峰的波长，或按"Print"打印波峰值。按"Return"键返回主菜单。

（2）定量测定 ①模式选择：选择主菜单"Main Menu"下的子菜单"Photometry"项，在"Photometry"界面选择"T%/ABS"项。②参数设置：在"T%/ABS"项下，设置波长个数、波长、测量方式（T%或ABS），点击"0（End Setting）"完成参数设定，进入定量测定界面，显示"Auto Zero"字样。③空白校正：将参比池装空白溶液，放于样品室吸收池架上，置于光路中，按"Start"键，"Auto Zero"字样消失后，空白校正完毕。④样品测定：将样品池装样品溶液，放于样品室吸收池架上，置于光路中，按"Start"键，开始样品的定量测定，出现样品的吸光度，记录样品的吸光度。

（3）关机 ①断电：按"Return"键返回主菜单"Main Menu"界面，关闭电源。②复原：清洗吸收池，仪器归位，登记仪器使用情况。

（二）Shimadzu UV1750 紫外－可见分光光度计

1. 开机 打开 power→仪器自检→预热 20min。

2. 测量

（1）光谱扫描 ①模式选择：在主菜单中选择模式，点击"2"进入光谱扫描模式。②参数设置：在光谱测量模式下，设置扫描参数。测量方式：ABS；间隔：0.5nm；波长范围：750～200nm；记录范围：0.0～1.0ABS；扫描速度：中；扫描次数：1；显示模式：覆盖；光源：自动。③基线扫描：两个吸收池均装上空白溶液，分别放于参比池架和样品池架上，按"F1"开始基线扫描。④光谱扫描：基线扫描结束，更换吸收池的空白溶液为某浓度对照溶液后，置于样品池架上。按"Start"开始光谱扫描，扫描结束后显示光谱图，保存光谱。⑤峰检测：按"F2"进入数据处理，点击"3"进入峰检测，记录峰波长，按"Mode"，返回主菜单。

（2）定量测定 ①模式选择：在主菜单中选择模式，点击"3"进入定量测量模式。②参数设置：在定量测量模式下，点击"1"（测量方法）→点击"1"（波长定量法），输入测量波长（如350nm），K=1.000→点击"2"（定量方法）→点击"3"（多点校正曲线）→设置参数［对照品数：如6；次数：1（指回归方程的次方）；零截距：没有］→测定次数（如3次）→依次输入空白溶液和1～5号标准溶液浓度。③吸收池校正：先在参比池架上放空白溶液，然后在样品池架上放空白溶液。按"Start"（3次），得空白溶液吸光度，即校正值A。④对照品溶液测定：换1号对照品溶液置于样品池架→按"Start"（3次），得1号对照品溶液吸光度A→然后依次换2～5号对照品溶液，测定吸光度→记录读数→按"F1"显示校正曲线→按"F2"显示方程式。按"Return"返回定量界面。⑤样品测定：参比池架上放空白溶液，样品池架上放样品溶液→按"F3"进入测量界面→按"Start"（3次）→记录A值，求平均值。

注：标准曲线绘制与样品测定也可采用光度测量模式，具体如下。

点击"1"选择光度测量→按"F1"选"ABS"→按GOTOWL→输入测量波长（如350nm）→参比池架上放空白溶液，样品池架上放样品溶液（分别是空白溶液、1～5号标准溶液和样品溶液）→按"F3"进入测量界面→按"Start"（3次），记录读数，依次测得空白溶液、1～5号标准溶液和样品溶液的吸光度。然后采用Excel等软件处理数据，得回归方程和标准曲线，计算样品浓度。

（3）关机 ①断电：按"Return"返回主菜单→按"Power"关闭电源。②复原：清洗吸收池，仪器归位，登记仪器使用情况。

（三）维护与保养

分光光度计是精密光学仪器，正确使用和保养对于保持仪器良好的性能和保证测试的准确度有重要作用。

1. 仪器的工作电源一般允许 220V±10% 的电压波动。为保持光源灯和检测系统的稳定性，在电源电压波动较大的实验室中最好配备稳压器。

2. 光源只能在使用时开启，如灯泡发黑（钨灯），亮度明显减弱或不稳定，应及时更换新灯。更换后要调节好灯丝位置。不要用手直接接触窗口或灯泡，避免油污黏附；若不小心接触过，要用无水乙醇擦拭。

3. 光电器件应避免强光照射或受潮积尘。仪器停用期间，应在样品室内放置干燥剂，以免受潮使光路中产生霉点。

4. 仪器的稳定性要求：连续多次测定结果 RSD≤2%。

5. 药物分析所用的仪器，波长、吸光度的准确度及杂散光均需按要求进行校正和检定。

6. 仪器使用完毕，关闭电源，归位干燥剂，罩上防尘罩，做好使用登记。

（四）注意事项

1. 由于材料、工艺及使用磨损等原因，不同吸收池的透光率有差异，影响测定结果的准确性。因此，在高精度的分析测定中（紫外区尤其重要），吸收池要挑选配对——同一组吸收池要求匹配性（对光的吸收和反射一致），透光率相差应小于 0.5%。（因为吸收池材料的本身吸光特征以及吸收池的光程长度的精度等对分析结果都有影响）

2. 取用吸收池时，手指应拿毛玻璃面的两侧，用蒸馏水洗净，再用待装溶液润洗，装入待测样品（装入样品以不超过池体 4/5 高度为宜）；用滤纸吸干外表面液体后，用擦镜纸由上而下擦干净光学面，将吸收池放置于吸收池架上（光学面完全垂直于光束方向）；若使用挥发性溶液，应将吸收池加盖。

3. 吸收池每次使用完毕，应立即用蒸馏水洗净，倒扣在吸水纸上晾干。

4. 粘接的吸收池不能用于装浓硫酸，不可用功率高于 20W 的超声波机清洗。对生物样品、胶体或其他在池窗上形成薄膜的物质，要用适当的溶剂洗涤。对有色物质污染，可用 3mol/L 酸和等体积乙醇的混合液洗涤。

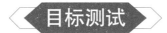

答案解析

一、单选题

1. 紫外 - 可见分光光度法测定的波长范围是（　　）。

    A. 200～1000nm   B. 400～760nm

    C. 1000nm 以上   D. 190～800nm

2. 吸收曲线是吸光物质的（　　）关系的曲线。

    A. 浓度与吸光度之间

    B. 浓度与透光率之间

    C. 入射光波长与溶液厚度之间

    D. 入射光波长与吸光度之间

3. 在分光光度法实验中，关于吸收池的使用，下列操作中正确的是（　　）。

    A. 用抹布擦干吸收池外壁上的水珠

    B. 手捏吸收池的光面

C. 手捏吸收池的磨砂面

D. 吸收池的磨砂面与光路平行

4. 仪器中使用可见光常用的光源是（　　）。

　　A. 氘灯　　　　　　　B. 能斯特灯　　　　　　C. 溴钨灯　　　　　　D. 硅碳棒

5. 紫外－可见分光光度法测定中，使用参比溶液的作用是（　　）。

A. 消除试剂等非测定物质的影响

B. 吸收入射光中测定所需要的光波

C. 调节入射光的光强

D. 调节仪器透光率的零点

二、填空题

1. 在分光光度法中，以_____为横坐标，以_____为纵坐标作图，可得标准曲线。

2. 在分光光度法中，通常选择_____作测量波长；在紫外光区测定吸光度时，应使用紫外－可见分光光度计的_____灯作光源，所用吸收池的材质是_____。

3. 测定吸光度时，当空白溶液置入光路时，应使 $T\% = $_____，此时 $A = $_____。

三、简答题

1. 简述紫外－可见分光光度计的构成。

2. 空白溶液的作用是什么？有哪些分类？

书网融合……

本章小结　　　　　　题库

下篇 理化基础实验项目

实验一 理化实验常用仪器设备的认知和常用玻璃仪器洗涤与干燥操作训练

微课　　　PPT

【实验目的】

1. 了解实验室的各项设备、设施及其布局。
2. 掌握实验室常用仪器及设备的正确使用和放置方法。
3. 掌握实验室常用玻璃仪器的正确洗涤和干燥方法。
4. 熟悉化学实验室的安全常识和基本要求。
5. 遵守实验室环境、卫生、纪律等各项要求。

【预备知识】

第一章　实验室基本知识与基本要求
第二章　常用玻璃仪器操作基本技能训练
第六章　干燥

【实验原理】

学生进入实验室要遵守实验室规则，熟悉实验室及其周围环境，了解实验室内水电、气开关的位置，以及灭火器材的使用方法和放置位置。严格遵守实验室安全规则，如发生意外事故，应立即报告老师并根据情况采取应急措施。

熟悉实验室常用玻璃仪器和实验设备，如有破损或缺少，应报告指导老师，及时更换和补充。使用仪器和设备，要养成阅读使用说明书和注意事项的习惯。实验台内仪器的摆放原则是分类放置、合理摆放、整齐美观、便于取用。

化学实验中经常使用各种各样的玻璃仪器，为了使实验得到正确的结果，实验所用的仪器必须是洁净和干燥的。在实验中要根据实验要求、污物性质和沾污的程度，选用适宜的洗涤方法和干燥方法。玻璃仪器的洗涤方法很多，一般的洗涤方法如下：①水洗和刷洗；②用去污粉、肥皂粉或合成洗涤剂洗涤；③用铬酸洗液、碱性高锰酸钾洗液或碱性乙醇洗液。对一般黏附的灰尘及可溶性污物，可用水冲洗；当仪器内壁附有不易冲洗掉的污物时，可用毛刷或其他适宜物刷洗。对于上述二法不能洗去的污物，则需要根据污物的性质选择合适的洗涤剂来洗涤。洗干净的标准是玻璃仪器壁上留下一层既薄又均匀的水膜，不挂水珠。

洗净后的仪器应进行干燥，不可用布或纸擦拭。用于不同实验的仪器对干燥有不同的要求，应根据不同的要求来干燥仪器。一般定量分析中用的烧杯、锥形瓶等仪器洗净即可，而用于有机化学实验或有机分析的仪器很多是要求干燥的，有的要求无水迹，有的则要求无水。一般仪器的干燥方法有倒置晾干、烤干、热（冷）风吹干、加热烘干和快干（有机溶剂法）。

【实验材料】

1. 仪器　电热恒温干燥箱、气流烘干器、水浴锅、循环水式真空泵，常用玻璃仪器如圆底烧瓶、烧杯、试管、锥形瓶、容量瓶、移液管、滴定管等。

2. 试药　洗涤液、去污粉、蒸馏水。

【实验内容】

1. 实验室中仪器与设备的认知

（1）实验室排风设施的认知及正确操作。

（2）实验室常用基础设备如水浴锅、循环水式真空泵、干燥箱、烘干器等的认知及正确操作。

（3）认识实验台内常用仪器，并正确操作。

练习：逐一认识实验台内所放置仪器，了解其用途。

2. 玻璃仪器的正确洗涤及干燥练习　洗涤仪器之前先用洗手液把自己的双手洗净，以免手上的油污等对待清洗的玻璃仪器造成二次污染。

洗涤的一般方法是用水、洗洁精或去污粉配合毛刷刷洗。先把玻璃仪器和毛刷淋湿，然后用毛刷蘸取去污粉等刷洗仪器的内、外壁，直至玻璃表面的污物除去为止，用自来水冲洗干净，最后再用蒸馏水冲洗 2~3 次即可。毛刷的选择：根据玻璃仪器选择合适的刷子。

对难洗的容量分析玻璃仪器，如滴定管、移液管、容量瓶等，若用自来水冲洗不干净的，用洗液浸泡后，再用自来水冲洗干净，最后用蒸馏水冲洗 3 次备用。

对洗干净的玻璃仪器，根据实验要求、玻璃仪器的性质选择合适的方法干燥。

练习：

（1）每人洗 1 个玻璃仪器，按照正确的方法洗净后干燥、放凉，离开实验室之前放到自己的实验柜内。

（2）每组洗 1 个 100ml 烧杯，洗净并干燥、放凉后，贴上标签，放到实验室边台指定的容器（如塑料筐）内，下次实验用。标签内容为"实验室编号、年级专业、姓名、质量（质量后面空着，让老师来填写）"，例如"BS421、2023 级药学、李玲、质量：…"

3. 实验台内仪器的正确放置练习　原则：分类放置、合理摆放、整齐美观、便于取用。具体如下。

抽屉：一般放置小的、不能站立的仪器，如温度计、橡皮塞、表面皿、b 型管等。

实验柜：实验柜分为上、下 2 层，常用玻璃仪器放在实验柜上层，取用方便，如烧杯、锥形瓶、量筒、洗瓶等；不常用的放在下层。一般同类仪器放一竖列，由里向外，由高至低。列与列之间要留有空隙，每一排仪器间也要留有空隙，以免取用仪器时相互碰倒。

练习：认识完自己实验台内的仪器之后，把抽屉和实验柜打扫干净，按照要求把仪器逐一摆放到抽屉和实验柜内。

4. 打扫实验室，做好值日工作　实验结束后，各组把自己的实验台面及水池打扫干净，离开实验室。值日生负责打扫实验室卫生，包括清洁地面、边台、试剂架，整理共用仪器、试剂等。之后填写实验室使用登记簿，关闭水电、门窗等，待老师检查后方可离开实验室。

【注意事项】

1. 学生进入实验室要遵守实验室的各项规章制度，严格按照正规的仪器操作流程来操作仪器。

2. 实验中仪器设备的放置要安全、易取、整齐、美观。

3. 仪器的洗涤应根据具体情况进行，切不可盲目地将各种试剂混合作洗涤剂使用，也不可任意使用各种试剂来洗涤玻璃仪器。

4. 铬酸洗液中有少量三氧化铬，它是强氧化剂，遇到乙醇会猛烈反应以致着火，应避免与乙醇接触。

5. 用铬酸洗液洗涤分析器皿前应尽可能滴尽水珠，以免稀释洗涤液，用过的洗液在变成草绿色之前仍可倒回原贮存瓶备用。多次使用后的铬酸洗液由原来的深棕色变成草绿色，即 $K_2Cr_2O_7$ 还原为

$Cr_2(SO_4)_3$时，表明洗涤液失效，应重新配制。

6. 铬酸洗液在使用时要注意不能溅到身上，以防烧破衣服和损伤皮肤，如果不慎洒在衣物、皮肤或桌面上，应立即用水冲洗。

7. 不可使用端头无竖毛的秃头毛刷刷洗试管、烧瓶、烧杯等玻璃仪器。

8. 使用烘箱干燥玻璃仪器时，应等温度降至室温后再取出，切不可让很热的玻璃仪器沾上冷水，以免破裂。带有刻度的量器，如移液管、滴定管、容量瓶等，不能用加热的方法进行干燥，以免影响仪器的精度。

9. 洗净后的仪器不可用布或纸擦拭，而应用相应玻璃仪器的干燥方法使之干燥。

10. 磨口玻璃塞不能用去污粉刷洗，否则对磨口精密度有损害，影响密封，应以脱脂棉蘸少量回收的乙醇、丙酮、乙醚等有机溶剂擦洗或用洗液浸泡后以自来水冲洗。

11. 非标准磨口塞的玻璃仪器在洗净前应用橡皮筋或小线绳把塞和管口拴好，以免打破塞子或互相弄混。需长期保存的磨口仪器要在磨口处垫一张小纸片，以免日久粘住。

12. 实验室废弃物要分类回收，废水不要倒在水池和下水道内，应倒在废液缸中。

13. 实验结束后要自觉把实验台面、试剂架、水池、地面打扫干净。离开实验室前要关闭水、电、门窗。

【思考题】

1. 玻璃仪器的常用洗涤方法有哪些？

2. 玻璃仪器的快速干燥方法有哪些？

3. 实验仪器摆放应该遵循哪些规则？

实验二　简单玻璃工操作、塞子的配置及打孔、水蒸气蒸馏装置的装配

微课　　　PPT

【实验目的】

1. 掌握塞子配置、钻孔的正确方法及操作技能。

2. 掌握玻管（棒）、滴管、毛细管的简单加工方法及操作技能。

3. 掌握酒精喷灯的正确使用方法。

4. 掌握蒸馏实验装置连接的基本技术。

【预备知识】

第二章　常用玻璃仪器操作基本技能训练

第六章　干燥

第七章　加热与冷却

【实验原理】

1. 塞子的选择及打孔原理。

2. 玻管的加工，包括截断、熔光、烧管、弯管和拉管原理。

3. 玻管的连接原理。

4. 装置的搭建原理。

详细原理见第二章第三节"简单玻璃仪器的加工"和第四节"玻璃仪器的装配和拆卸"。

【实验材料】

酒精喷灯、工业乙醇、火柴、三角锉刀、石棉网、尺子、镊子、钻孔器、瓷盘、橡皮塞、塑料瓶、

玻管（棒）、剪刀、理化管、洗涤液、毛刷子一套。

【实验内容】

1. 玻璃工操作　玻管加工前首先需要清洗，除去异物，避免杂质混入反应体系，同时也能提高熔封接点的牢固程度和气密性。

（1）酒精喷灯的准备与使用　加工玻管首先需将玻璃软化。有机化学实验室常用酒精喷灯加热软化玻璃，以满足玻璃工操作。

（2）玻管（棒）的截断和熔光

①玻璃截断：一是锉痕，把玻璃平放在桌子边缘的隔热板上，大拇指和食指按住要截断的地方，用三角锉刀棱边用力搓出一道凹痕，约占管周1/6，锉痕的操作需朝一个方向，即都向前挫或都向后锉，切忌来回拉锉。二是折断，两手分别握住凹痕的两边，凹痕向外，两个大拇指分别按住凹痕后面的两侧用力轻轻一压带拉，折成两段。按实验要求，把玻管（棒）截断成适当长度，并在灯焰上将玻璃的断口烧圆滑。

②熔光：将截取的玻棒和玻管断面分别斜插入火焰熔光，冷却后分类放置。

（3）玻璃弯管的制作　将玻管弯成30°、90°、100°和135°（用于搭建水蒸气蒸馏装置）。

①弯曲的操作：两肘搁在桌子上，两手执玻管两端，掌心相对。先预热，然后双手持玻管在火焰中缓慢而均匀地不断转动玻管，两手用力均等，转速缓慢一致，使受热均匀。加热至玻管发黄变软时，将玻管移出火焰，如实验图2-1所示，用"V"字形手法（两手在上方，玻管的弯曲部分在两手中间的正下方）缓慢地将其弯曲至所需的角度。

弯好后，待其冷却变硬，将其放在石棉网上继续冷却。120°以上的角度可一次弯成，较小的角度应分几次完成。

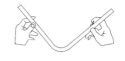

实验图2-1　玻管弯曲的操作方法

②水蒸气导入管的弯制：取一适当长度的玻管，在玻管一端的适当位置（过长则无法插入长颈圆底烧瓶，过短则接触液体不深或未能接触液体）先弯成135°，套上橡皮塞，再于上端适当位置弯成约100°。注意两端的方向要一致，不要弯拉成扭曲状，而且上端（与T型管相连接处）要短一些。

（4）滴管及毛细管的制作　拉细的操作：加热方法和弯曲相同，只不过加热程度强些，待玻管烧成红黄色，移出火焰，两手平稳地沿水平方向做相反方向移动，开始时略慢些，逐步加快拉成内径约为1mm的毛细管（实验图2-2）。用锉刀将其截成（锉一下折断）6~7mm长的毛细管，熔光后备用。剩下的两节可以制成两个滴管，细端口须在火焰中熔光；粗端口在火焰中烧软后，在石棉网上按一下，使其外缘向外突出，冷却后装上橡胶帽即成滴管。

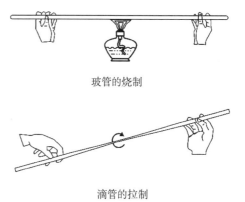

玻管的烧制

滴管的拉制

实验图2-2　滴管拉细的操作方法

（5）简单玻璃仪器的修理　按照冷凝管和量筒口径的修理方法，对实验室破裂的冷凝管或量筒进行修理。

2. 塞子的配置和打孔　为使各种不同的仪器连接装配成套，在没有标准磨口仪器时，就要借助塞子。塞子选配是否得当，对实验影响很大。在要求密封的实验中，例如抽气过滤和减压蒸馏就必须使用橡皮塞，以防漏气。

（1）塞子大小的选择　塞子的大小应与所塞仪器颈口相适合，塞子塞进瓶口或仪器口的部分不能少于塞子本身高度的1/3，也不能多于2/3。

（2）打孔器大小的选择　选一个比要插入橡皮塞的玻管口径略粗一点的钻孔器，因为橡皮塞有弹性，孔道钻成后由于收缩而使孔径变小。

（3）打孔方法

①将塞子小头朝上，平放在实验台上的一块垫板上。左手用力按住塞子，不得移动，右手握住钻孔器的手柄，并在钻孔器前端涂点甘油或水。将钻孔器按在选定的位置上，沿一个方向，一边旋转，一边用力向下钻动。

②钻至深度约达塞子高度一半时，反方向旋转拔出钻孔器。

③调换塞子大头，对准原孔方位，同样方法钻孔，直到两端的圆孔贯穿为止。

④拔出钻孔器，再捅出钻孔器内嵌入的橡皮。

⑤检查孔道是否合适，若塞孔太大，塞孔不能使用；若塞孔略小或不光滑，可用圆锉适当修整。

3. 玻管与塞子的连接　选择同玻管口径相配的带孔橡皮塞或软木塞，左手拿塞子，右手拿住玻管靠近要插入塞子的一端，先把玻管要插入塞子的一端用水润湿，然后稍稍用力转动，使玻管逐渐插入。

4. 水蒸气蒸馏装置的搭建　准备500ml、1000ml玻璃烧瓶各一个，按照烧瓶口径大小选好塞子，再根据弯管的管径选好打孔器刀口，正确打好塞孔。润湿弯管，小心地插入塞孔，塞上塞子，并小心调整弯管一端，使其伸入烧瓶近底部（离开瓶底1～2mm）。

5. 结束工作　实验结束后，将制作的玻璃制品分类放好备用，将使用的工具分类放好，将实验中产生的废玻璃放在指定位置。整理好各自桌面的卫生，值日生做好值日工作。

【注意事项】

1. 玻管在火焰中加热时，不要向外拉或向内推玻管，防止管径变得不均。通常情况下，不应在火焰中弯玻管。

2. 弯好的玻管（棒）应在小火上退火1～2min后放在石棉网上冷却，不能直接放在桌面上，防止玻管（棒）因快速冷却而炸裂。

3. 双手旋转玻管的速度若不一致，会导致玻管发生扭曲。若受热不够，则不易弯曲；若受热太过，则弯曲处易出现厚薄不均和瘪陷。

4. 合格的弯管应该在弯角处里外平滑、角度准确，整个玻管处在同一平面上。

5. 拉好毛细管的关键在于掌握好玻管熔融时的火候和熔融玻管的转动操作，如果转动玻管时上下移动，受热不均匀，拉成的滴管将不对称于中心轴。

6. 玻璃废料应随时放在碎玻璃盘中，严禁随便乱扔，以免发生割伤事故。

7. 有机化学实验中常用的玻璃弯管有30°、90°、135°等。初学者容易出现弯曲部分变细、扭曲、瘪陷等问题。因此，应注意以下几点。

（1）加热部分要稍宽些，同时要不时转动使其受热均匀。

（2）不能一边加热、一边弯曲，一定要等玻管烧软后，离开火焰再弯制，弯曲时两手用力要均匀，不能有扭力、拉力和推力。

（3）玻管弯曲角度较大时，不能一次弯成，先弯曲一定角度，然后将加热部位稍偏离原中心部位，再加热弯曲，直至达到所要求的角度为止。

【思考题】

1. 截断玻管时要注意哪些问题？怎样弯曲和拉细玻管？在火焰上加热玻管时，怎样才能防止玻管被拉歪？

2. 弯曲和拉细玻管时，软化玻管的温度有什么不同？为什么不同？

3. 弯制好的玻璃弯管如果立即与冷的物件接触，会发生什么不良后果？应怎样避免？

实验三　常用实验装置安装与拆卸操作训练

微课　　　PPT

【实验目的】

掌握回流提取、分馏、常压蒸馏和减压蒸馏装置安装和拆卸的操作方法。

【预备知识】

第二章　常用玻璃仪器操作基本技能训练

第三章　常用容器分析器皿

第十四章　蒸馏与分馏

【实验原理】

回流是指将液体加热所产生的蒸气通过冷凝又变成液体流回原来的反应器的过程，可减少提取、反应过程中挥发性物质和溶剂的损失。

分馏、常压蒸馏和减压蒸馏都是分离纯化有机化合物的重要方法。当气体受热后，其蒸气压增大到与外界大气压相同时，即沸腾。此时液体的温度为该物质的沸点。一定温度下，不同物质具有不同的蒸气压，因此沸点也各异。利用该特性可将沸点相差较大的液态化合物分离，沸点低的化合物先蒸出，沸点较高者后蒸出。分馏和蒸馏的原理一样，相当于多次蒸馏。

【实验材料】

铁架台、圆底烧瓶、蒸馏头、克氏蒸馏头、温度计、水银压力计、真空循环水泵、毛细管、螺旋夹、沸石、安全瓶、试管夹、S扣、安全瓶、冷凝管、橡皮管。

【实验内容】

1. 回流装置的安装与拆卸　参照第二章第四节图2-1进行安装，安装完成后按顺序进行拆卸。

2. 常压蒸馏装置的安装与拆卸　参照第二章第四节图2-2进行安装，安装完成后按顺序进行拆卸。

3. 减压蒸馏装置的安装与拆卸　参照第二章第四节图2-3进行安装，安装完成后按顺序进行拆卸。

4. 分馏装置的安装与拆卸　参照第二章第四节图2-4进行安装，安装完成后按顺序进行拆卸。

【注意事项】

1. 在添加物料时，应同时加入2~3粒沸石，防止在蒸馏过程中发生暴沸。

2. 蒸馏低沸点易燃液体如乙醚等，附近应禁止明火，切忌用明火直接加热。应选用适宜的热浴加热，使浴温缓慢均匀地上升。

3. 停止减压蒸馏时的操作顺序不能任意颠倒，必须先旋开螺旋夹再移开热源，以防止倒吸。

4. 减压蒸馏使用的蒸馏瓶和接收器不能选用平底烧瓶和锥形瓶。

5. 当蒸馏瓶中仅残存少量液体时，应停止加热。即使蒸馏液中杂质很少，也不应该蒸干，特别是蒸馏含硝基化合物或过氧化物的溶剂时，以防爆炸。

6. 分馏时，为减少分馏柱的热量散失，可用石棉布包裹分馏柱。

7. 分馏一定要缓慢进行，要控制分馏速度恒定；要选择合适的回流比。

【思考题】

1. 分馏时如何选择合适的回流比？

2. 蒸馏时为何要控制速度，不能太快或太慢？

3. 蒸馏结束后为何要反序拆卸各装置?

实验四　电子分析天平使用操作训练

微课　　PPT

【实验目的】

1. 掌握电子分析天平的标准操作规范及使用过程中的注意事项。

2. 通过使用电子分析天平称量,熟悉片剂的"重量差异"检查法。

【预备知识】

第三章　常用容量分析器皿

第四章　试剂、样品的取用

第五章　称量

第九章　溶液的配制

【实验原理】

电子分析天平采用电磁力平衡的原理。秤盘与通电线圈相连接,置于磁场中,当被称物置于秤盘后,因重力向下,线圈上就会产生一个电磁力,与重力大小相等、方向相反,传感器输出电信号。由此产生的电信号通过模拟系统后,将被称物品的质量显示出来。

【实验材料】

1. 仪器　电子分析天平(万分之一),扁形称量瓶,弯头或平头手术镊。

2. 试药　复方丹参片。

【实验内容】

1. 取空称量瓶,精密称定质量。

2. 取复方丹参片 20 片,置于此称量瓶中,精密称定总质量。两次质量之差即为 20 片复方丹片的总质量,除以 20,求得平均片重。

3. 每片丹参片质量的称量

(1) 直接法称定　将 20 片复方丹参片全部取出,然后依次用镊子取 1 片,精密称定每片的质量,重复操作得各片质量。

(2) 间接法称定　从称量瓶中依次用镊子取出 1 片复方丹参片,记录剩余药片的总质量,相减即得取出药片的质量,重复操作得各片质量。

4. 按下表规定的重量差异限度,求出允许片重范围。

实验表 4-1　片剂重量差异限度规定

平均质量	重量差异限度
0.30g 以下	±7.5%
0.30g 及 0.30g 以上	±5%

每片质量与平均片重相比较(凡有标示片重的片剂,每片质量与标示片重相比较),超出限度的不得多于 2 片,并不得有 1 片超出限度一倍。

【注意事项】

1. 在称量前后,均应仔细查对药片数。

2. 在称量过程中,应避免用手直接接触供试品。

3. 已取出的药片，不得再放回供试品原包装容器。有检出超出重量差异限度的药片，宜另器保存，供必要时的复核用。

4. 在称量操作时，应正确使用各功能键，规范操作电子分析天平，精密称量各个药片。

【思考题】

1. 使用电子分析天平的注意事项有哪些?

2. 直接法称定和间接法称定的区别是什么?

3. 本实验记录称量数据应保留至小数点后几位? 这与什么有关?

实验五　干燥失重操作训练

微课　　PPT

【实验目的】

1. 掌握干燥失重的测定方法。

2. 巩固分析天平的称量操作。

【预备知识】

第六章　干燥

实验四　电子分析天平使用操作训练

【实验原理】

应用挥发重量法，在一定条件下将样品加热，使其中水分及挥发性物质以气体的形式逸出后，根据样品两次称量的质量差值，计算出干燥失重。

【实验材料】

1. 仪器　恒温干燥箱、干燥器、分析天平、扁形称量瓶等。

2. 试药　葡萄糖试样。

【实验内容】

1. 称量瓶的干燥恒重　将洗净的称量瓶打开瓶盖，将称量瓶和瓶盖都放置于恒温干燥箱中，于105℃进行加热干燥约2h。取出称量瓶，加盖，置于干燥器中冷却至室温（约30min），用分析天平精密称定质量。按上述方法再干燥1h，然后冷却，称重，直至质量差不超过0.3mg，即为恒重。记录称量瓶的质量 m（g）。

2. 样品干燥失重的测定

（1）取葡萄糖试样约1g（如为较大结晶，应先迅速捣碎成2mm以下的颗粒），平铺在已恒重的称量瓶中，试样厚度不可超过5mm，加盖，用分析天平精密称重。记录试样加称量瓶的质量为 m_1（g），并计算样品质量 $m_s = m_1 - m$（g）。

（2）将装有试样的称量瓶置于恒温干燥箱中，打开瓶盖，先于60℃烘烤约15min，然后逐渐升温，再于105℃干燥。取出后加盖，置于干燥器中冷却至室温，用分析天平精密称重。按上述方法再干燥1h，然后冷却，称重，直至恒重。记录干燥后样品加称量瓶的质量 m_2（g）。通过数据分析，m_2 与 m_1 相比减少的质量即为样品的干燥失重。

3. 数据记录与结果计算

$$葡萄糖干燥失重(\%) = \frac{样品加称量瓶质量\ m_1 - 干燥后样品加称量瓶质量\ m_2}{样品质量\ m_s} \times 100\%$$

表 5 – 1　葡萄糖干燥失重的测定结果表

项目	第一次	第二次	失重
称量瓶质量 m（g）			
样品加称量瓶质量 m_1（g）			
样品质量 m_s（g）			
干燥后样品加称量瓶质量 m_2（g）			

【注意事项】

1. 在对称量瓶或样品进行恒重测定时，第一次加热干燥时间应长一些（如 2h），使挥发性成分逸出，这样容易达到恒重。

2. 称量时应迅速，以免干燥的样品或称量瓶在空气中露置久后吸潮而不易达到恒重。

3. 样品每次在干燥器中的冷却时间应相同。

4. 葡萄糖受热温度较高时可能融化于吸湿水及结晶水中，因此测定本品干燥失重时，宜先于较低温度（约 60℃）干燥一段时间，使大部分水分挥发后再于 105℃ 干燥至恒重。

【思考题】

1. 在对称量瓶或样品进行恒重测定时，第一次加热干燥需要多久？

2. 葡萄糖试样的晶体大小为多少合适？

3. 葡萄糖干燥过程中要注意哪些问题？

4. 为什么每次称量时都应尽量迅速操作？

实验六　恒重操作训练

微课　　　PPT

【实验目的】

1. 掌握称量的基本操作。

2. 掌握恒重的意义及操作的基本方法。

3. 掌握固体试剂的取用方法。

4. 熟悉基准物质的定义和作用。

【预备知识】

第五章　称量

实验四　电子分析天平使用操作训练

【实验原理】

1. 恒重的概念　恒重是指供试品连续两次干燥或炽灼后称重的差异在规定范围内［《中国药典》（2020 年版）规定两次质量之差在 0.3mg 以下］。有关中药的许多质量控制指标，如水分、炽灼残渣、干燥失重、灰分等的测定都离不开恒重，因此，恒重操作是我们必须掌握的中药理化基本技能之一。

2. 基准物质的概念及基本知识　基准物质是一种高纯度的，其组成与它的化学式高度一致的化学稳定的物质（例如一级品或纯度高于一级品的试剂）。这种物质可用于直接配制基本标准溶液。标准溶液是一种已知准确浓度的溶液，可在容量分析中作滴定剂，也可在仪器分析中用以制作校正曲线。但在较多情况下，它常用于校准或标定某未知溶液的浓度。基准物质应该符合以下要求。①组成与它的化学式完全符合，均匀性好。若含结晶水，其结晶水的含量也应与化学式相符。②纯度足够高，即杂质含量应小于滴定分析所允许的误差限度。纯度一般在 99.95% ~ 100.05%。③性质很稳定，加热干燥时不分解，称量时不吸湿，不吸收 CO_2，不被空气氧化。液体对容器内壁不腐蚀、不吸附等。④参加反应时，按反应式定量地进行，不发生副反应。⑤最好有较大的摩尔质量，以减少称量误差。常用的基准物质有银、铜、锌、铝、铁等纯金属及其氧化物，重铬酸钾、碳酸钾、氯化钠、邻苯二甲酸氢钾、草酸、硼砂等纯的化合物。为保证试验结果的准确度，在使用前必须对基准物质进行恒重操作。

【实验材料】

1. 仪器　恒温干燥箱、电子天平、扁形称量瓶、干燥器等。

2. 试药　基准邻苯二甲酸氢钾。

【实验内容】

1. 称量瓶的干燥恒重　首先将洗净的称量瓶和瓶盖对应编号，置于恒温干燥箱中，打开瓶盖，放于称量瓶旁（或将瓶盖半打开），于 100 ~ 105℃进行恒温干燥。1h 后取出称量瓶，加盖，于干燥器中冷却（约 30min）至室温，精密称定质量。按上法再干燥 1h，然后冷却称重，直至连续两次称重的差异不超过 0.3mg 为止。记录称量瓶实重 m_1(g)。

2. 样品的干燥恒重

（1）称取试样　取适量基准试剂邻苯二甲酸氢钾，精密称定，记录样品粉末质量 m_2(g)，将药粉平铺于称量瓶中，试样厚度不可超过 5mm。

（2）干燥恒重　打开瓶盖，在 100 ~ 105℃恒温烘箱中干燥 5h，将瓶盖盖好，移至干燥器中，冷却 30min，精密称定质量，再在上述温度下干燥 1h，冷却，称重，至连续两次称重的差异不超过 0.3mg 为止。记录此时称量瓶和样品总重，用 m_3(g) 表示。

$$恒重后基准物质质量 = m_3 - m_1$$

【注意事项】

1. 干燥称量瓶时，应将瓶盖取下，取出时须将称量瓶盖好。

2. 称量瓶放入干燥箱的位置，取出冷却、称重的顺序，应前后一致，则较易获得恒重。

3. 干燥后的第二次以及以后多次称重，均应在规定条件下继续干燥 1h 后进行。

4. 在称取样品时应使用清洁、干燥的药匙伸入样品瓶移取。注意药匙不能交叉使用，也不得将用过而未经洗涤干燥的药匙伸入其他样品瓶或试剂瓶，更不能用手直接抓取样品。

【思考题】

1. 在对称量瓶或样品进行恒重测定时，第一次加热干燥需要多长时间？

2. 邻苯二甲酸氢钾试样称取多少合适？

3. 称量瓶放入干燥箱的位置，取出冷却、称重的顺序为什么要一致？

4. 为什么称量瓶干燥时将瓶盖取下，而取出时必须盖好？

实验七　容量分析器皿校准操作训练

微课　　　　PPT

【实验目的】

1. 掌握常用容量分析器皿的校准方法及注意事项。

2. 掌握常用容量分析器皿的正确使用方法。

3. 熟悉分析天平的使用方法。

【预备知识】

第三章　常用容量分析器皿

第四章　试剂、样品的取用

第五章　称量

【实验原理】

常用的容量分析器皿主要包括滴定管、移液管（吸量管）和容量瓶。容量分析器皿的体积测定误差是分析实验误差的来源之一，根据分析实验允许的误差大小，通常要求所用器皿进行溶液体积测量的误差约在 0.1%。然而由于不同的商品登记、温度变化、长期使用过程中试剂的侵蚀等原因，大多数器皿的实际容积与标示容积之差往往超出允许的误差范围。因此，为提高分析实验的准确度，尤其是对准确度要求较高的实验，有必要对分析器皿进行校准。

相对校准：要求两种容器体积之间有一定的比例关系，如 10ml 移液管量取液体的体积应等于 100ml 容量瓶量取体积的 10%。

绝对校准：是测定容量器皿的实际容积。常采用称量法，也称衡量法，即在分析天平上准确称量容量仪器中水的质量，然后根据水的密度，计算其在标准温度 20℃下的实际容积。

【实验材料】

1. 仪器　电子分析天平（千分之一）、100ml 容量瓶、10ml 吸量管、50ml 锥形瓶、碱式滴定管、铁架台、滴管、移液管架、蝴蝶夹等。

2. 试药　蒸馏水。

【实验内容】

1. 容量瓶和移液管的相对校准　用 10ml 移液管移取蒸馏水于干净且晾干的 100ml 容量瓶中，放液时移液管保持垂直，管子尖端靠紧瓶口内侧，让水自然流下，勿吹（若标有"吹"字，需吹）。水流完后等待 15s，再将移液管拿开。如此反复操作进行至第 10 次后，观察瓶颈处水的弯月面是否刚好与标线相切。若不相切，则可根据液面最低点，在瓶颈另做一记号。

2. 滴定管的绝对校准

（1）将蒸馏水装入已洗净的滴定管，调节零刻度。

（2）用温度计测定所用水的温度。

（3）取一个干燥的 50ml 锥形瓶，放在分析天平上称量。然后从滴定管中放出 5ml 蒸馏水至锥形瓶中，1min 后准确读取其容积数。

（4）于同一台分析天平上称量锥形瓶加水的质量。然后再放入 5ml 蒸馏水，读取容积数，再称量。如此反复进行直至滴定管读数为 25ml。将结果按实验表 7-1 的形式进行记录。

实验表 7-1　滴定管的绝对校准

读取容积（ml）	瓶加水重（g）	水重（g）	真实容积（水重/d_1）	校正系数 $V_真 - V_读$

（5）按上述步骤重复校准一次，两次校准之差应 ≤0.02ml。

【注意事项】

1. 利用称量水法进行容量器皿校准时，要求水温和室温一致。若两者有微小差异，以水温为准。

2. 用滴定管和移液管放蒸馏水至称量的容量瓶内时，操作时应注意切勿让水碰到容量瓶的磨口。

3. 进行移液管和容量瓶的相对校准时，容量瓶的内壁必须绝对干燥。

【思考题】

1. 为什么要对容量分析仪器进行校准？

2. 容量分析仪器校准的影响因素有哪些？

3. 为什么滴定分析要用同一支滴定管或移液管？滴定时，为什么每次都应从零刻度或者零刻度以下附近开始？

实验八　标准溶液配制与标定操作训练（一）

微课　　PPT

【实验目的】

1. 了解化学试剂有关知识。

2. 掌握固体的称量方法。

3. 掌握标准溶液的配制和储存方法。

4. 掌握溶液的正确量取及各种量器的洗涤和使用方法。

【预备知识】

第四章　试剂、样品的取用

第五章　称量

第九章　溶液的配制

【实验原理】

实验室常用的溶液根据其用途的不同，可以粗略地分为一般溶液和标准溶液。一般溶液不用于定量，不需知道其准确浓度，而只知道其大致浓度，但不会影响实验结果。配制一般溶液不需要用精密仪器，用托盘天平、量筒等仪器就可完成。标准溶液在物质的定量分析中使用，所以必须知道其准确浓度。因此，正确地配制标准溶液，确定其准确浓度，妥善地贮存标准溶液，都关系到定量分析结果的准确性。

标准溶液可采用直接配制和先粗略配制然后用基准物质（或另一已知准确浓度的标准溶液）标定（又称"粗配精标"）两种不同方法。

本实验采用直接配制法配制一定浓度的标准溶液，即用万分之一分析天平准确称取一定量的基准试剂置于烧杯中，加入适量溶剂，溶解完全后，定量转移至容量瓶中，用溶剂稀释至刻度，摇匀。根据称取物质的质量和容量瓶的体积，计算准确浓度。直接配制法的优点是简便，溶液配制好之后即可使用，无需标定。

【实验材料】

1. 仪器　药勺（牛角勺、不锈钢），15ml、25ml 移液管各 1 个，1ml、2ml、5ml、10ml、20ml 吸量管各 1 个，5ml、10ml、25ml、50ml、100ml、250ml 容量瓶（无色、棕色）各 1 个，100ml 烧杯 2 个，100ml 量筒 1 个，250ml 试剂瓶（无色、棕色）各 1 个，蒸馏水洗瓶 1 个，称量瓶（高形、扁形）、玻棒 2 根，胶头滴管（长）1 个，洗耳球（大、中、小）各 1 个，标签纸，称量纸，万分之一分析天平。

2. 试药　邻苯二甲酸氢钾（$KHC_8H_4O_4$，KHP）（105 ~ 110℃ 干燥 2h 后存于干燥器中备用。若干燥温度过高，则脱水成为邻苯二甲酸酸酐）。

【实验内容】

1. 仪器的洗涤及检漏　按正确方法洗涤实验中需用到的玻璃仪器，如烧杯、容量瓶、移液管、量筒、滴管、试剂瓶等，并对容量瓶进行检漏。

2. 标准溶液的配制 配制浓度为 0.05000mol/L 的邻苯二甲酸氢钾标准溶液 250.0ml。

（1）**固体试剂的称量** 计算需称取邻苯二甲酸氢钾的质量，并选择合适的称量方法（$m_{KHP} = c \times v \times M_{KHP} = 0.05000\text{mol/L} \times 0.2500\text{L} \times 204.22\text{g/mol} = 2.5528\text{g}$）。

（2）**样品的溶解** 准确称量后的邻苯二甲酸氢钾置于 100ml 小烧杯中，加 50ml 煮沸并加刚冷却的蒸馏水使其完全溶解，溶解时用玻棒搅拌。

（3）**溶液的转移** 待样品溶解完全后，转移至 250ml 容量瓶中。转移过程中，使烧杯嘴紧靠玻棒，玻棒的下端靠在容量瓶刻度线以下，使溶液沿玻棒和内壁流入容量瓶，烧杯中溶液流完后，将烧杯沿玻棒向上提，并逐渐竖直烧杯，将玻棒放回烧杯，用蒸馏水洗涤玻棒和烧杯内壁 2~3 次，洗涤液用如上方法定量转入容量瓶。

（4）**定容** 定量转移完成后就可以加蒸馏水稀释，当蒸馏水加至容量瓶鼓肚的 3/4 处时，塞上塞子，用右手食指和中指夹住瓶塞，将瓶拿起，按同一方向轻轻摇转，使溶液初步混合均匀（注意不能倒转），继续加蒸馏水至距标线约 1cm 处，等 1~2min，使附在瓶颈内壁的溶液流下后，改用滴管滴加，使溶液凹面恰好与刻度线相切。

（5）**摇匀** 定容后盖上瓶塞，左手用食指按住塞子，其余手指拿住瓶颈标线以上部分，右手指尖托住瓶底，将容量瓶倒转，使气泡上升到顶，使瓶振荡，正立后再次倒转进行振荡，如此反复 15~20 次，使瓶内溶液混合均匀。计算标准溶液浓度。

（6）**溶液的保存** 将配好的浓度为 0.05000mol/L 的邻苯二甲酸氢钾标准溶液转移至洗净干燥后的试剂瓶中保存（若试剂瓶洗净但没有干燥，可用少量邻苯二甲酸氢钾标准溶液润洗试剂瓶 2~3 次，再转移溶液），贴上标签纸（注明溶液名称、浓度、日期、配制人名字），备用。

3. 数据记录与处理

实验表 8-1　邻苯二甲酸氢钾标准溶液的浓度

项目	数值
邻苯二甲酸氢钾质量 m（g）	
溶液的体积 V（ml）	
邻苯二甲酸氢钾标准溶液的浓度 c（mol/L）	

计算邻苯二甲酸氢钾标准溶液的浓度：$c = m_{KHP}/0.25000 \times 204.22$。

4. 溶液的量取练习

（1）用 25ml 移液管量取自来水 25ml 三次。

（2）用 10ml 吸量管分别量取自来水 10ml、6ml 各三次。

【注意事项】

1. 配制溶液时，应根据溶液的性质确定配制方法。

2. 用基准物质配制标准溶液时，一定要采取正确的称量方法并准确称量。

3. 配制溶液用的邻苯二甲酸氢钾一定是干燥至恒重的。

4. 称量药品读数时一定要关闭天平的侧门。

5. 配制溶液时，溶解药品的小烧杯和玻棒一定要用少量的水润洗 2~3 次，洗涤液一并转移至容量瓶中。

【思考题】

1. 常见化学试剂 4 个等级的标签颜色分别是什么？各等级的使用范围是什么？

2. 使用分析天平时要注意些什么？

3. 称量邻苯二甲酸氢钾固体时要采用什么方法？

4. 溶解基准物质邻苯二甲酸氢钾时，加 50ml 水应使用移液管还是量筒？为什么？

5. 配制邻苯二甲酸氢钾标准溶液用的容量瓶洗净后还需要干燥吗？为什么？

6. 装邻苯二甲酸氢钾标准溶液用的试剂瓶洗净后还需要干燥吗？为什么？如果不干燥，该如何处理？

实验九　标准溶液配制与标定操作训练（二）

微课　　　PPT

【实验目的】

1. 掌握滴定管的正确使用方法及注意事项。

2. 掌握滴定操作和滴定终点的判断。

3. 熟悉用基准物质标定标准溶液浓度的方法。

【预备知识】

第三章　常用容量分析器皿

第四章　试剂、样品的取用

第五章　称量

第九章　溶液的配制

【实验原理】

由于氢氧化钠容易吸收空气中的二氧化碳和水分，不能直接配制标准溶液，需采用基准物质标定。标定碱溶液的基准物质很多，如草酸（$H_2C_2O_4 \cdot 2H_2O$）、苯甲酸（C_6H_5COOH）、氨基磺酸（NH_2SO_3H）、邻苯二甲酸氢钾（$HOOCC_6H_4COOK$）等。目前常用的是邻苯二甲酸氢钾，其滴定反应如下：

$$\text{邻苯二甲酸氢钾（COOH、COOK）} + NaOH \longrightarrow \text{邻苯二甲酸钠钾（COONa、COOK）} + H_2O$$

计量点时由于弱酸盐的水解，溶液呈微碱性，可采用酚酞为指示剂。

【实验材料】

1. 仪器　电子天平（万分之一）、干燥器、称量瓶、滴瓶、锥形瓶、塑料试剂瓶、滴定管、烧杯、移液管、铁架台、蝴蝶夹、洗耳球等。

2. 试药　基准邻苯二甲酸氢钾、氢氧化钠（AR）、酚酞指示剂、甲基红指示剂、浓硫酸（AR）、蒸馏水。

【实验内容】

1. 氢氧化钠饱和水溶液的配制　在烧杯中加入 100ml 蒸馏水，称取氢氧化钠约 109g，分批次加至蒸馏水中，边加入边搅拌，使溶解成饱和溶液，冷却后置塑料瓶试剂中。静置数日，澄清后作贮备液。

2. 0.05mol/L 氢氧化钠溶液和 0.025mol/L 硫酸溶液的配制

（1）0.05mol/L 氢氧化钠溶液的配制　量取饱和氢氧化钠溶液 1ml，加至事先煮沸过并冷却的蒸馏水中，并用少量蒸馏水多次洗涤量筒，最终稀释至 300ml，贮于塑料试剂瓶中，摇匀，贴上标签。

（2）0.025mol/L 硫酸溶液的配制　量取浓硫酸 0.5ml，沿着烧杯壁缓缓地加至蒸馏水中，边加入边搅拌，并用少量蒸馏水多次洗涤量筒，最终稀释至 300ml，贮于细口瓶中，摇匀，贴上标签。

3. 氢氧化钠溶液的标定　准确移取上次实验配制的 0.05000mol/L 邻苯二甲酸氢钾溶液 25ml 于锥形瓶中，加 2 滴酚酞指示剂，用 0.05mol/L 的氢氧化钠溶液滴定至溶液呈淡粉红色，保持 30s 不褪色即为终点。记录所消耗的氢氧化钠溶液的体积，平行测定 3 次。

NaOH 标准溶液的浓度：$c_{NaOH} = \dfrac{c_{KHC_8H_4O_4} \times 25.00}{V_{NaOH}}(mol/L)$。

式中，$c_{KHC_8H_4O_4}$ 为上次实验配制的邻苯二甲酸氢钾溶液的浓度（mol/L），V_{NaOH} 为滴定时耗用氢氧化钠溶液的体积（ml）。

4. 硫酸标准溶液的标定　准确移取标准 NaOH 溶液 25ml 于锥形瓶中，加入 2 滴甲基红指示剂，用 0.025mol/L 的 H_2SO_4 溶液滴定至溶液由黄色刚好变为橙色，保持 30s 不褪色即为终点。记录所消耗用的 H_2SO_4 溶液的体积，平行测定 3 次。

5. 数据记录与处理

实验表 9 – 1　氢氧化钠标准溶液的标定

项目	测定次数		
	1	2	3
标准邻苯二甲酸氢钾溶液体积 V（ml）			
氢氧化钠溶液浓度 c（mol/L）			
氢氧化钠溶液浓度平均值（mol/L）			

实验表 9 – 2　硫酸标准溶液的标定

项目	测定次数		
	1	2	3
标准氢氧化钠溶液体积 V（ml）			
耗用硫酸溶液的体积 V（ml）			
硫酸溶液浓度 c（mol/L）			
硫酸溶液浓度平均值（mol/L）			

【注意事项】

1. 为了配制不含碳酸钠的标准氢氧化钠溶液，一般先配制氢氧化钠饱和水溶液（120：100）。碳酸钠在饱和氢氧化钠中不溶解，待碳酸钠沉淀后，量取上层澄清液，再稀释至所需浓度。用于配制氢氧化钠溶液的水应加热煮沸后放冷，以除去其中的二氧化碳。

2. 配制 0.1mol/L 氢氧化钠溶液时，要用干燥的量筒量取饱和氢氧化钠水溶液，并立即倒入水中，随即盖紧，以防吸收二氧化碳。

3. 规范使用酸式及碱式滴定管，如检查是否漏气、排除气泡以及近终点时控制一滴、半滴及四分之一滴的操作。

【思考题】

1. 标准氢氧化钠溶液粗配时，为什么用饱和氢氧化钠溶液配制？

2. 已洗干净的滴定管在装标准溶液前，为什么还要用该溶液清洗内壁 2~3 次？用于滴定的锥形瓶或烧杯是否也要用标准溶液清洗或将其烘干？

3. 每次滴定完成后，为什么要先将标准溶液体积调节至滴定管零刻度，再进行第二次滴定？

4. 本次实验中标准溶液的浓度应该保留几位有效数字？

实验十　萃取操作训练

微课　　PPT

【实验目的】

1. 掌握萃取的基本原理。

2. 掌握分液漏斗的使用方法和萃取操作的基本步骤。

【预备知识】

第二章　常用玻璃仪器操作基本技能训练

第八章　搅拌与振荡

第十一章　萃取

【实验概述】

萃取是利用物质在两种互不相溶（或微溶）的溶剂中分配系数的不同，使物质从一种溶剂内转移至另一种溶剂中。经过多次萃取，可将绝大部分的物质分离出来。

本实验依次用 10ml、5ml、5ml 乙酸乙酯萃取 20ml 5% 苯酚水溶液，并用 $FeCl_3$ 检查萃取效果。

【实验材料】

1. 仪器　铁架台（含铁圈）、点滴板、滴管、125ml 分液漏斗、25ml 量筒、10ml 量筒、100ml 烧杯、100ml 锥形瓶。

2. 试药　5% 苯酚水溶液、乙酸乙酯、1% $FeCl_3$ 溶液、凡士林、乙醚、5% 碳酸钠溶液。

【实验内容】

1. 取 5% 苯酚水溶液 20ml，倒入 125ml 分液漏斗，加入 10ml 乙酸乙酯后盖好玻璃塞，振摇萃取。将振摇后的分液漏斗放在铁圈上静置，待其分层后，将下层水层经旋塞放至烧杯中，上层乙酸乙酯层从分液漏斗口倒入锥形瓶；将烧杯中的水层重新倒入分液漏斗，再用 5ml 乙酸乙酯分别萃取 2 次，按上述操作分出乙酸乙酯层和水层。合并 3 次乙酸乙酯提取液，倒入回收瓶。

2. 取未经萃取的 5% 苯酚溶液和萃取后下层水溶液各 2 滴置于点滴板上，分别加入 1% $FeCl_3$ 溶液 1~2 滴，比较各颜色的深浅。

【注意事项】

1. 在使用分液漏斗前必须仔细检查玻璃塞和旋塞是否紧密，然后在旋塞孔两边抹上一层凡士林，插上旋塞旋转几圈使之均匀，看起来透明即可，再查验是否漏水。

2. 在萃取过程中常会产生乳化现象，使两相界面不清晰，这样很难将它们完全分离。用于破坏乳化的方法有：①静置或摇动分液漏斗；②补加溶剂，若所要的有机溶剂在上层，补加密度较小的乙醚，反之则补加密度较大的二氯甲烷或三氯甲烷；③加入无机盐或其饱和溶液，如饱和食盐水等；④加入乙醇、异戊醇等。

3. 振摇时要适时开启旋塞放气。

4. 将上层液体从分液漏斗的上口倒出，切不可从活塞放出，以免被残留在漏斗颈上的下层液体污染。

5. 分液漏斗使用完毕，用水洗净，将玻璃塞和旋塞用一薄纸片包裹后塞回。

【思考题】

1. 萃取时，为什么要开启旋塞放气？

2. 为何上层液体要从分液漏斗上口放出？

3. 上、下层液体都是无色时，如何分清水层？

4. 常见的破乳方式有哪些？

5. 如何选择萃取剂？难溶于水的物质一般用什么萃取剂？

实验十一　过滤操作训练

微课　　　PPT

【实验目的】

1. 掌握常用的过滤方法及注意事项。

2. 掌握减压过滤仪器的安装及减压过滤基本操作。

【预备知识】

第二章　常用玻璃仪器操作基本技能训练

第三章　试剂、样品的取用

第十章　固液分离

【实验原理】

过滤法是分离沉淀和溶液的最常用操作。当溶液和沉淀的混合物通过滤器时，沉淀留在滤器上，溶液则通过滤器，所得溶液称为滤液。

【实验材料】

1. 仪器　循环水式真空泵、恒温干燥箱、水浴锅（或电热套）、铁架台、铁圈、万能夹、剪刀、1000ml 烧杯、1000ml 烧瓶、布氏漏斗、滤纸、抽滤瓶、安全瓶、玻棒。

2. 试药　乙醇，大黄乙醇提取液及浓缩液，蒸馏水。

【实验内容】

1. 粗过滤　将漏斗安装在铁圈上，在漏斗中装填入一小团脱脂棉，将大黄提取液沿玻棒慢慢倾入漏斗，滤入烧杯。

2. 常压过滤　将玻璃漏斗安装在铁圈上，漏斗的颈部尖端紧靠接收滤液的烧杯内壁。将叠好的滤纸放入漏斗（比漏斗边缘低 5mm 左右），用洗瓶的水润湿滤纸，用手指把滤纸上部 1/3 处轻轻压紧在漏斗壁上。过滤时，玻棒与盛有滤液的烧杯嘴部相对，沿玻棒将大黄提取液转移至漏斗中，每次转移的大黄提取液不得超过滤纸高度的 2/3，以防止大黄提取液未通过滤纸而沿漏斗壁流出。将残余的大黄提取液及固体物质用蒸馏水按少量多次的原则进行冲润，将洗液全部转移至漏斗中进行过滤，如实验图 11-1 所示。

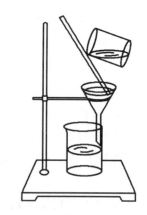

实验图 11-1　常压过滤操作示意图

3. 减压过滤

（1）减压过滤装置的安装：如实验图 11-2 所示，将减压过滤装置安装好。

（2）将滤纸剪得比布氏漏斗内径略小，但又能将全部的瓷孔完全盖住。用少量的水或溶剂润湿滤纸，打开水泵，使滤纸吸紧在漏斗上。

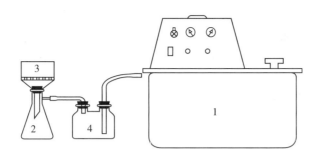

实验图 11 - 2　减压过滤装置图
1. 真空泵　2. 抽滤瓶　3. 布氏漏斗　4. 安全瓶

（3）过滤时，打开水泵将大黄浓缩液沿玻棒倾入漏斗，注意溶液不得超过漏斗容量的 2/3。

（4）过滤完毕，先解除真空，再关闭水泵。

（5）合并滤液，备用。

【注意事项】

1. 在进行粗过滤时，应先滤过上清液，在倒入提取液时应防止液体从漏斗中溢出。

2. 在进行过滤时，注意溶液不要超过漏斗容积的 2/3。

3. 在用玻棒引流时，玻棒末端不能接触滤纸。

4. 具有强氧化性、强酸性、强碱性的溶液会与滤纸作用而使滤纸破坏，因此常用石棉纤维、玻璃布、的确良布代替滤纸进行过滤。非强碱性滤液可使用玻璃砂芯漏斗过滤。

5. 在折叠滤纸时，对集中的圆心处不要用力摩擦，以免破损。使用前应将整个滤纸翻转，并整理成折扇形，再放入漏斗，让未用手折过的干净的一面接触漏斗壁以避免污染。滤纸不得高于漏斗上口平面。

6. 在安装减压装置时，布氏漏斗的颈部尖端斜口应与抽滤瓶滤嘴相对。

7. 抽滤完成后，应首先解除真空，再关闭水泵。

【思考题】

1. 常用的过滤方法有哪几种？

2. 减压过滤与常压过滤相比，其突出的优点有哪些？

3. 减压过滤操作中的注意事项有哪些？

实验十二　离心操作训练

微课　　PPT

【实验目的】

1. 掌握离心机的工作原理及分类。

2. 掌握离心机的使用方法及使用过程中的注意事项。

【预备知识】

第五章　称量

第十章　固液分离

【实验原理】

在理化实验中，有些沉淀或者药材的颗粒很小，通过常压过滤或减压过滤很难达到固液分离的目的，这时，我们就可以采用离心的方法达到该目的。离心机可将难以通过过滤操作分离的溶液或混悬液进行分离，特别是混悬液的分离。离心机的使用十分广泛，通过离心可将分子量不同的溶液和杂质或不同密度的两相溶液分离开来。离心机的使用是理化实验中不可或缺的手段。

【实验材料】

1. 仪器　离心机、离心管、天平、胶头滴管、1000ml 烧杯、玻棒。

2. 试药　乙醇、大黄提取浓缩液。

【实验内容】

1. 实验开始前仪器设备的检查详见第十章第二节"离心"。

2. 取离心管两支，分别加入等量的大黄乙醇浓缩液，在天平上称量，确保两支离心管连同其管套的质量一致。将盛有大黄乙醇浓缩液的两支离心管分别放至离心机金属管套内，必要时可在管底垫一层棉花。

3. 将离心管及其金属套管按对称位置放至离心机移动盘中，将盖盖好。

4. 打开电源，调整离心机工作参数如下。转数：4000r/min。时间：20min。操作方法：按"set"键，当显示屏上转数闪动时，按上、下键调整转数为 4000r/min，按"enter"键，当显示屏上时间闪动时，按上、下键调整时间为 20min。

5. 时间到达后，待显示屏上转数显示为"0"后，按"stop"键打开离心机盖，取出离心管，即得。

6. 最后全面检查，切断电源。

7. 仔细观察是否沉淀完全以及沉淀的位置，然后倾出上清液，加入少量乙醇溶液洗涤沉淀。再次离心，倾出上清液，反复 2~3 次，即得澄清的大黄提取液。

【注意事项】

1. 实验开始前一定要进行安全检查，以免发生危险。

2. 离心机管套底部要垫棉花或试管垫。

3. 两支离心管及其管套的质量应一致。若只有一支离心管中装有大黄乙醇提取液，应在另一支离心管中加入等量的水，保证两支离心管及其管套的质量相等。确保离心机平衡，以免发生危险。

4. 将离心管及其管套放入离心机后，要检查离心机盖是否盖好。

5. 离心结束后，一定要等显示屏上转数降为"0"后，才能打开离心机盖。

6. 实验结束后，进行全面检查。

7. 在离心操作过程中，实验人员不得离开离心机去做别的事情。

8. 在实验过程中，如有噪音或机身剧烈震动，应立即切断电源，及时排除故障。

9. 实验结束后，在取出离心管时动作应尽量小心，以免沉淀发生浑浊，在倾倒上清液时也应尽量避免沉淀发生浑浊。

【思考题】

1. 固液分离的一般方法有 3 种：倾析法、过滤法和离心分离法。当沉淀的结晶颗粒较大或密度较大，静置后易沉降至容器的底部时，可用什么方法进行固液分离？

2. 若沉淀或药材的颗粒很小，通过常压过滤或减压过滤很难达到分离的目的，这时可以采用什么方法进行固液分离？

3. 离心结束后，为什么一定要等显示屏上转数降为"0"后，才能打开离心机盖？

4. 在实验过程中，如有噪音或机身剧烈震动，应如何应急操作？

5. 实验结束后，在取出离心管时动作应尽量小心，在倾倒上清液时也应尽量小心，为什么？

实验十三　熔点测定操作训练

微课　　　PPT

【实验目的】

1. 了解熔点测定的意义和应用。
2. 掌握熔点测定的原理及 b 型管法测定熔点的操作。

【预备知识】

第十六章　第一节　熔点的测定

【实验原理】

固 – 液两态在大气压下达到平衡状态时的温度，称晶体物质的熔点。纯粹的有机化合物一般都有固定熔点，初熔至全熔的温度差一般为 $0.5 \sim 1$℃（熔点范围，称熔距或熔程）。如混有杂质，则其熔点下降，且熔距也拉长。如实验图 13 – 1 所示。

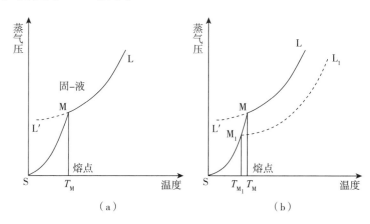

实验图 **13 – 1**　晶体物质的蒸气压与温度的关系

（a）纯晶体　　（b）含有杂质的晶体

【实验材料】

1. 仪器　b 型管、温度计、毛细管、酒精灯、表面皿、长玻管、研磨棒、铁架台。

2. 试药　萘、苯甲酸、二苯胺、乙酰苯胺及与尿素的等量混合物、液体石蜡。

【实验内容】

1. 熔点管制备　取内径 1mm、长 6 ~ 7cm 的毛细管，在酒精灯上将一端熔封，作为熔点管。

2. 样品的装填　取 0.1 ~ 0.2g 样品，放在干净的表面皿或玻片上，用研磨棒研成粉末，聚成小堆，将毛细管的开口插入样品堆，使样品挤入管内，把开口一端向上竖立，通过一根长约 40cm 直立于玻璃片或蒸发皿上的玻管，自由落下，重复几次，直至样品的高度为 2 ~ 3mm 为止。操作要迅速，以防止样品吸潮；装入样品要结实，受热时才均匀，如果有空隙，不易传热，会影响测定结果。

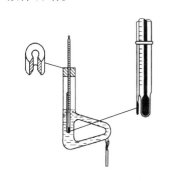

实验图 **13 – 2**　b 型管熔点测定装置

3. 熔点测定 如实验图 13 – 2 所示安装 b 型管熔点测定装置，进行样品的熔点测定并正确记录熔点。

熔点测定的方法如下。

（1）粗测 先在快速加热下，测定化合物的大概熔点。

（2）准确测定 冷却熔点测定管的温度至低于熔点 30℃ 以下，换一根熔点测定管，大约以 5℃/min 的速度慢慢加热，当热浴温度距熔点约 15℃ 时。应该立即减缓加热，速度为 1～2℃/min，接近熔点时，以 0.5℃/min 的速度为好，观察毛细管中样品的变化，记录样品开始塌陷的温度、开始融化的温度（t_1）和完全融化的温度（t_2）以及样品的颜色变化。每个样品至少平行测定三次。

【注意事项】

1. 熔点管必须洁净：若熔点管不洁净，等于样品中有杂质，致使测得熔点偏低，熔程加大。如含有灰尘等，能产生 4～10℃ 的误差。

2. 熔点管底未封好，会产生漏管：熔点管底部未完全封闭，有一针孔，空气会进入，加热时可看到有气泡从溶液中跑出，接着溶液进入，结晶很快熔化，测定结果也不准确，偏低。

3. 样品粉碎要细，填装要实，否则产生空隙，不易传热，造成熔程变大。若样品研得不细和装得不紧密，里面含有空隙，充满空气，而空气导热系数小、传热慢，会使所测熔点数据偏高、熔距变大。

4. 样品不干燥或含有杂质，会使熔点偏低，熔程变大：样品未完全干燥，内有水分和其他溶剂，加热，溶剂气化，使样品松动熔化，也使所测熔点数据偏低，熔程加大。样品含有杂质的话，情况同上。

5. 样品量太少不便观察，而且熔点偏低；太多会造成熔程变大，熔点偏高。

6. 升温速度应慢，让热传导有充分的时间：升温速度过快，会使所测熔点数据偏高，熔程变大。缓慢升温一方面是为了保证有充分的时间让热量由管外传至管内，以使固体熔化；另一方面，因观察者不能同时观察温度计所示度数和样品的变化情况，只有缓慢加热才能使此项误差变小。

【思考题】

1. 加热的快慢为什么会影响熔点的测定？在什么情况下加热可以快一些，而在什么情况下加热则要慢一些？

2. 是否可以使用第一次测熔点时已经熔化的有机物再做第二次测定呢？为什么？

3. 分别测得样品 A 和 B 的熔点均在 121～122℃ 之间，将两样品等量混合后，测得混合物的熔点为 105～113℃。此测定结果说明什么？

实验十四　回流法操作训练

微课　　　　PPT

【实验目的】

1. 掌握回流法的基本操作。

2. 熟悉有机溶剂回收的常用仪器、装置及注意事项。

【预备知识】

第二章　常用玻璃仪器操作基本技能训练

第四章　试剂、样品的取用

第五章　称量

第七章　加热与冷却

第十章　固液分离

第十二章　蒸发、浓缩与升华

【实验原理】

回流法是中药及天然药物研究中常用的有效成分提取方法，适用于用易挥发的有机溶剂加热提取，可以减少溶剂消耗，提高浸出效率，但受热易破坏的成分不宜用此法。

【实验材料】

1. 仪器　旋转蒸发仪、循环水式真空泵、水浴锅、铁架台、万能夹、500ml 烧瓶。

2. 试药　乙醇。

3. 材料　大黄药材粗粉。

【实验内容】

1. 回流法提取大黄蒽醌

（1）浸泡　称取大黄药材粗粉约50g 至500ml 烧瓶中，加入6~8 倍量乙醇，浸泡30min。

（2）回流装置安装　回流装置的安装应从下至上，首先将圆底烧瓶固定于铁架台上，置于水浴锅中，在圆底烧瓶上连接一球形冷凝管，冷凝管的下端接入冷却水，上端接流出管，确保冷凝管的夹套中充满冷却水（如实验图 14 – 1 所示）。装置要求与实验台垂直。

（3）回流　水浴锅温度逐渐升高，以冷凝管滴下第一滴溶剂开始计时，回流提取 30min。

（4）回流装置拆除　时间到后，先关闭水浴锅电源，待烧瓶内无液滴滴下，再关闭冷凝水开关，按从上到下、从右到左的顺序依次拆下冷凝管和烧瓶。将烧瓶中的提取液趁热过滤。

2. 溶剂回收　将过滤后的乙醇提取液，用旋转蒸发仪减压浓缩至无醇味。将浓缩液转移至锥形瓶中备用，回收的乙醇倒入指定的容器。

出水口 ←

← 进水口

实验图 14 – 1　回馏实验装置

【注意事项】

1. 乙醇为易燃试剂，实验中严禁明火。

2. 回流的速度不宜过快，应控制在液体蒸气浸润不超过 3 个球为宜。

3. 旋转蒸发仪回收溶剂完毕，应先打开活塞解除真空后，才能关闭水泵。

【思考题】

1. 为什么受热易破坏的成分不宜用回流法提取？可用什么方法代替？

2. 如何控制回流速度？控制回流速度的目的是什么？

3. 回流溶剂的选取原则是什么？

实验十五　常压蒸馏法操作训练——溶剂的回收

微课　　　　PPT

【实验目的】

1. 掌握常压蒸馏的操作方法。

2. 熟悉常压蒸馏的基本原理及应用。

【预备知识】

第二章 常用玻璃仪器操作基本技能训练

第四章 试剂、样品的取用

第七章 加热与冷却

第十四章 蒸馏与分馏

【实验原理】

将液态物质加热至沸腾，使之变为蒸气，然后使蒸气冷却再凝聚为液体，这一过程就称为蒸馏。常压蒸馏是指在一个标准大气压下进行的蒸馏。

蒸馏是分离提纯液态有机化合物的重要方法之一，也常用于中药提取后的溶剂回收过程。蒸馏混合液时，先蒸出的主要是低沸点组分，后蒸出的是高沸点组分，不挥发物质则留在容器中。因此，蒸馏可分离和纯化沸点有显著差异（至少为30℃以上）的两种或两种以上的混合物及非共沸的液体混合物。蒸馏操作还可用于测定物质的沸点，但需要注意的是，不仅纯物质在一定压力下有固定的沸点，某些二元或三元恒沸物也有固定的沸点。

本实验以无水乙醇为原料，模拟常压蒸馏法回收溶剂的过程。

【实验材料】

1. 仪器 50ml 圆底烧瓶、100ml 三角烧瓶、蒸馏头、真空尾接管、直形冷凝管、150℃温度计、温度计套管、20ml 量筒、漏斗、乳胶管、水浴锅、铁架台、升降台。

2. 试药 无水乙醇。

3. 其他 沸石。

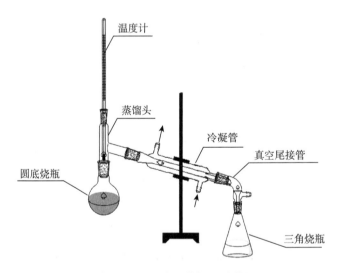

实验图 15 - 1　常压蒸馏实验装置

【实验内容】

1. 依据实验图 15 - 1 安装蒸馏装置

（1）从热源处开始，由下而上、由左至右进行。

（2）蒸馏烧瓶用铁夹和铁架台固定在热源上，再依次装上蒸馏头、冷凝管（事先把通水的乳胶管套在冷凝管上，水流方向以下进上出为宜）及接收部分，最后安装温度计。温度计的位置应使水银球的上沿和蒸馏头支管下沿在同一水平。

（3）调整铁夹和铁架台位置，使整套仪器的轴线在同一平面内。

2. 加料　取下温度计和套管，量取 20ml 无水乙醇，经漏斗加至圆底烧瓶中，并加入沸石，装上温度计进行常压蒸馏。

3. 蒸馏　先开冷凝水，再开启水浴加热，观察圆底烧瓶中的现象和温度计读数的变化。当液体沸腾，蒸气到达水银球部位时，温度计读数急剧上升，调节加热速度，使温度计水银球上始终保持有液滴存在，馏出液流出的速度以每秒 1~2 滴为宜，此时的温度计读数即无水乙醇在常压下的沸点。

4. 拆除装置　馏出液收集完成后，先移除热源，待温度计读数下降几分钟后关闭冷凝水，待装置冷却至室温后再拆除装置，装置拆除顺序与安装时相反。

5. 数据记录与处理　测定馏出液体积，计算回收率。

$$回收率 = \frac{馏出液体积}{加料体积} \times 100\%$$

【注意事项】

1. 接冷却水时，应从冷凝管的下口进水，上口出水，方可达到最佳的冷凝效果。

2. 蒸馏有机溶剂均应采用密封性好的磨口接收器，如圆底烧瓶、三角烧瓶等。

【思考题】

1. 什么是沸点？液体的沸点和大气压强有什么关系？

2. 为什么圆底烧瓶内加入的液料不要超过烧瓶容积的 2/3？

3. 沸石的作用是什么？当重新蒸馏时，用过的沸石能否重新使用？

4. 温度计的位置应怎样确定？偏高或偏低对温度计读数有什么影响？

实验十六　水蒸气蒸馏法操作训练——橙皮中柠檬烯的提取

微课　　　PPT

【实验目的】

1. 掌握水蒸气蒸馏、常压蒸馏、减压蒸馏的基本原理和操作方法。

2. 了解提取橙皮中柠檬烯的原理和方法。

【预备知识】

第十二章　蒸发、浓缩与升华

第十四章　蒸馏与分馏

【实验原理】

水蒸气蒸馏是将水蒸气通入不溶或难溶于水且有一定挥发性的有机物，使需要蒸馏的物质在低于 100℃ 的温度下随着水蒸气一起蒸馏出来。

当水和不溶（或难溶）于水的某化合物 A 一起存在时，整个体系的蒸气压力为二者蒸气压之和，即：

$$p_总 = p_{H_2O} + p_A$$

当 $p_总$ 达到大气压时，体系开始沸腾，显然，沸腾时的温度比水及该化合物的沸点都要低，也就是说该化合物和水在低于 100℃ 时可被共同蒸出。蒸馏时体系温度保持不变，直至其中一组分被完全蒸出。根据道尔顿分压定律，蒸出两组分的物质的量之比为：

$$\frac{n_A}{n_{H_2O}} = \frac{p_A}{p_{H_2O}}$$

此式适用于当物质 A 在水中不溶解时的计算。实际上，任何物质在水中都有部分溶解，对于难溶于水的物质，上式计算所得结果只是近似值。

水蒸气蒸馏是常用的提取分离方法，适用于下列情况：①混合物含有大量固体或焦油状物质，通常的过滤、萃取等方法不适用；②混合物中存在不溶或难溶于水且挥发性较强的物质，该物质在 100℃ 时有一定的蒸气压，在 5～10mmHg 之间；③所要提纯的物质沸点很高，在接近或达到沸点时，容易分解、变色或变质，而在与水共沸时不发生化学反应。

橙皮含有多种有效成分，如橙皮苷、果胶、天然色素、精油。橙皮精油（橙油）是橙皮组织经水蒸气蒸馏得到的挥发性成分的总称，具有令人愉快的香味，其主要成分（90%～95%）为柠檬烯。

柠檬烯为 1－甲基－4－（1－甲基乙烯基）环己烯，又称苧烯，是一种单环单萜类化合物，分子式为 $C_{10}H_{16}$，沸点为 176℃，具挥发性，不溶于水，能溶于有机溶剂，故可采用水蒸气蒸馏法提取，然后用有机溶剂萃取纯化。

本实验将橙皮进行水蒸气蒸馏，用二氯甲烷萃取馏出液，然后蒸馏除去二氯甲烷，得到橙油，其主要成分为柠檬烯。

【实验材料】

1. 仪器　台秤、水蒸气发生器、三颈圆底烧瓶、蒸馏头、温度计、直形冷凝管、接液管、锥形瓶、分液漏斗、圆底烧瓶、水泵。

2. 试药　新鲜橙子皮、二氯甲烷、无水 Na_2SO_4。

【实验内容】

1. 水蒸气蒸馏　将 2～3 个新鲜橙皮剪成极小的碎片，称重后加至 250ml 三颈圆底烧瓶中，加入约 30ml 热水。安装水蒸气蒸馏装置（实验图 16－1），进行水蒸气蒸馏。待馏出液达 60～70ml 或馏出液不再浑浊时，取少量馏出液观察，若无油状物质，可停止蒸馏。这时可观察到，在馏出液的水面上浮着一层很薄的油层。

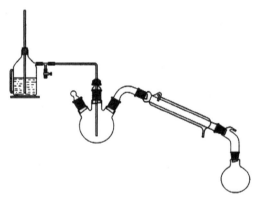

实验图 16－1　橙皮中提取柠檬烯的水蒸气蒸馏装置

2. 萃取　将馏出液加至 125ml 分液漏斗中，用二氯甲烷萃取 3 次，每次 10ml。合并萃取液于干燥的 50ml 锥形瓶中，加入适量无水 Na_2SO_4，干燥 0.5h 以上。

3. 蒸馏　将干燥好的溶液滤入 50ml 圆底烧瓶，安装常压蒸馏装置，用水浴加热蒸馏，除去二氯甲烷。待二氯甲烷基本蒸完后，改用减压蒸馏装置，除去残留的二氯甲烷。最后，瓶中留下少量橙黄色液体，即为橙油。

橙油中的柠檬烯可用香草醛－硫酸鉴别，方法为：取产品 1 滴，加硫酸 3～5 滴及香草醛结晶少量，显橙红色，再加水 1 滴，显紫色，说明橙油含柠檬烯。

4. 计算提取率　将所得橙油用减量法称重（瓶子预先称重），计算提取率。

$$提取率\% = \frac{m_{产物}}{m_{原料}} \times 100\%$$

式中，$m_{产物}$为产物橙油的质量（g），$m_{原料}$为原料橙皮的质量（g）。

【注意事项】

1. 橙皮最好是新鲜的。若没有新鲜橙皮，干橙皮亦可，但效果较差。
2. 产品中的二氯甲烷一定要抽干，否则会影响产品的纯度。
3. 柠檬烯易挥发，操作时应注意密封，防止柠檬烯挥发而导致产率下降。

【思考题】

1. 什么是水蒸气蒸馏？
2. 进行水蒸气蒸馏，被提纯物质必须具备哪三个条件？
3. 为什么要把不够热的水蒸气放出？
4. 如安全管中水位过高，应该怎么做？
5. 水蒸气蒸馏装置中的 T 形管有什么作用？
6. 进行水蒸气蒸馏时，蒸气导入管末端为什么要插至接近容器的底部？

实验十七　分馏法操作训练——环己烯的制备

微课

PPT

【实验目的】

1. 掌握简单分馏、常压蒸馏的基本原理和操作。
2. 了解制备环己烯的原理和方法。

【预备知识】

第十四章　蒸馏与分馏

实验三　常用实验装置安装与拆卸操作训练

【实验原理】

环己烯为无色透明液体，有特殊刺激性气味，不溶于水，分子式为 C_6H_{10}，分子量为 82.15，沸点为 82.98℃，相对密度为 0.8102。实验室通常以浓硫酸或浓磷酸作催化剂使醇脱水，或者使卤代烃在醇钠的作用下脱卤化氢而制备烯烃。

浓磷酸的氧化性小于浓硫酸，不易使反应物发生氧化甚至炭化；且反应过程中无刺激性气体 SO_2 放出，纯化时不需碱洗，可简化操作。因此，本实验以浓磷酸作催化剂，使环己醇（分子量为 100.16）脱水而制备环己烯。

主反应式：

$$\text{◯—OH} \underset{}{\overset{85\%H_3PO_4}{\rightleftharpoons}} \text{◯} + H_2O$$

该反应历程为 E1 历程，即酸将醇羟基质子化，使其易于离去而生成正碳离子，正碳离子失去一个质子，就生成烯烃。

反应历程：

$$\text{◯—OH} \xrightarrow{H^+} \text{◯—}^+OH_2 \underset{}{\overset{-H_2O}{\rightleftharpoons}} \text{◯}^+_H \underset{}{\overset{H-O-◯}{\rightleftharpoons}} \text{◯}$$

可能的副反应：

$$\text{⬡—OH} \underset{}{\overset{85\%H_3PO_4}{\rightleftharpoons}} \text{⬡—O—⬡} \quad + \quad H_2O$$

由于反应是可逆的，反应过程中应用蒸馏或分馏的方法将产物从反应体系中分离出来，以推动反应正向进行，提高产物的产率。环己烯和环己醇均可与水形成共沸物，其中，环己烯与水共沸物（含水 10%）的沸点为 70.8℃，环己醇与水共沸物（含水 80%）的沸点为 97.8℃，二者相差不大，因此，为了将产物环己烯以共沸物的形式蒸出反应体系而又不夹带原料环己醇，本实验选择在分馏装置中进行反应。

反应所得环己烯粗产物含有少量环己醇，环己烯的沸点为 82.98℃，环己醇的沸点为 160.84℃，二者相差较大，因此，本实验选用分馏法进行纯化。有机物蒸馏时若温度过高，易产生炭化、聚合等反应，因此，本实验选择水浴加热。

【实验材料】

1. 仪器　圆底烧瓶、分馏柱、分馏头、温度计、直形冷凝管、接液管、锥形瓶、分液漏斗。

2. 试药　环己醇、浓磷酸、NaCl、5% Na_2CO_3 溶液、无水 $CaCl_2$。

【实验内容】

1. 加料　在 50ml 干燥的圆底烧瓶中，加入 10g（10.4ml）环己醇、4ml 浓磷酸和几粒沸石，充分摇振使之混合均匀，安装简单分馏装置（实验图 17-1）。

2. 分馏　将圆底烧瓶缓缓加热至沸，控制分馏柱顶部的馏出温度不超过 90℃，馏出液为带水的浑浊液。分馏至无液滴馏出时，可升高加热温度，直至瓶中只剩下很少残液并出现阵阵白雾，即可停止分馏。全部分馏时间约需 40min。

3. 纯化　先将馏出液用 1g NaCl 饱和，再加入 3~4ml 5% Na_2CO_3 溶液中和微量的酸。然后将液体转入分液漏斗，振摇（注意放气）后静置分层。打开分液漏斗上口玻璃塞后，再将下口活塞缓缓旋开，放出下层水溶液。上层粗产物从分液漏斗上口倒入一干燥的小锥形瓶，用 1~2g 粒状无水 $CaCl_2$ 干燥 0.5h 以上，并不时摇动，最好干燥过夜。

4. 蒸馏　待粗产物溶液清亮透明后，小心地滤入一干燥的小圆底烧瓶，投入几粒沸石，水浴蒸馏（实验图 17-2）。收集 80~85℃馏分于一已称重的小锥形瓶中。所得环己烯可用溴的四氯化碳溶液或冷的稀高锰酸钾碱性溶液鉴别，方法为：取产品少量，加上述任一种溶液，若使溴的红棕色或高锰酸钾的紫色消失，说明产品为环己烯。

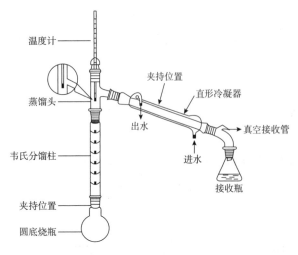

实验图 17-1　制备环己烯的简单分馏装置

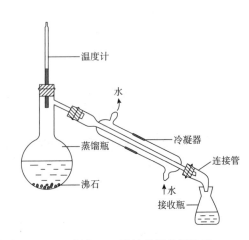

实验图 17-2　制备环己烯的常压蒸馏装置

5. 计算产率　将所得环己烯用减量法称重（瓶子预先称重），计算产率。

$$产率（\%）=\frac{m_{实际}}{m_{理论}}\times100\%$$

式中，$m_{实际}$ 为实际制得的环己烯的质量（g），$m_{理论}$ 为理论上应得的环己烯的质量（g）。

由反应方程式可知，1mol 环己醇可生成 1mol 环己烯，因此：

$$产率（\%）=\frac{m_{实际}}{m_{理论}}\times100\%=\frac{m_{实际}}{\dfrac{m_{环己醇}}{M_{环己醇}}\times M_{环己烯}}\times100\%$$

式中，$m_{环己醇}$ 为原料环己醇的质量/g，$M_{环己醇}$ 为原料环己醇的分子量；$M_{环己烯}$ 为原料环己烯的分子量。

【注意事项】

1. 反应、干燥、蒸馏所涉及的器皿都应事先干燥。

2. 加料时应先加环己醇，再加浓磷酸，因为环己醇的黏度较大，尤其室温低时，量筒内的环己醇若倒不干净，会影响产率。加料后，一定要混合均匀再加热，因为浓磷酸有一定的氧化性，若混合不均，会造成磷酸局部浓度过高，高温时可氧化环己醇（局部炭化），使溶液变黑。

3. 应先加热反应一段时间，再逐渐蒸出产物。分馏过程中，应调节加热速度，不宜过快（以每 2 ~ 3 秒 1 滴为宜），以保持反应速度大于蒸出速度；并控制分馏柱顶部的馏出温度不可过高（不超过 90℃），以减少未反应的环己醇蒸出。

4. 反应终点的判断可参考以下几点：①反应进行 40min 左右；②分馏出的环己烯 – 水共沸物达到理论计算量；③反应瓶中出现阵阵白雾；④分馏柱顶温度下降后，又升至 85℃以上。

5. 纯化时，应先将馏出液用 NaCl 饱和，以尽可能除去粗产品中的水分，有利于分层，不易产生乳化现象；此外产生盐析效应，可减少水中溶解的有机物。

6. 实验采用无水 $CaCl_2$ 干燥，因为它不仅可以除去水分，还可以除去少量环己醇。但无水 $CaCl_2$ 用量不能太多，因为干燥剂使用太多，会更多地吸附产物，而造成损失；此外，无水 $CaCl_2$ 必须使用粒状，便于分离。

7. 粗产物应先干燥再蒸馏，因为环己烯会与水形成共沸物，其沸点低于环己烯，使前馏分增多，产率降低。此外，蒸馏装置也应预先干燥。

8. 分馏和蒸馏时不要忘记加沸石，温度计的安装位置要正确。

实验十八　薄层色谱法操作训练

微课　　　PPT

【实验目的】

1. 掌握薄层色谱法的原理与操作技术。

2. 熟悉硅胶薄层板的制备方法。

【预备知识】

第四章　试剂、样品的取用

第五章　称量

第六章　干燥

【实验原理】

薄层色谱法广泛应用于有机化合物的分析鉴定、监控合成反应历程，中草药有效成分的分离精制，药品的纯度控制及杂质检查等领域，是非常简便的科学方法。

薄层吸附色谱法是薄层色谱法的一种，是将吸附剂均匀地涂在玻板上作为固定相，经干燥活化后点上样品，以具有适当极性的有机溶剂作为展开剂（即流动相）。当展开剂沿薄层展开时，混合样品中易被固定相吸附的组分（即极性较强的成分）移动较慢，而较难被固定相吸附的组分（即极性较弱的成分）移动较快。经过一定时间的展开后，不同组分彼此分开，形成相互分离的斑点。

本实验采用硅胶 G 作为吸附剂，涂于玻板上作为固定相，以 95% 乙醇为展开剂分离二甲基黄和罗丹明 B 两种有机染料的混合物。

【实验材料】

1. 仪器　薄层色谱缸、点样毛细管、研钵、研棒、20ml 量筒、玻板（10cm×20cm）、烘箱、干燥器、天平、吹风机。

2. 试药　薄层色谱硅胶 G、0.5% 羧甲基纤维素钠（CMC - Na）水溶液、标准液（A：0.1% 二甲基黄乙醇溶液；B：0.1% 罗丹明 B 乙醇溶液）、样品液（C：A 和 B 的混合溶液）、95% 乙醇。

【实验内容】

1. 薄层板的制备——铺层　薄层板制备的好坏是实验成败的关键，薄层应尽可能牢固、均匀，厚度以 0.25~1mm 为宜。本实验采用倾注法铺层，称取 5g 硅胶 G 于研钵中，加入约 14ml 0.5% CMC - Na 水溶液，用研棒轻轻搅匀（注意勿剧烈搅拌，以防将气泡带入匀浆，影响薄层质量）。然后迅速将调好的匀浆完全倾注在洗净、晾干的玻板上。用食指和大拇指拿住玻板两端，前后左右轻轻摇晃，使流动的匀浆均匀地铺在玻板上，且表面光洁平整。把铺好的薄层板水平放置晾干，再移入烘箱加热活化，调节烘箱温度缓缓升至 110℃，恒温 30min，取出放在干燥器中冷却备用。

2. 点样　在离薄层板一端 1.5cm 处，用铅笔轻轻画出三个点样点，分别点标准液 A、B 及样品液 C。点样时应选择管口平齐的玻璃毛细管，吸取少量样品溶液，轻轻接触薄层板点样处，待溶剂挥发（若开展实验时室温较低，可用吹风机吹干）。如一次点样不够，可待样品溶剂挥发后，再点数次，但应控制样品点的扩散直径不超过 3mm，样点之间距离不少于 1cm，以免互相干扰。

3. 展开　将晾干后的点样板小心放入装有 95% 乙醇的色谱缸内（液层厚度约为 0.5cm），点样一端在下（注意样品点必须在展开剂液面之上），盖好缸盖。展开剂沿薄层上升，观察展开情况，当展开剂前沿上升至薄层板 3/4 处，取出薄层板，尽快用铅笔标注前沿位置，然后至通风处晾干（若室温较低，可用吹风机从背面吹干）。

4. 数据记录与处理　R_f 值的计算（本实验所用样品本身有颜色，故无需显色即可计算 R_f 值）。测量从样品原点至展开剂前沿以及至各色斑中心的距离。按下式计算 R_f 值，并鉴别样品中各色斑分别属于何种物质。

$$R_f = \frac{溶质最高浓度中心至原点中心的距离}{溶剂上升前沿至原点中心的距离}$$

【注意事项】

1. 在研钵中混合硅胶 G 和 CMC - Na 黏合剂时，要将硅胶加到 CMC - Na 溶液中，以免生成太多的团块；并须朝同一方向充分研磨均匀，去除气泡后再铺板。浆液要有一定的流动性，稠度以能沿研棒成滴滴下为宜。

2. 铺板时一定要铺匀，特别是边、角部分，晾干时要放在平整的地方。

3. 活化过程中，应先在50℃以下温度干燥30min，再升温至110℃干燥30min，否则可能会发生起层现象，影响分离。

4. 点样时各样品间隔1cm以上，可根据硅胶板宽度平均分配。点样点直径不要超过3mm，以免出现拖尾、混杂现象。

5. 展开用的色谱缸要洗净烘干，必须密闭，否则溶剂挥发，会改变展开剂比例，影响分离效果。放入板之前要先加展开剂，让色谱缸内形成一定的蒸气压，避免边缘效应。

6. 点样用的毛细管不能混用，必须每一样品液专用一根毛细管。否则，会引起样品液交叉污染而造成错误结果。

7. 实验结束后，色谱缸中剩余展开剂不可直接倒入水槽，须回收统一处理。

【思考题】

1. 样品斑点过大有什么影响？

2. 若将点样处浸入展开剂，会有什么结果？

3. 如何利用R_f值来鉴定化合物？

4. 薄层色谱法点样时应注意什么？

实验十九　柱色谱法操作训练

微课　　PPT

【实验目的】

1. 掌握柱色谱分离有机物的基本操作。

2. 熟悉氧化铝柱色谱分离有机物的原理和方法及其在分离化合物中的应用。

【预备知识】

第十五章　色谱法

实验十八　薄层色谱法操作训练

【实验原理】

氧化铝为极性吸附剂，常用于中性或碱性化合物的分离鉴定。对化合物的吸附原理为相似者易于吸附，化合物的极性越大，吸附力越强，后洗脱。本实验通过对甲基橙和亚甲基蓝的分离，使学生学习运用氧化铝柱色谱分离化合物的基本原理和操作步骤。

【实验材料】

1. **仪器**　色谱柱（15cm×1.5cm）、铁架台、量筒、锥形瓶。

2. **试药**　中性柱色谱氧化铝（100～200目），脱脂棉，石英砂，甲基橙和亚甲基蓝的混合液（1mg甲基橙和5mg亚甲基蓝的95%乙醇溶液），95%乙醇。

【实验内容】

1. **干法装柱**

（1）取15cm×1.5cm色谱柱一根，垂直放置，用25ml锥形瓶作接收瓶。

（2）用玻棒将少许脱脂棉放置于干净的色谱柱底部，轻轻塞紧。

（3）通过一干燥的玻璃漏斗慢慢加入15g中性氧化铝（100～200目），用洗耳球或带橡皮的玻棒轻轻敲打柱身下部，使其填装均匀紧密，装至柱高约3/4时停止加吸附剂。

（4）打开下端活塞，沿管壁轻轻倒入洗脱剂（95%乙醇），待氧化铝湿润后，在上面盖一层石英砂。再继续敲击柱身，使石英砂上层成水平。连续加95%乙醇，冲洗柱子，使其流速约为每秒1滴，使柱顶不变干。

2. 加样 当在顶部有约1mm高溶液时，立即用滴管沿柱内壁慢慢加入1ml含有1mg甲基橙和5mg亚甲基蓝的95%乙醇溶液。当此溶液即将全部浸入吸附剂时，再用少量洗脱剂冲洗沾在内壁上的有色物质，如此反复2~3次，至洗净为止。

3. 洗脱分离，样品收集

（1）加样完毕后，开启下端活塞，使液体渐渐放出，待有色物质全部吸附于吸附剂上，至溶液和吸附剂表面相齐，即可小心加入95%乙醇作为洗脱剂进行洗脱。

（2）保持流出速度约每秒1滴，随着洗脱剂的洗脱，亚甲基蓝因极性小首先向下移动，极性较大的甲基橙则留在柱的上端，可明显看到色谱柱上形成两个色带。

（3）待第一个蓝色色带快流出时，换一干净接收瓶收集蓝色溶液，至滴出液近无色为止，记录体积。这时可看到色谱柱中黄色的甲基橙留在柱内，即已达到甲基橙和亚甲基蓝分离的目的。

（4）换用水作洗脱剂，这时甲基橙向柱子下部移动，用另一接收瓶收集，并记录体积。

【注意事项】

1. 柱子下面的脱脂棉不要塞得太紧。

2. 氧化铝要一次性倒入柱内，并轻敲柱管赶走气泡，要求无断层、无缝隙。

3. 在洗脱过程中，始终保持有溶剂覆盖吸附剂，否则柱体会干裂或进入气泡，严重影响分离效果。

4. 洗脱剂的流速不能过快或过慢，以免影响分离效果。

5. 在洗脱过程中，一定注意一个色带与另一色带的洗脱液的接收不要交叉，否则组分之间不能完全地分离。

【思考题】

1. 为什么氧化铝要一次性倒入柱子？多次倒入可能会出现什么后果？

2. 洗脱过程中，为什么需要始终保持有溶剂覆盖吸附剂？

3. 取用氧化铝时，需要戴防尘口罩。该口罩的作用是什么？

实验二十　胶体的制备、净化和性质

微课　　　PPT

【实验目的】

1. 掌握胶溶法或凝聚法制备溶胶的方法和原理。

2. 掌握验证溶胶的光学、动力学及电学性质的方法和原理。

3. 熟悉溶胶净化的原理。

4. 了解胶体制备的方法及各种方法的异同。

【预备知识】

第一章　实验室基本知识与基本要求

第二章　常用玻璃仪器操作基本技能训练

实验一　理化实验常用仪器设备认知和常用玻璃仪器洗涤与干燥操作训练

【实验原理】

溶胶的制备方法可分为两种。一是分散法，即用适当的方法将较大的物质颗粒变为胶体质点大小

（粒径 $1 \sim 100nm$），然后分散至适当液体中制成溶胶。常用的方法有借助机械粉碎、超声震荡进行分散，也可以利用溶胶法，即向新形成的疏松沉淀中加入溶胶剂，使沉淀重新分散而成溶胶。二是凝聚法，即将分子分散状态（$<1nm$）的颗粒凝聚为胶体分散状态，有物理凝聚法和化学凝聚法。物理凝聚法通过如蒸气骤冷、改换溶剂等方法将小分子凝聚成胶体粒子的大小；化学凝聚法则是通过化学反应（如氧化或还原反应、复分解反应、水解反应等）使生成物呈过饱和状态，控制析晶过程，使粒子达到胶粒大小。

本教材分别采用胶溶法和化学凝聚法制备氢氧化铁溶胶。

1. 胶溶法制备 $Fe(OH)_3$ 溶胶原理

$$FeCl_3 + 3NH_3 \cdot H_2O \rightarrow Fe(OH)_3\downarrow + 3NH_4Cl$$

$$FeCl_3 \rightarrow Fe^{3+} + Cl^-$$

$$[Fe(OH)_3]_m + nFe^{3+} + 3nCl^- \rightarrow \{[Fe(OH)_3]_m \cdot nFe^{3+} \cdot 3(n-x)Cl^-\}^{3x+} \cdot 3xCl^-$$

实验中通过向 $FeCl_3$ 溶液中滴加 $NH_3 \cdot H_2O$ 生成 $Fe(OH)_3$ 沉淀，洗涤沉淀除去过量的氨水，然后将新鲜的沉淀重新分散至水溶液中形成 $1 \sim 100nm$ 的聚集体（胶核），分散过程中加入少量的 $FeCl_3$。利用胶核微小粒子的吸附性能，且优先吸附与其相同的离子的性质，使 n 个 Fe^{3+} 吸附至 $Fe(OH)_3$ 胶核表面形成定位离子，起稳定剂的作用，同时由于 n 个 Fe^{3+} 又吸附 $3(n-x)$ 个反离子 Cl^-，共同组成吸附层，胶核与吸附层组成胶粒；还有 $3x$ 个 Cl^- 由于热运动远离定位离子和胶核，形成扩散层；胶粒和扩散层共同组成胶团。从 $Fe(OH)_3$ 的胶团结构示意图（实验图 $20-1$）可以看出，胶粒带正电，扩散层带相反的负电，胶团是电中性的。

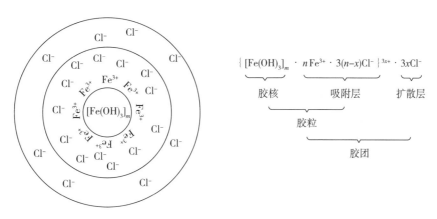

实验图 20-1　$Fe(OH)_3$ 胶体的胶团结构示意图

2. 凝聚法制备 $Fe(OH)_3$ 胶体原理

$$FeCl_3 + 3H_2O \rightarrow Fe(OH)_3\downarrow + 3HCl$$

$$Fe(OH)_3 + HCl \rightarrow FeOCl + H_2O$$

$$FeOCl \rightarrow FeO^+ + Cl^-$$

$FeCl_3$ 在沸水中水解得到 $Fe(OH)_3$ 沉淀，$Fe(OH)_3$ 一部分作为胶核，一部分与 HCl 反应生成 $FeOCl$，$FeOCl$ 电离得到 FeO^+ 和 Cl^-，按特性选择吸附规则，胶核优先吸附 FeO^+ 作为定位离子，Cl^- 作为反离子分别分散在吸附层和扩展层。

$$[Fe(OH)_3]_m + nFeO^+ + nCl^- \rightarrow \{[Fe(OH)_3]_m \cdot nFeO3(n-x)Cl^-\}^{x+} \cdot 3xCl^-$$

3. 溶胶净化原理　制得的溶胶常含有其他杂质，会影响溶胶的稳定性，故需要净化。净化原理是根据溶胶粒子不能通过半透膜，而多余的电解质或小分子杂质可以透过半透膜的性质除去杂质。常用的方法有渗析法和超滤法。常用的半透膜有羊皮纸、动物的膀胱膜、硝酸纤维、醋酸纤维等。

4. 溶胶的性质

（1）光学性质　丁达尔现象是胶体特有的光学性质。产生的原理是胶体粒子直径小于可见光的波长，当可见光照射胶体粒子时激发粒子电子振动，成为二次波源，向各个方向发射电磁波，产生散射光，即发生光的散射作用，因此在入射光光束的垂直方向可以看到一个浑浊发亮的光柱，即丁达尔现象。

（2）动力学性质　胶体的动力学性质包括布朗运动、扩散及沉降和聚沉。布朗运动和扩散都是分子热运动的体现。沉降是在外力场的作用下定向移动，通常由于重力作用使胶体沉降，但在扩散逆过程的作用下，重力沉降能够达到沉降平衡。沉降平衡时，粒子的分布具有一定的规律。聚沉是通过中和胶粒的电荷、加快胶粒的热运动来增加胶粒的结合机会，使胶粒聚集而沉淀下来。

（3）电学性质　胶体的电学性质主要包括电泳和电渗。其原理是胶体粒子带有一定的电荷，在外电场的作用下产生一些电动行为。从胶团的结构可以看出，胶粒包括胶核和吸附层，吸附层（含溶剂化层）的外界面与本体溶液内部（此处电势为零）的电势差，称 ξ 电势。胶粒四周一定范围内的分散介质中分散着与胶粒表面电量相同而电性相反的对应离子，即扩散层反离子。在外加电场的作用下，胶粒的吸附层和扩散层在其分界面上错开，且向两个不同的电极方向移动，这种胶粒在电场作用下的定向移动现象，称电泳。在同一电场中，同一胶粒电泳的速率不仅与外加电场的强度有关，还与 ξ 电势的大小有关。因此，在一定的外加电场下，若测出胶粒的电泳速率，就可计算其 ξ 电势。

在电泳仪两极之间接上外加电压 E（V）后，在时间 t（s）内，溶胶界面移动的距离为 h（cm），则胶粒的电泳速率 u（cm/s）为

$$u = \frac{h}{t}$$

如果辅助液的电导与溶胶的电导相近，两极间的距离为 l（cm），则外加电场强度为

$$E = \frac{u}{l}$$

ξ 电势可根据下式计算：

$$\xi = \frac{\eta u}{\varepsilon_0 \cdot \varepsilon_E}$$

式中，ε 为分散介质的介电常数，对水而言，$\varepsilon = 81$；η 为分散介质的黏度，25℃时，$\eta = 0.8904 \times 10^{-3} Pa \cdot s$；$\varepsilon_0$ 为真空的介电常数，其值为 $8.854 \times 10^{-12} F/m$。

通过上面第 1 个公式和第 2 个公式分别求得胶粒的电泳速率 u 和电场强度 E，再代入第 3 个公式即可求得 ξ 电势。

测定 ξ 电势，对解决胶体体系的稳定性问题具有重要意义。对一般溶胶而言，ξ 电势数值愈小，其稳定性亦愈差。当 ξ 电势等于零时，甚至可观察到聚沉的现象。因此，无论制备胶体或破坏胶体，都需要了解胶体的 ξ 电势值。

5. 溶胶的聚沉　溶胶是热力学不稳定体系，其稳定是有条件的，一旦稳定条件被破坏，溶胶就聚结沉降。引起聚沉的因素是多方面的，如：光、电、机械振动等外界作用；不同溶胶的相互作用；小分子电解质的作用；大分子化合物的作用等。适量的电解质是溶胶稳定的必要条件，它是溶胶带电、形成足够大的电动电势的物质基础，溶胶制备过程不可净化过度。然而，过多的电解质又是引起溶胶不稳定的主要原因，它可以压缩胶粒周围的扩散层，使双电层变薄，水化膜弹性变弱，ξ 电势降低，因而稳定

性变差。当扩散层中反离子全部被压入吸附层时，ξ 电势降为零，这时胶粒呈电中性，处在最不稳定状态。

【实验材料】

1. 胶体制备

（1）仪器　250ml 烧杯 2 个，100ml 和 25ml 量筒各 1 个，5ml 吸管 1 支，过滤装置，石棉网，电炉。

（2）试药　10% $FeCl_3$ 或 2% $FeCl_3$ 溶液，蒸馏水，10% NH_4OH。

2. 胶体净化

（1）仪器　半透膜，250ml 烧杯。

（2）试药　0.08mol/L $AgNO_3$，$K_4[Fe(CN)_6]$，蒸馏水。

3. 光学性质验证　仪器：试管，聚光灯或放大镜。

4. 动力学性质验证　仪器：载玻片，盖玻片，超微显微镜（有暗视野）。

5. 溶胶的聚沉　试药：2mol/L NaCl 溶液，1mol/L Na_2SO_4 溶液。

6. 电学性质验证

（1）仪器　电泳仪（U 型电泳管、铂电极、晶体管稳压器），电导率仪。

（2）试药　0.15% NaCl，1mol/L NaCl。

【实验内容】

1. 制备 $Fe(OH)_3$ 溶胶

（1）胶溶法　取 20ml 10% $FeCl_3$ 溶液置于 250ml 烧杯内，用 80ml 蒸馏水稀释。用滴管加入 10% NH_4OH，直至不产生新沉淀（可吸上清液置于试管内试验），再过量加入 NH_4OH 数滴。制备沉淀时不要搅拌，静置 10min 后，过滤，用蒸馏水反复洗涤 $Fe(OH)_3$ 沉淀，将过量的 NH_4OH 除净。然后将沉淀转移至 250ml 烧杯中，加蒸馏水 100ml，再加入 5ml 10% $FeCl_3$，边搅拌，边加热至微沸，沉淀逐渐溶解消失，即得到 $Fe(OH)_3$ 溶胶。将 $Fe(OH)_3$ 溶胶冷却至室温，用于下一步实验。

（2）凝聚法　在 250ml 烧杯中加入 95ml 蒸馏水，加热至沸，滴加 5ml 2% $FeCl_3$ 溶液，不断搅拌下，继续煮沸 1~2min，即得红棕色的 $Fe(OH)_3$ 溶胶。

2. 溶胶的净化　将制得的 $Fe(OH)_3$ 溶胶置于半透膜内，捏紧袋口，置于装有蒸馏水的 250ml 烧杯中，渗析 5~10h，取烧杯中的水放入两支试管，分别加入 $AgNO_3$ 溶液和 $K_4[Fe(CN)_6]$，检验是否有 Cl^- 和 Fe^{3+} 存在。

3. 胶粒的布朗运动　取少量 $Fe(OH)_3$ 溶胶滴于载玻片上，加上盖玻片，在暗视野下，调节聚光器，观察胶体粒子的无规则运动。

4. 丁达尔现象　将 $Fe(OH)_3$ 溶胶放入试管，在阳光下用放大镜聚焦，焦点照射在试管上，或在暗室中用聚光灯照射试管，在试管侧面观察丁达尔现象。

5. 溶胶的聚沉　将 2ml $Fe(OH)_3$ 溶胶注入试管，用小滴管滴加 2mol/L NaCl 溶液；在另一支试管内亦加入 2ml $Fe(OH)_3$ 溶胶，滴加 1mol/L Na_2SO_4 溶液，观察比较产生聚沉现象时电解质的用量。

6. 胶体的电泳　将 $Fe(OH)_3$ 溶胶冷却至室温，用电导率仪测定其电导率值。配制辅助液，实验时辅助液的选择条件：①不能与溶胶产生化学反应；②不使溶胶聚沉；③因辅助液的离子组成对胶粒的电泳速率有影响，所选用辅助液的电导率要与溶胶相等或相近。本实验选用电导率和 $Fe(OH)_3$ 溶胶相同的 NaCl 溶液作辅助液，配制 0.15% NaCl 溶液，室温下测其电导率。若电导率和溶胶不一致，则用蒸馏水或 1mol/L NaCl 溶液调节，使辅助液的电导率与溶胶的电导率正好相等。

带活塞的 U 型电泳管事先检漏，活塞处涂抹适量的凡士林以确保活塞转动灵活且不漏液。将

Fe(OH)₃溶胶缓慢注入 U 型电泳管，关闭活塞，倾倒出多余的胶体，用 0.15% NaCl 辅助液将活塞以上的残余胶体清洗干净，加辅助液至接近管口，铂电极插入辅助液，铂电极面应放平，不可倾斜，两极浸入液面的深度相等，小心开启活塞，让 Fe(OH)₃溶胶与辅助液形成清晰的界面，电极接通直流电(30 ~ 50V)，观察两极现象及记录界面移动的高度、电流电压及通电时间，精确量取两电极间的导电距离，计算胶体 ξ 电势。

【数据记录及处理】

1. 记录 Fe(OH)₃溶胶净化结果。

2. 记录 Fe(OH)₃溶胶布朗运动、丁达尔现象实验结果。

3. 记录 Fe(OH)₃聚沉时电解质用量，并比较两种电解质的聚沉能力。

4. 记录 Fe(OH)₃电泳方向，判断 Fe(OH)₃溶胶带何种电荷。记录电泳时所用电压及通电时间、电泳距离、两电极间距离，计算胶体 ξ 电势。

【思考题】

1. 胶溶法制备 Fe(OH)₃时，为什么要在新生成的 Fe(OH)₃沉淀的水分散液中加入一定量的 FeCl₃溶液？如果忘记加 FeCl₃溶液，沉淀会消失吗？

2. 鉴别胶体最简便的方法是什么？

3. 为什么在电泳测定中要使用辅助液？辅助液的选择有哪些条件？为什么？

4. 为什么外加一定量的电解质会使 Fe(OH)₃溶胶产生聚沉？影响本实验胶体聚沉的离子是阴离子还是阳离子？

实验二十一　渗漉法操作训练

微课　　　　PPT

【实验目的】

1. 掌握渗漉法的基本操作。

2. 了解从黄连中提取生物碱的原理和方法。

【预备知识】

第一章　实验室基本知识与基本要求

第二章　常用玻璃仪器操作基本技能训练

第三章　常用容量分析器皿

第四章　试剂、样品的取用

第五章　称量

第十一章　萃取

【实验原理】

渗漉法是将适宜的药材粉末装于渗漉筒装置中，在药粉上不断添加浸提溶剂，自下部流出口收集浸提液，从而使药材中的有效成分浸出的操作技术。该法为动态浸提技术，所得到的浸提液称为渗漉液。渗漉法属于动态浸出，即溶剂相对药粉流动浸出，溶剂的利用率高，有效成分浸出安全。该法浸出效率高，浸出液较澄清，故适用于贵重中药、毒性中药及高浓度制剂。但该法溶剂消耗量大，费时长；对新鲜的和易膨胀的中药、无组织结构的中药不适用。该法常以不同浓度的乙醇或白酒作溶剂，故应防止溶剂的挥发损失。

　　黄连为毛茛科植物黄连、三角叶黄连和云连的干燥根茎，含多种生物碱，主要是小檗碱，又称黄连素，含量为 5%～8%。小檗碱的盐酸盐在水中溶解度小，而小檗碱的硫酸盐在水中溶解度较大。因此，从植物原料中提取小檗碱时常用稀硫酸水溶液浸泡或渗漉，然后向提取液中加入 10% 的食盐，在盐析的同时也提供了氯离子，使其硫酸盐转变为氯化小檗碱（即盐酸小檗碱）而析出。

【实验材料】

1. 仪器　渗漉筒、台秤、量筒、广泛 pH 试纸等。

2. 试药　黄连粗粉、0.5% 硫酸、石灰乳（新制）、浓硝酸、氯化钠、1% 盐酸。

【实验内容】

1. 浸泡　将 20g 黄连粗粉与 0.5% 硫酸 200ml 拌匀、润湿，浸渍 30min 使药材充分膨胀。

2. 渗漉装置的安装　将渗漉筒用万能夹固定在大小合适的铁圈上，下端出液口紧靠接收滤液的烧杯内壁。在渗漉筒底部装填一小团脱脂棉。

3. 装筒　将浸渍好的药材，采取层层叠加的方式均匀装入渗漉筒，每加一层都用平底器具将其压紧压实，药粉填装不得超过渗漉筒的 2/3 高处。药材装完后，在上面覆盖一张内径比渗漉筒直径稍小的滤纸，滤纸上面用鹅卵石压住。

4. 渗漉　沿渗漉筒壁缓慢加入 0.5% 硫酸溶液，打开下端出口螺旋夹，待排出药材颗粒之间的空气并有液体流出时，关闭螺旋夹，继续添加 0.5% 硫酸溶液至液面高于药材面约 1cm，浸渍 60min 后开始渗漉，打开螺旋夹，调整渗漉液流速并控制在 2ml/min。当渗漉液体积为药材体积的 8～10 倍时，停止渗漉。收集渗漉液备用。

【注意事项】

1. 在装筒过程中，注意药材的松紧程度，太紧影响渗漉流速，太松则影响提取效果。

2. 进行渗漉时，流速要控制，不能流得太快，否则药物提取不完全。

3. 在渗漉过程中注意添加提取溶剂，保持提取溶剂液面高于药材面，防止表面液体流干而影响渗漉效果。

【思考题】

1. 为了提高渗漉的效率，可以把黄连粗粉研磨成超细粉末吗？

2. 浸渍法与渗漉法相比，其适用范围有哪些区别？

3. 在渗漉过程中，为什么要控制渗漉的速度？

实验二十二　氯化钠纯化实验

微课　　　　PPT

【实验目的】

1. 掌握固体、液体试剂的取用方法。

2. 掌握过滤、蒸发、结晶、干燥、离心机的使用等基本操作。

3. 熟悉氯化钠纯化的方法。

【预备知识】

第四章　试剂、样品的取用

第五章　称量

第七章　加热与冷却

第十章　固液分离

【实验原理】

通常粗食盐含有不溶性杂质（如泥沙）和可溶性杂质（主要是 Ca^{2+}、Mg^{2+} 和 SO_4^{2-} 等），其中不溶性杂质可通过溶解过滤的方法除去。

可溶性杂质可通过化学法除去，首先加入 $BaCl_2$ 溶液使 SO_4^{2-} 离子沉淀，通过过滤方法除去。

$$Ba^{2+} + SO_4^{2-} = BaSO_4 \downarrow$$

再加入过量的 NaOH 和 Na_2CO_3 溶液，可使 Ca^{2+} 和 Mg^{2+} 及过量的 Ba^{2+} 沉淀，通过过滤方法除去。

$$Ba^{2+} + CO_3^{2-} = BaCO_3 \downarrow$$

$$Mg^{2+} + 2OH^- = Mg(OH)_2 \downarrow$$

$$Ca^{2+} + CO_3^{2-} = CaCO_3 \downarrow$$

过量的 NaOH 和 Na_2CO_3 可通过加入 HCl 除去。

K^+ 的量较少且溶解度比 NaCl 大，在溶液蒸发、浓缩析出结晶时绝大部分仍然会留在母液中，从而与 NaCl 分离。

【实验材料】

1. 仪器　离心机、玻璃漏斗、酒精灯、循环水式真空泵、抽滤瓶、布氏漏斗、烧杯、蒸发皿、滤纸、pH 试纸。

2. 试药　粗食盐 NaCl，$BaCl_2$（25%），NaOH 和 Na_2CO_3 的混合溶液（饱和），HCl（2mol/L），乙醇（95%）。

【实验内容】

1. 粗盐的溶解　称取 5g 粗食盐于 50ml 烧杯中，加入 20ml 蒸馏水，用酒精灯加热搅拌使其全部溶解。

2. 除去 SO_4^{2-}　加热溶液至沸腾，边搅拌边滴加 $BaCl_2$ 溶液 3～4ml，继续加热 5min，使颗粒沉淀，过滤，除去沉淀。

3. 除去 Ca^{2+}、Mg^{2+} 和过量的 Ba^{2+}　将上述滤液加热至沸腾，边加热边滴加 NaOH 和 Na_2CO_3 的混合溶液，直至不再有沉淀生成为止，再多加 0.5ml 混合碱溶液，静置，过滤，除去沉淀。

4. 除去过量的 NaOH 和 Na_2CO_3　将上述滤液转移至蒸发皿中，逐滴加入 2mol/L HCl，调节溶液的 pH 值为 2～3。

5. 蒸发　将上述溶液加热蒸发，浓缩至原体积的 1/3，冷却结晶，抽滤（或离心），用少量 95% 乙醇洗涤沉淀。

6. 干燥　将沉淀转移至蒸发皿中小火炒干，冷却产品至室温后称重，计算产率。

【注意事项】

1. 在蒸发皿中蒸发时，液体的量不得超过容积的 2/3。

2. 蒸发过程中必须用玻棒不断搅拌，以防止局部温度过高而使液体飞溅。

3. 当加热至有大量固体出现时，应停止加热，切不可蒸干。

【思考题】

1. 怎样除去粗食盐中的可溶性杂质离子？

2. 提纯后的食盐溶液在蒸发浓缩时为什么不能蒸干？

3. 能否用 $CaCl_2$ 代替 $BaCl_2$ 除去食盐中的 SO_4^{2-}？

4. 为什么不能用重结晶法提纯氯化钠?

实验二十三　氯化铅溶度积常数的测定

微课　　　PPT

【实验目的】

1. 掌握酸碱滴定的基本操作。

2. 熟悉用离子交换法测定难溶电解质溶度积的原理和方法。

3. 了解离子交换树脂的一般使用方法。

【预备知识】

实验八　标准溶液配制与标定操作训练（一）

【实验原理】

离子交换树脂中具有含可供其他离子进行交换的活性基团的高分子化合物。根据所交换离子的性质，通常将离子交换树脂分为阳离子交换树脂（常见的交换基团有磺酸基—SO_3H、羧酸基—$COOH$）和阴离子交换树脂（常见的交换基团有伯、仲、叔、季胺碱—$NR_1R_2R_3OH$ 或盐—$NR_1R_2R_3X$，$R_1R_2R_3$ 为 H 或烷基）。在离子交换树脂中，连接活性基团的高分子基体 R—有多种，最常用的为聚苯乙烯，示例结构如下：

阳离子交换树脂（以磺酸基为例）

阴离子交换树脂（以伯氨碱为例）

树脂出厂时一般是 Na^+ 型，即活性基因为—SO_3Na，如用 H^+ 与 Na^+ 交换，即得 H^+ 型树脂。

$PbCl_2$ 是难溶电解质。在过量 $PbCl_2$ 存在的饱和溶液中，存在如下平衡：

$$PbCl_2(s) \rightleftharpoons Pb^{2+}(aq) + 2\,Cl^-(aq)$$

根据溶度积原理，有 $K_{sp}^{\ominus} = [Pb^{2+}] \cdot [Cl^-]^2$。只要测定出 $[Pb^{2+}]$ 和 $[Cl^-]$，运用此式，就可以求得在测定温度下氯化铅的溶度积常数 $K_{sp}^{\ominus}$。

取配制的一定体积 V 的氯化铅饱和溶液，控制使其缓慢流过聚乙烯苯磺酸 H^+ 型阳离子交换树脂，溶液中的 Pb^{2+} 将与树脂上的 H^+ 发生交换反应：

$$2R{-}SO_3H + PbCl_2 {=\!=\!=} (R{-}SO_3)_2Pb + 2HCl$$

根据交换反应的化学计量系数，交换前的氯化铅饱和溶液和交换洗涤后溶液中各离子的量的关系为：

$$c_{(HCl)} = c_{(Cl^-)} = 2c_{(PbCl_2)}$$

运用已知标准浓度 c_{NaOH} 的 NaOH 溶液，滴定交换和洗涤后的溶液，根据 NaOH 的消耗量 V_{NaOH} 和以上的定量关系，可以求得氯化铅饱和溶液中 $PbCl_2$ 的浓度：

$$HCl + NaOH \stackrel{}{=\!=\!=} NaCl + H_2O$$

$$c_{NaOH} \cdot V_{NaOH} = c_{HCl} \cdot V_{HCl} = 2c_{PbCl_2} \cdot V_{PbCl_2}$$

$$c_{PbCl_2} = \frac{c_{NaOH} \cdot V_{NaOH}}{2V_{PbCl_2}}$$

再根据溶度积原理，即可计算出氯化铅的溶度积常数 $K_{sp}^{\ominus}$：

$$K_{sp,PbCl_2}^{\ominus} = \left[Pb^{2+} \right] \left[Cl^- \right]^2 = c_{PbCl_2} \cdot \left(2c_{PbCl_2} \right)^2 = 4c_{\text{饱和}PbCl_2}^3$$

【实验材料】

1. 仪器 碱式滴定管、长玻棒、移液管、锥形瓶、烧杯、铁架台、蝴蝶夹等。

2. 试药 玻璃纤维、阳离子交换树脂、0.1mol/L HCl、$PbCl_2$（AR）、0.2mol/L NaOH 标准溶液、pH 试纸、溴百里酚蓝指示剂。

【实验内容】

1. 装柱 取洗净的碱式滴定管一支，柱内塞入 1cm 的玻璃纤维团，用玻棒捣实，将已加水的"糊状"树脂注入交换柱，高 20~25cm，保持水垫层高出树脂约 1cm（树脂不能脱节，不能有气泡）。

2. 转型（Na^+ 型完全转变为 H^+ 型） 加 20ml 0.1mol/L HCl 溶液于柱内，调节螺旋夹，控制交换流速为每分钟 40 滴，至液面离树脂层约 1cm 时，加蒸馏水洗涤交换柱，流速仍为每分钟 40 滴，至流出液与加入蒸馏水的 pH 值相同，停止洗涤（用 pH 试纸检测）。（若树脂已用 0.1mol/L HNO_3 浸泡过，则不必转型）

3. 制备饱和 $PbCl_2$ 溶液（与装柱和转型操作同时进行） 用电子台秤称取 1g $PbCl_2$（AR），以 70ml 煮沸的蒸馏水溶解，充分搅动，使溶液达到沉淀溶解平衡，静置，过滤，弃去初滤液，收集滤液，并记录滤液温度 t。

4. 交换和洗涤 用移液管取 25.00ml 滤液，注入已经转型洗涤的离子交换柱，控制交换流速在每分钟 20~25 滴。至液面离树脂层 0.5~1cm 时，加入 5ml 蒸馏水，继续控制交换流速在每分钟 20~25 滴。至液面离树脂层 0.5~1cm 时，用 45ml 蒸馏水分批洗涤（5ml、10ml、10ml、20ml），至流出液与加入蒸馏水的 pH 值相同（洗涤流出的蒸馏水全部收集，与交换液合并），流速为每分钟 40 滴。

5. 滴定 以溴百里酚蓝作指示剂（1~2 滴），用已知浓度的标准 NaOH 溶液滴定收集的交换洗涤液至终点（溶液由黄色转为蓝色，pH = 6.2~7.6），记录标准 NaOH 溶液的终点消耗体积。

6. 数据记录与处理 根据标准 NaOH 溶液的浓度 c_{NaOH} 和滴定所消耗的体积 V_{NaOH}，按测定原理中的计算方法，计算在测定温度下的氯化铅溶度积常数，并与参考值（298K，$K_{sp}^{\ominus} = 1.6 \times 10^{-5}$）比较，计算测量误差。

$$相对误差 = \left| \frac{实验值 - 理论值}{理论值} \right| \times 100\%$$

【注意事项】

1. 树脂在交换前后一定要洗至中性。

2. 树脂始终要浸泡在溶液中，不能有气泡。

3. 溶解 $PbCl_2$ 的蒸馏水要煮沸并冷却至室温。

4. 交换及洗涤时，溶液的流出速度一定要控制好，不能过快。

5. 滴定时，一定要慢，注意终点，一旦过量，整个实验将前功尽弃。

【思考题】

1. 该实验能否用阴离子交换树脂进行测定？为什么？

2. 为什么树脂在交换前后一定要洗至中性？

3. 制备饱和 $PbCl_2$ 溶液时，为什么要用煮沸的蒸馏水搅拌、充分溶解并冷却至室温？

4. 交换完毕，第一次用 5ml 蒸馏水洗涤时，流速为什么仍然要控制在每分钟 20～25 滴的范围内？

5. 为什么要严格控制交换流速？

实验二十四　硫酸铜制备和结晶水测定实验

微课　　　PPT

【实验目的】

1. 掌握结晶、过滤、干燥等基本操作。

2. 熟悉硫酸铜的制备方法。

3. 了解硫酸铜晶体中结晶水含量的测定方法。

【预备知识】

第九章　溶液的配制

第十二章　蒸发、浓缩与升华

第十三章　结晶和重结晶

实验五　干燥失重操作训练

【实验原理】

用 H_2SO_4 与 CuO 反应可以制备硫酸铜，方程式如下：

$$CuO + H_2SO_4 = CuSO_4 + H_2O$$

$CuSO_4$ 的溶解度随温度改变有较大的变化，故浓缩、冷却溶液后，可得到硫酸铜晶体。所得硫酸铜晶体含有结晶水，加热可使其脱水变成无水硫酸铜。根据加热前后的质量变化，可求得硫酸铜晶体中结晶水的含量。

【实验材料】

1. 仪器　量筒（10ml）、蒸发皿、表面皿、玻棒、漏斗、烧杯、石棉网、电子台秤、电子天平、干燥器、酒精灯、滤纸。

2. 试药　3mol/LH_2SO_4、氧化铜（s）、蒸馏水。

【实验内容】

1. 制备硫酸铜晶体　用量筒量取 10ml 3mol/L H_2SO_4 溶液，倒入洁净的蒸发皿，放在石棉网上用小火加热。一边搅拌，一边用钥匙缓缓撒入 CuO 粉末，直至 CuO 不再反应为止，如出现结晶，可随时加入少量蒸馏水。

趁热过滤，用少量蒸馏水冲洗蒸发皿及滤渣，将洗涤液和滤液合并，转入洁净的蒸发皿，置于石棉网上加热，用玻棒不断搅拌，至液面出现结晶膜时停止加热。待冷却后，析出硫酸铜晶体。用钥匙把晶体取出放在表面皿上，用滤纸吸干晶体表面的水分，称重，计算产率。

2. 硫酸铜结晶水含量的测定　用电子天平精确称量干燥洁净的蒸发皿的质量，然后向蒸发皿内加约 2g 自制晾干的硫酸铜晶体，记录数据。多余的硫酸铜晶体统一回收。

将盛有硫酸铜晶体的蒸发皿置于石棉网上小心加热（防止晶体溅出），直至硫酸铜晶体由蓝色转变为白色且不溢出水蒸气为止。然后将蒸发皿放在干燥器中冷却。待蒸发皿在干燥器中冷却至室温后取出，迅速在电子台秤上粗称后，再在电子天平上精确称量，记录数据。

3. 硫酸铜结晶水含量的计算　设 1mol 硫酸铜晶体含 $x$mol 结晶水，则

$$\frac{m_{CuSO_4}}{M_{CuSO_4}} : \frac{m_{H_2O}}{M_{H_2O}} = n_{CuSO_4} : n_{H_2O} = 1 : x$$

式中，水的 m_{CuSO_4} 和 m_{H_2O} 分别为无水硫酸铜和结晶水的质量（g），M_{CuSO_4} 和 M_{H_2O} 分别为无水硫酸铜和结晶水的摩尔质量（g/mol），n_{CuSO_4} 和 n_{H_2O} 分别为无水硫酸铜和结晶水的物质的量（mol）。

4. 数据记录与处理

实验表 24 – 1　硫酸铜结晶水的测定

项目	测定值
蒸发皿 + $CuSO_4 \cdot 5H_2O$ 的质量（g）	
蒸发皿 + 无水硫酸铜的质量（g）	
1mol 硫酸铜晶体中含的结晶水（mol）	

【注意事项】

1. 当 H_2SO_4 溶液和 CuO 反应结束后，应趁热过滤。

2. 为了避免加热时间过长或温度过高造成的硫酸铜分解，不可避免地会造成 $CuSO_4 \cdot 5H_2O$ 失水不完全，这就造成新误差。因此，实验中需要采用多次加热的方法，尽可能使晶体中的结晶水全部失去。0.001g 是电子天平的感量，两次称量误差不超过 0.001g，说明晶体中的结晶水已全部失去。

3. 失去结晶水后的白色硫酸铜粉末应放在干燥器中冷却至室温，取出后应迅速称量以防止吸水。

【思考题】

1. 实验中加热浓缩溶液时，是否可将溶液蒸干？为什么？

2. 如何计算 $CuSO_4 \cdot 5H_2O$ 晶体的理论产量？

3. 此次实验中，产生误差的原因有哪些？（写五种）

4. 如何判断硫酸铜晶体是否完全失水？

实验二十五　硫酸亚铁铵的制备和检查

微课　　PPT

操作视频

【实验目的】

1. 掌握过滤、蒸发、结晶等基本操作。

2. 了解复盐的制备方法。

3. 了解目测比色法。

【预备知识】

第十二章　蒸发、浓缩与升华

第十三章　结晶和重结晶

实验十一　过滤操作训练

【实验原理】

铁溶于稀硫酸中生成硫酸亚铁，并与等摩尔数的硫酸铵在水溶液中相互作用生成硫酸亚铁铵。复盐的溶解度比单盐要小，因此，溶液经过水浴蒸发浓缩、冷却后，即生成溶解度较小的浅蓝绿色硫酸亚铁铵 $FeSO_4 \cdot (NH_4)_2SO_4 \cdot 6H_2O$ 复盐晶体，反应式如下：

$$Fe + H_2SO_4 \Longrightarrow FeSO_4 + H_2 \uparrow$$

$$FeSO_4 + (NH_4)_2SO_4 + 6H_2O \Longrightarrow FeSO_4 \cdot (NH_4)_2SO_4 \cdot 6H_2O$$

在空气中，亚铁盐通常都易被氧化，但形成的复盐硫酸亚铁铵比较稳定，不易被氧化。$FeSO_4 \cdot (NH_4)_2SO_4 \cdot 6H_2O$ 也称为摩尔盐，在定量分析中常用于配制亚铁离子的标准溶液。

【实验材料】

1. 仪器　锥形瓶（150ml）、烧杯（50ml）、量筒（10ml）、玻棒、布氏漏斗、减压瓶、蒸发皿、电子台秤、水浴锅。

2. 试约　3mol/L H_2SO_4、3mol/L HCl、2mol/L H_2SO_4、$(NH_4)_2SO_4$ 固体、Fe 粉、1mol/L KSCN 溶液。

3. 其他　pH 试纸、滤纸、95％乙醇、邻苯二甲酸氢钾、氢氧化钠（AR）、酚酞指示液（1％乙醇溶液）、蒸馏水。

【实验内容】

1. 硫酸亚铁溶液的制备　称取 2g 铁粉放入锥形瓶，再加入 10ml 3mol/L H_2SO_4 溶液，水浴加热（温度低于 80℃）至不再有气体冒出为止。反应过程中适当补充少量蒸馏水，以保持原体积。反应 30min 左右，可配制好硫酸铵饱和溶液。反应完毕，趁热抽滤，用 2～3ml 热蒸馏水洗涤锥形瓶及布氏漏斗上的滤渣。将洗涤液和滤液合并转移至洁净的蒸发皿中。

2. 硫酸亚铁铵的制备　根据加入 H_2SO_4 的量，计算、称取所需的 $(NH_4)_2SO_4$，并参照 $(NH_4)_2SO_4$ 不同温度下的溶解度数据将其配成饱和溶液，将其尽快加至 $FeSO_4$ 溶液中，调节 pH 值为 1～2。水浴蒸发、浓缩至溶液表面刚有结晶膜出现，自水浴上取下蒸发皿，静置片刻，即有硫酸亚铁铵晶体析出。待冷却至室温后，再用冷水浴缓慢冷却，用布氏漏斗减压过滤，使母液与晶体分离，用少量 95％乙醇洗去晶体表面的水分（继续减压过滤）。将晶体转移至滤纸上，轻轻吸干母液。观察颜色，用电子台秤称重，计算理论产量和产率。

3. 产品检验　称取 1g 样品于 25ml 比色管中，加 15ml 新煮沸的蒸馏水溶解，再加 2ml 3mol/L HCl 和 2ml 1mol/L KSCN，用新煮沸的蒸馏水稀释至 25ml 刻度，摇匀，与标准色阶目视比色来确定产品等级。

4. 数据记录与处理

实验表 25－1　硫酸亚铁铵的制备和检查

项目	测定值
称取铁粉的质量（g）	
称取 $(NH_4)_2SO_4$ 的质量（g）	
$FeSO_4(NH_4)_2SO_4 \cdot 6H_2O$ 的产量（g）	
$FeSO_4(NH_4)_2SO_4 \cdot 6H_2O$ 的产率	
产品等级	

【注意事项】

1. 铁与稀硫酸反应生成的气体中，大量的是氢气，还有少量 H_2S、PH_3 等气体，应注意打开排气扇或通风。

2. 铁屑与稀硫酸反应会产生大量的气泡，水浴温度不能高于 80℃，且注意补充少量水。

【思考题】

1. 制备硫酸亚铁铵晶体时，溶液为什么必须呈酸性？

2. 反应中，铁和硫酸哪一种物质应过量？为什么？

3. 为什么可用结晶法制备硫酸亚铁铵？实验中为什么必须通风？

实验二十六　无水乙醇的制备

微课　　　PPT

【实验目的】

1. 掌握回流、常压蒸馏的基本操作。

2. 了解制备无水乙醇的原理和方法。

【预备知识】

第二章　常用玻璃仪器操作基本技能训练

第七章　加热与冷却

第十四章　蒸馏与分馏

【实验原理】

无水乙醇指乙醇含量达99.5%的溶液，在有机合成中的应用较为广泛。日常购买的工业乙醇中，乙醇的含量为95%。当乙醇和水形成的溶液中乙醇含量为95.5%时会形成共恒沸混合物，其沸点为78.15℃，因此不能用直接蒸馏的方法除去乙醇中的水。通常以CaO为干燥剂，与工业乙醇中的水反应生成不挥发、不分解的$Ca(OH)_2$固体，再进行蒸馏即可得到无水乙醇。

$$CaO + H_2O \longrightarrow Ca(OH)_2$$

乙醇沸点较低且易燃，而上述反应需要加热时间长。为了减少乙醇蒸发的损失，确保回收率，采用回流装置可使反应过程中产生的乙醇蒸气经冷凝管的冷凝返回反应瓶。此法是实验室制备无水乙醇最常用的方法。

【实验材料】

1. 仪器　圆底烧瓶、球形冷凝管、干燥管、蒸馏头、温度计、直形冷凝管、接液管、锥形瓶、量筒。

2. 试药　95%乙醇、CaO、NaOH、无水$CaCl_2$、无水$CuSO_4$。

【实验内容】

1. 加料　在50ml干燥的圆底烧瓶中，加入20ml 95%乙醇，再慢慢加入5g小颗粒状的CaO和约0.1g NaOH。

2. 回流除水　圆底烧瓶上依次安装球形冷凝管、含无水$CaCl_2$的干燥管（实验图26-1）。在沸水浴中加热回流1h。待CaO变成糊状，停止加热。

3. 蒸馏　稍冷后，取下球形冷凝管和干燥管。在圆底烧瓶中加少许沸石，安装常压蒸馏装置（实验图26-2）。在沸水浴中加热蒸馏，弃去少量前馏分后，用干燥的锥形瓶接收无水乙醇，蒸馏至几乎无液滴馏出为止。蒸馏过程中保持体系与大气相通，接入含无水$CaCl_2$的干燥管。

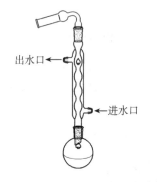
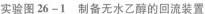

实验图26-1　制备无水乙醇的回流装置

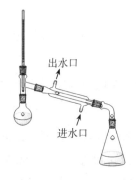

实验图26-2　制备无水乙醇的常压蒸馏装置

所得无水乙醇可用无水 $CuSO_4$ 检验是否含水，加无水 $CuSO_4$，若溶液未变色，则说明乙醇不含水。

4. 计算回收率　用干燥的量筒量取无水乙醇的体积，计算回收率。

$$回收率 = \frac{V_1}{V_0 \times 95\%} \times 100\%$$

式中，V_1 为产物无水乙醇的体积，V_0 为原料 95% 乙醇的体积。

【注意事项】

1. 实验所用仪器应事先彻底干燥，装置附近禁止明火。

2. 实验过程中使用颗粒状的 CaO，同时应加入少许 NaOH，以除去乙醇所含的微量酸性物质，防止其与 CaO 反应而影响除水效果。

3. 回流时，应注意：①圆底烧瓶中的溶液体积一般应为瓶容积的 1/3 ~ 1/2，并不得超过 2/3；②通过控制加热速度和冷凝水流量来控制回流速度，使蒸气的浸润界面不超过冷凝管有效冷却长度的 1/3。

4. 蒸馏时，应注意：①沸石必须在加热前加入：若忘记加入，必须停止加热，待冷却至室温后再补加，若中途停止蒸馏，在继续加热蒸馏前，应补加新的沸石；②蒸馏过程中，温度计应始终附有冷凝的液滴，以保持气 – 液两相的平衡；③蒸馏速度不宜过慢，否则温度计波动大，读数不准确。

5. 回流时应使用球形冷凝管，因为球形冷凝管的表面积大，冷凝效果好；蒸馏时应使用直形冷凝管，因为球形冷凝管的凹处会积存馏出液，使不同组分的分离变困难，难以保证所需产物的纯度。

6. 回流时球形冷凝管的上方以及蒸馏时的锥形瓶均应安装含无水 $CaCl_2$ 的干燥管，以防止空气中水蒸气的侵入。

7. 收集到的乙醇应用无水 $CuSO_4$ 检验是否含水。

8. 计算回收率时，也可用减量法称取无水乙醇的质量，根据其相对密度（$d = 0.7892$）换算为体积后进行计算。

【思考题】

1. 无水乙醇产率较低的主要原因是什么？

2. 回流过程中采取什么方式可使蒸气的浸润界面不超过冷凝管有效冷却长度的 1/3？

3. 接引管上为什么要接干燥管？

4. 粉末状的氧化钙效果是否更佳？为什么？

5. 为什么在回流操作时使用球形冷凝管，而不使用直形冷凝管？

实验二十七　阿司匹林的合成

微课　　　PPT

【实验目的】

1. 掌握阿司匹林制备的反应原理和实验方法。

2. 熟悉抽滤等基本操作。

【预备知识】

第四章　试剂、样品的取用

第五章　称量

第六章　干燥

第七章　加热与冷却

第八章　搅拌与振荡

【实验原理】

阿司匹林（Aspirin），又名乙酰水杨酸，是一种有机化合物。阿司匹林已应用百年，是医药史上三大经典药物之一，至今仍是世界上应用最广泛的解热镇痛抗炎药，临床上主要用于预防心脑血管疾病。

水杨酸是一个双官能团的化合物，它既是酚，又是羧酸，因而能进行两种不同的酯化反应，既可与醇反应，也可与羧酸反应。在乙酸酐存在时，形成乙酰水杨酸（阿司匹林）；而在甲醇存在时，产品则是水杨酸甲酯（冬青油）。

本实验采用水杨酸与乙酸酐反应制备乙酰水杨酸。反应如下：

【实验材料】

1. 仪器　100ml 锥形瓶、5ml 移液管、100ml 烧杯、抽滤瓶、布式漏斗、表面皿、滤纸、玻棒、水浴锅、真空泵、电子天平、夹子、洗耳球、洗瓶、制冰机。

2. 试药　水杨酸、乙酸酐、浓硫酸。

【实验内容】

1. 乙酰水杨酸的制备　在 100ml 的锥形瓶中加入 3.15g（0.0225mol）干燥的水杨酸和 4.75g（约 4.5ml，0.045mol）的乙酸酐，然后滴入 5 滴浓硫酸，充分摇动。水浴加热，水杨酸立即溶解，保持瓶内温度在 70℃ 左右，维持 20min，并随时搅动。在不断搅拌下，倒入盛有 50ml 冰水的烧杯，并用冷水冷却 15min，抽滤，粗产品用冰水洗涤两次，转移至表面皿中烘干，得乙酰水杨酸粗产品。

2. 数据记录与处理

（1）称量乙酰水杨酸粗产品。

（2）计算产品得率。

$$产品得率 = \frac{m_{实际产量}}{m_{理论产量}} \times 100\%$$

【注意事项】

1. 水杨酸、锥形瓶、移液管等物品应干燥，乙酸酐应是新蒸的，收集 139~140℃ 的馏分。

2. 反应温度不宜过高，否则将增加副产物的生成，如双水杨酸酯、乙酰水杨酰水杨酸等。

3. 乙酸酐有刺激性，应注意通风。

【思考题】

1. 试比较苄醇、苯酚和水杨酸的乙酰化速率。

2. 醇、酚、糖的酯化有什么不同？

3. 如何检查制得的乙酰水杨酸是否含有水杨酸？

4. 反应中会有什么副反应？

5. 无水操作的意义是什么？

实验二十八　中药膏剂的制备

微课　　　　PPT

【实验目的】

1. 掌握不同类型、不同基质软膏剂的制备方法及其操作要点。

2. 掌握软膏剂中药物的加入方法。

3. 了解软膏剂的质量评定方法。

【预备知识】

第四章　试剂、样品的取用

第五章　称量

第八章　搅拌与振荡

第十四章　蒸馏与分馏

【实验概述】

软膏剂由药物与基质组成，基质为软膏剂的赋形剂，占软膏组成的大部分，所以基质对软膏剂的质量、理化特性及药物疗效的发挥均有极其重要的影响，基质本身具有保护与润滑皮肤的作用。常用的基质有三类，即油脂性基质、乳剂基质和水溶性基质。不同类型的软膏基质对药物释放、吸收的影响不同，其中以乳剂基质的释药最快。不同类型软膏的制备可根据药物和基质的性质、制备量及设备条件的不同而分别采用研合法、熔融法和乳化法制备。若软膏基质比较软，在常温下通过研磨即能与药物均匀混合，可用研磨法。若软膏基质熔点不同，在常温下不能与药物均匀混合，或药物不能在基质中溶解，或药材须用基质加热浸取其有效成分，多采用熔融法。乳化法是制备乳膏剂的专用方法。

黄芩为唇形科植物黄芩的干燥根。具有清热燥湿、泻火解毒、止血、安胎等功效。主治暑湿、胸闷、湿热、黄疸、泄痢、肺热、咳嗽、高热、烦渴、血热吐血、胎动不安等症。还可以用于治疗痈肿疮毒、安胎。可以止血，治疗血热、吐血、崩漏。入药部位为黄芩的根，是一种非常好的清上焦湿热的药物。

黄芩素（实验图 28 – 1）是黄芩中含量最高的黄酮类化合物之一。黄芩素主要存在于黄芩中，因此而得名，也被称为 5，6，7 – 三羟基黄酮，具有显著的抗氧化、抗炎、抗变态反应、抗菌、抗病毒、抗肿瘤等多种药理活性。对不同基质黄芩素软膏进行体外释药性能实验比较发现，乳剂基质的释药最快，水溶性基质次之，而油脂性基质释药最慢。

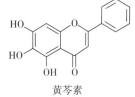

黄芩素

实验图 28 – 1　黄芩素

【实验材料】

1. 仪器　乳钵、水浴、软膏板、软膏刀、蒸发皿、烧杯、电炉、温度计、药筛、乳匀机、包装材料。

2. 试药　黄芩素、硬脂酸、单硬脂酸甘油酯、凡士林、甘油、羊毛脂、液体石蜡、三乙醇胺。

【实验流程】

基质预处理→称量、配制原料→灌封内包材→缓冲→外包材→检验→入库。

本部分重点考查学生对制备膏剂的药物称量、提取等实验流程的熟悉情况。请学生根据所学理化技能及查阅相关文献，自主设计实验方案。

【实验内容】

黄芩素乳膏

【处方】

黄芩素细粉（过六号筛）4g、冰片0.2g、硬脂酸12g、单硬脂酸甘油酯4g、蓖麻油2g、甘油10g、三乙醇胺1.5ml、尼泊金乙酯0.1g、蒸馏水50ml制成100g。

【制法】

1. 将硬脂酸、单硬脂酸甘油酯、蓖麻油、尼泊金乙酯共置干燥烧杯中，水浴加热至50~60℃使全溶，得（1）液。

2. 将甘油、黄芩素、蒸馏水置另一烧杯中，加热至50~60℃，边搅拌边加入三乙醇胺，使黄芩素全溶，得（2）液。

3. 将冰片加至（1）液中溶解后，立即将（1）逐渐加至（2）中，边加边搅拌，至室温，即得。

【功能与主治】

清热解毒，燥湿。用于急、慢性湿疹，过敏性药疹，接触性皮炎，毛囊炎，疖肿等。

【用法】

外涂，一日2次。必要时用敷料包扎。有渗出液、糜烂、继发性感染的病灶，先用0.05%高锰酸钾或0.025%新洁尔灭洗净拭干后，再涂药膏。

【软膏剂质量检查】

1. 刺激性检查　采用皮肤测定法，即剃去家兔背上的毛约2.5cm，休息24h，待剃毛所产生的刺激痊愈后，取软膏0.5g均匀地涂在剃毛部位使形成薄层，24h后观察，应无水疱、发疹、发红等现象。每次试验应在3个不同部位同时进行，并用空白基质作对照来判定。

2. pH值测定　取软膏适量，加水振摇，分别取水溶液加酚酞或甲基红指示液，均不得变色。

3. 无菌检查　依法检查［《中国药典》（2020年版）四部通则1101：无菌检查法］，主要检查金黄色葡萄球菌及铜绿假单胞菌。

4. 稳定性试验　将软膏装入密闭容器添满，编号后分别置保温箱（39℃±1℃）、室温（25℃±1℃）及冰箱（0℃±1℃）中1个月，检查其含量、稠度、失水、酸碱度、色泽、均匀性、酸败等现象。在贮存期内应符合有关规定。

【注意事项】

1. 选用油脂性基质时，应确保纯净，否则应加热熔化后滤过除去杂质，或加热灭菌后备用。

2. 混合基质的熔点不同时，熔融时应将熔点高的先熔化，然后加入熔点低的熔化。

3. 基质可根据含药量的多少及季节的不同，适量增减蜂蜡、石蜡、液状石蜡或植物油等用量，以调节软膏稠度。

4. 水相与油相两者混合的温度一般应控制在80℃以下，且两相温度应基本相同，以免影响乳膏的细腻性。

5. 乳化法中，两相混合时的搅拌速度不宜过慢或过快，以免乳化不完全或因混入大量空气使成品失去细腻和光泽并易变质。

6. 不溶性药物应先研细过筛，再按等量递增法与基质混合。药物加入熔化基质后，应搅拌至冷凝，以防药粉下沉，造成药物分散不匀。

7. 挥发性或易升华的药物和遇热易破坏的药物，应将基质温度降低至30℃左右加入。

8. 处方中有共熔组分如樟脑、冰片等共存时，应先将其共熔后，再与冷至40℃以下的基质混匀。

9. 中药煎剂、流浸膏等可先浓缩成稠膏，再与基质混合。稠膏应先加少量溶媒（稀乙醇）使之软化或研成糊状后，再加至基质中混匀。

10. 本品为O/W型乳剂基质。处方中硬脂酸、液体石蜡、羊毛脂作油相；甘油、三乙醇胺、蒸馏水作水相；部分硬脂酸与三乙醇胺形成三乙醇胺皂作乳化剂；甘油为保湿剂；尼泊金乙酯为防腐剂。

11. 羊毛脂为类脂类，基质中加入羊毛脂可增加对皮肤的亲和性，有利于药物透入真皮发挥作用。

12. 本品除用尼泊金甲酯作防腐剂外，亦可用尼泊金乙酯及苯甲酸钠等。

【思考题】

1. 软膏剂由药物与基质组成，基质为软膏剂的赋形剂。常用的基质分为哪三种类型？

2. 中药煎剂、流浸膏等可先浓缩成什么状，再与基质混合？

3. 处方：硬脂酸17g、液体石蜡25g、羊毛脂2g、三乙醇胺2g、甘油5ml、尼泊金甲酯0.1g、蒸馏水加至100ml。

（1）试分析上述软膏的类型。

（2）写出该处方的制备方法。

实验二十九　中药丸剂的制备

微课　　　　PPT

【实验目的】

1. 了解焦三仙的组成、功效、作用、功能主治。

2. 掌握健脾丸的制备方法。

【预备知识】

第四章　试剂、样品的取用

第五章　称量

第六章　干燥

【实验原理】

丸剂最早见于《五十二病方》，是由药材细粉或提取物加入适当赋形剂制成的一种圆球形剂型。"药性有宜丸者"和"疾有宜服丸者"是丸剂的两大理论。丸剂赋形剂有水、蜂蜜、淀粉、蜂蜡等，剂型有水丸、蜜丸、水蜜丸、糊丸、蜡丸、滴丸等，制备方法分为泛制法、塑制法、滴制法。《中国药典》（2020年版）收载蜜丸192种，占成药的11.9%，是现在传统丸剂中最主要的辅料。蜂蜜作为丸剂主要赋形剂，须熬至黏稠才能使用，是制丸成型的基础。传统炼蜜根据炼制温度与含水量的不同分为嫩蜜、中蜜、老蜜，但具体的炼制工艺和质量标准难以掌控。现代丸剂生产向精细化高标准过渡，侧重对制作过程中的水分、温度、硬度和黏附力等参数进行工艺改良。

焦三仙即焦麦芽、焦山楂、焦神曲。这三味药因均有良好的消积化滞功能，但又有各自不同的特点而常合用。三药合用，能明显地增强消化功能，称"焦三仙"。中医认为，麦芽气无，味微甘。麦芽长于健胃，通乳。用于脾虚食少，消化不良。经大麦发芽而成，将麦芽置锅内微炒至黄色，喷洒清水，取出晒干，即为焦麦芽。焦麦芽具有健脾和胃、疏肝化滞之功，用于治疗食积不消、脘腹胀满、食欲不振、呕吐泄泻等症。山楂味酸、甘、微温，归脾、胃、肝经。消食健胃，行气散瘀。用于肉食积滞，泻痢不爽。将山楂切片晒干，置锅内用武火炒至外面焦褐色、内部黄褐色为度，喷洒清水，取出晒干，即为焦山楂。口服山楂能增加消化酶的分泌，促进脂肪的分解和消化。神曲味甘、辛，性温，归脾、胃经，具有消食化积、健脾和胃、止痛等功效，为全麦粉和其他药物（青蒿、苍耳、辣蓼、杏仁、赤小豆等芽）混合后经发酵而成的加工品。取神曲置锅内炒至外表呈焦黑色、内部焦黄色，取出，喷洒些清水，放凉，即为焦神曲。辅以鸡内金味甘，性寒，归脾、胃、小肠、膀胱经，消食健胃助消化，涩精止遗。可以促进胃液分泌，使胃运动功能明显增强，胃排空加快。适宜消化不良、面色萎黄、不思纳谷、形体消瘦、腹大腹胀、脾胃虚弱、肠结核、骨结核等病症患者食用。

【实验材料】

1. 仪器　粉碎机、电子天平、电炉、烧杯、100 目筛网、玻棒、量筒、盆、自封袋、温度计、刷子、保鲜膜、麻油。

2. 试药　焦三仙、鸡内金、蜂蜜、蔗糖、蒸馏水。

【实验流程】

配方与打粉→配蜜→炼蜜→调药与和药→搓条与和丸→包装与储藏。

本部分重点考查学生对制备丸剂的药物称量、提取等实验流程的熟悉情况。请学生根据所学理化技能及查阅相关文献，自主设计实验方案。

【实验内容】

1. 称焦山楂 150g、焦麦芽 20g、焦神曲 20g、鸡内金 10g 共四味，粉碎成细粉，过 100 目筛，混匀，放入自封袋，封口备用。

2. 取蔗糖 100g，加水 30ml 溶解备用。

3. 炼蜜：取蜂蜜 300g，放在电炉上，加热炼制（105~115℃），加热至蜜表面起黄色气泡（稍变颜色），手拭之有一定的黏性，但两指离开时无长丝出现（此时蜜温约为 116℃），晾凉，封口备用。

4. 制丸：将制备好的蔗糖水倒至盆中，加热使融化，倒入凉至 70℃ 左右的蜂蜜，一同加热。到 80℃ 左右时倒入已混好的药粉，混合揉至色泽均匀，放至盆中，醒 3h。

5. 搓条、制丸：将保鲜膜铺到桌上，刷油，把混合好的材料搓成细条，揪成每段 9g（±0.36g），揉球，制成健脾丸。

【思考题】

1. 在蜜丸制备过程中，药材粉碎成细粉后，通常要过多少目筛？

2. 制备丸剂，炼蜜的程度如何？

3. 蜜丸的制备工艺是怎样的？

4. 如何根据制备方法对丸剂进行分类？